不可不知的心脏病知识

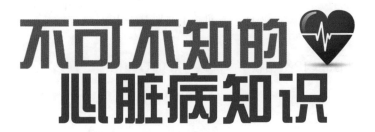

A B C of Heart Diseases You Really Need to Know

主　编　颜红兵　孙　羽

副主编　陈　斌　王祥贵

U0197342

北京大学医学出版社

BUKEBUZHI DE XINZANGBING ZHISHI

图书在版编目（CIP）数据

不可不知的心脏病知识/颜红兵，孙羽主编. —北
京：北京大学医学出版社，2014.5（2014.10重印）
ISBN 978-7-5659-0825-5

Ⅰ. ①不⋯　Ⅱ. ①颜⋯②孙⋯　Ⅲ. ①心脏病—基本
知识　Ⅳ. ①R541

中国版本图书馆 CIP 数据核字（2014）第 061150 号

不可不知的心脏病知识

主　　编：颜红兵　孙　羽
出版发行：北京大学医学出版社（电话：010-82802495）
地　　址：（100191）北京市海淀区学院路 38 号　北京大学医学部院内
网　　址：http://www.pumpress.com.cn
E - mail：booksale@bjmu.edu.cn
印　　刷：北京强华印刷厂
经　　销：新华书店
责任编辑：高　瑾　　责任校对：金彤文　　责任印制：张京生
开　　本：700mm×1000mm　1/16　印张：32.5　字数：613 千字
版　　次：2014 年 5 月第 1 版　2014 年 10 月第 2 次印刷
书　　号：ISBN 978-7-5659-0825-5
定　　价：95.00 元
版权所有，违者必究
（凡属质量问题请与本社发行部联系退换）

编者名单

（按姓氏拼音排序）

陈　斌	陈　艺	冯国斌
冯　霞	贺　娜	刘　臣
刘可美	卢　静	陆　宇
马国栋	乜　丽	彭　俊
宋　倩	宋予萍	孙　羽
谭　明	唐熠达	王祥贵
魏　来	习燕华	许祖芳
颜红兵	杨瑞峰	张　倩
张永忠	赵汉军	钟琳玲
周　鹏	周学莉	

序

　　本书是在梳理我们日常医疗工作中遇到的心脏病病人提出的常见问题基础上，采用问与答的形式并配以彩图编著而成的。

　　毫无疑问，良好的医疗结果有赖于病人对医疗有良好的依从性。病人的依从性是指病人按医生规定接受治疗、与医嘱一致的行为。即使是最好的治疗计划，病人不依从也会失败。依从性差，除了增加医疗费用外，还会降低生命质量。例如，漏服抗血小板药物可能导致发生冠状动脉支架血栓形成的风险大大增高；过量使用降糖药物可能导致严重的低血糖；无规律应用抗高血压药物可能导致血压剧烈波动。资料显示，美国每年有 125 000 例心血管病人由于用药依从性差而导致死亡。此外，在中国，病人的依从性差往往还成为导致医患纠纷的重要原因之一。因此，提高病人的依从性正是我们编著此书的初衷。

　　应当指出，提高病人的依从性需要多方面的共同努力。首先，良好的医患关系是保证病人按医嘱去做的重要前提。医生所开的处方中应该明确用药方法，医生也必须解释进行这种治疗的必要性，并且告知病人预期的情况。第二，告知病人疾病相关的知识，鼓励病人提出与病情有关的问题，有助于他们理解疾病严重性，理智地权衡治疗方案的优点与缺点，避免擅自停止用药和改变治疗。并且可以鼓励病人报告不良的或未预期的药物反应。第三，护士可以查出和帮助解决病人依从性差的问题。护士会发现医生开的不合理或不正确的处方，能够发现病人对用药的误解和反应。最后，病人亲属了解心脏病知识对提高病人的依从性也非常重要。

　　由于本书是我们在普及科普知识方面的初次尝试，缺乏经验，错误在所难免，恳请广大读者批评指正。

额红兵　孙　羽
2014 年 5 月于国家心血管病中心阜外心血管病医院

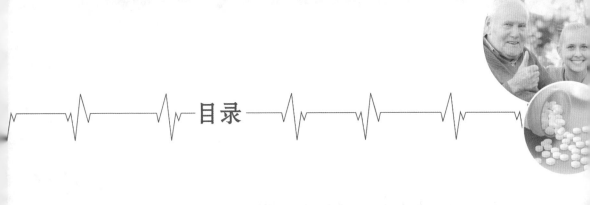

目录

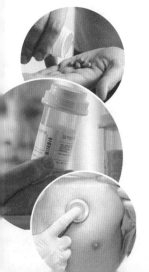

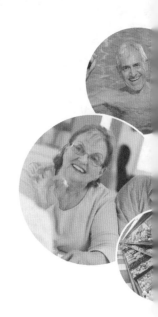

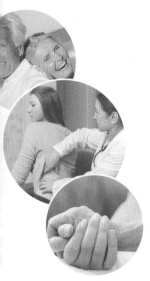

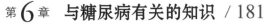

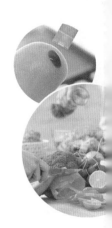

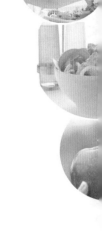

第9章 与您的健康有关的其他知识 /369

第10章 与精神和情感健康相关的问题 /477

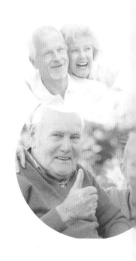

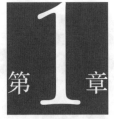

第1章

与心脏病有关的知识

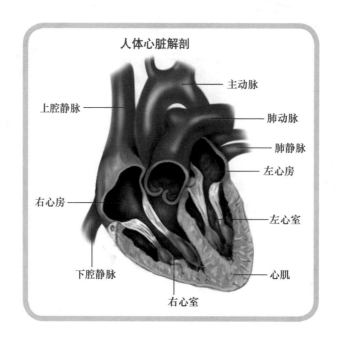

人体心脏解剖

主动脉

上腔静脉

肺动脉

肺静脉

左心房

右心房

左心室

心肌

下腔静脉

右心室

您的心脏是由肌肉组成的，它的工作就是通过血管把血液输送到全身。血液携带能使全身器官保持健康并保证正常工作所需的氧气和营养物质。

您的心脏是如何工作的？

您的心脏有两个泵，一个在右侧，一个在左侧。

★ 心脏左侧的泵携带从肺里出来的富含氧气的血液，并通过动脉泵入身体的其他器官。

★ 心脏右侧的泵把身体里用过的血液泵回肺里，在那里重新携带氧气，留下二氧化碳。

当您的心脏正常工作时，富含氧气的血液在整个身体里循环。心脏有自己的电系统，它可以使心脏的不同区域保持同步工作（心律），并且控制心跳的快慢（心率）。

❤️ 您的心脏正常工作需要什么？

您的心脏需要泵出足够的血液，向大脑及其他重要器官提供持续的氧气和其他的营养物质。为了做好这项重要的工作：

心脏需要同步跳动。心脏的电系统控制泵的节奏。当电系统正常工作时，它可以保持正常的心率及心律。当电系统出现问题时可能导致心律失常。这就意味着：

> ★ 心跳不规则。
> ★ 心跳太快（心动过速）。
> ★ 心跳太慢（心动过缓）。

心肌需要保持健康。当心肌舒张时充满血液，然后再挤压、收缩，泵出血液。每次心跳泵出足够的血液，您的心脏才能再次舒张、收缩。关于心肌可能有以下问题：

> ★ 您感染了病毒或者您出生时就有疾病。
> ★ 您患有慢性病如糖尿病或高血压。
> ★ 您过度饮酒。
> ★ 流向心肌的血液减少，也就是发生缺血。心脏通过冠状动脉向心肌输送富含氧气的血液，如果动脉阻塞或狭窄，心肌将坏死并且不能正常工作。

心脏需要保持有效的血流。心脏有 4 个瓣膜可以控制血流进出心腔。瓣膜在心脏两侧的心房和心室之间。瓣膜可以控制血液流出心脏，流向肺或身体其他部位。

瓣膜使血液只能向前流动。当心室收缩时，瓣膜将开放使血液流出；当心室舒张时，瓣膜将关闭防止血液倒流，并且使心室再次充满血液。心脏瓣膜出现问题将干扰正常的血流并导致疾病。

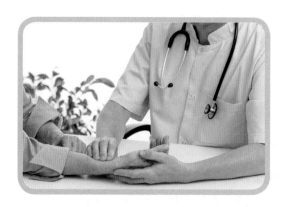

　　心脏的电传导系统控制着心脏的跳动。电传导系统出现问题可以引起心脏节律异常，导致您的心脏跳动过快、过慢或以一个无效的方式跳动。

　　心律失常可能会使您觉得头晕或气短，或心跳过快。心律失常也有可能没有任何症状。但它可使心力衰竭加重，增加猝死的风险。

　　学习更多关于心律失常的知识，可帮助您与医生一起制订正确的治疗方案。

💓 心律失常都有哪些类型呢?

　　心律失常包括:

★ **室上性心动过速**: 这是一种快速型心律失常，起源于心室以上，即心房部位。

★ **心房颤动**: 这是由于异常的电信号导致心房发生颤动。心房颤动时的心脏比正常时泵血少，这可使心力衰竭加重。心房颤动也可能增加卒中（中风）的风险。

★ **室性心动过速**: 这是起源于心室的快速型心律失常。如果不予治疗，某些类型的室性心动过速会加重。室性心动过速会导致心室颤动，后者可引起死亡。

★ **心室颤动**: 这是起源于一侧或两侧心室的异常节律，可导致您的心脏不能正常泵血。当心室不能以规律的节奏泵出血液，血液便无法流到身体的其他部位，全身的组织很快就会出现缺氧。这会导致晕厥或猝死。

★ **心脏传导阻滞**：这是电信号从心房传导到心室过程中出现的问题。这种疾病阻滞了电的传导，常引起心率减慢。心脏传导阻滞可以使您感到晕厥或头晕、虚弱无力。

★ **束支传导阻滞**：这是心脏向下传导电信号的主要通路出现问题，这些通路称为束支。当一个分支出现病变，即称为阻滞，因为电信号不能通过这一分支传导。阻滞会导致心率减慢。

★ **室性期前收缩**：这是心脏在其应有的跳动之前发生跳动。它可让您感觉心脏漏跳了一拍，或心脏颤动。

💓 如何诊断？

医生可能会让您做一些检查以判断您患上的是哪种类型的心律失常，如：

★ **心电图**：心电图是用来测量控制您心脏跳动的电信号。如果医生在进行心电图时没有发现异常的心律，您可能需要戴一个便携式心电图仪来记录您的心脏节律，通常记录24小时。医生也可能让您佩戴一个称为事件记录器的装置，无论什么时候只要您有症状，它都会记录您当时的心脏节律。

★ **负荷试验**：如运动平板试验。负荷试验时，会将您休息时的心电图与您运动或使用增加心脏负荷的药物后所做的心电图进行比较。

★ **超声心动图**：超声心动图用于检查心脏的大小、厚度、形状和心肌的运动，它也能观察血流。

★ **电生理检查**：本检查将导线插入静脉，通常从腹股沟静脉插入，送至心脏。导线末端的电极会发送心脏电活动的信息。

★ **倾斜试验**：这个试验是检查您的身体位置发生变化时您的血流是如何调整的。它可以发现使您头晕或头痛的神经系统疾病。

💓 如何治疗？

根据您所患的具体疾病，医生会为您处方不同的药物，如：

★ 血液稀释剂（即抗凝剂）如华法林，可防止血栓形成。
★ 减慢心率或控制心脏节律的药物。

★ 有时医生会应用电复律。电复律是用电流使心跳暂时停止。当心脏又开始跳动时，可能恢复到正常的节律。

★ 还有一种治疗方法称为导管消融，它可能使心脏恢复正常节律。将细导线插入血管，送达心脏。导线发出的热量会把引起异常心律的心肌组织破坏，从而恢复心脏正常的节律。

★ 一些人需要安装起搏器或者除颤器以保持心脏的规律跳动。这些设备植入在您胸壁的皮肤下，应用电池供应能量。

☆ 心脏起搏器通过发送电脉冲给您的心脏，使心脏规律跳动，防止心率过慢。

☆ 双心室心脏起搏器（也称为心脏再同步化治疗，CRT）可同时发送电脉冲至左右心室，这可以改善心脏跳动的协调性，极大地改善症状。

☆ 植入式心脏复律除颤器（ICD）使用电脉冲或电击治疗威胁生命的异常心跳。

☆ 对于同时需要心脏再同步化治疗及植入式心脏复律除颤器的病人，这两种设备可以合二为一（称为 CRT-D）。

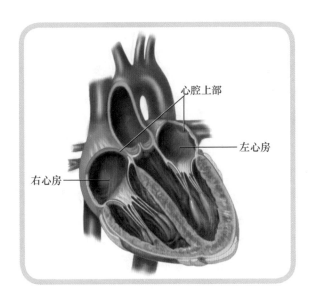

心腔上部

左心房

右心房

电信号使您的心肌挤压、收缩。心房颤动就是您的心脏电信号出现问题，导致心室腔上部或称左心房和右心房在不受控制的电波下收缩。您的心跳可能比平时快。这将导致您的心脏和身体其他部位的血流出现问题。

治疗这个疾病非常重要，原因是：

★ 心房颤动可使您心脏内的血液形成血栓。血栓可以随血液流到大脑引起卒中。心房颤动人群比正常人群更容易患卒中。

★ 如果您的心率很快，您可能感觉到头晕、目眩、虚弱。

★ 快的、不受控制的心跳对您的心脏是有害的。它将增加您患胸痛（心绞痛）和心力衰竭的风险。

您可以通过服用药物预防卒中。您需要服用治疗心脏病的药物，或者接受手术以控制心率或心律。您还需要改变生活方式，如戒烟、健康饮食和锻炼。改善您的心脏状况将有助于您保持健康和活力。

❤ 心房颤动的原因是什么？

心房颤动是一种常见的疾病，尤其在老年人中。通常由其他心脏问题引起，例如：

> ★ 高血压。
> ★ 冠状动脉疾病。
> ★ 既往心脏病史。
> ★ 心脏瓣膜疾病。

心房颤动还可能由其他疾病导致，例如甲状腺功能亢进或肺部疾病。

肥胖或有心房颤动的家族史可能增加您患病的风险。

在任何年龄的人群中，过度饮酒都可以导致心房颤动。酗酒能导致短期的心房颤动发作。常年大量饮酒将导致长期的心房颤动。大量饮酒的定义为男性每日饮酒2标准杯以上，女性每日饮酒1标准杯以上（详见第9章"如何健康饮酒？"）。

咖啡因、尼古丁和其他兴奋剂也和心房颤动有关。

心房颤动和睡眠呼吸暂停有关，即睡眠时有短暂的呼吸停止的疾病。如果您有心房颤动，您需要咨询您的医生是否患有睡眠呼吸暂停，尤其当您超重时。治疗睡眠呼吸暂停可以减小您患心房颤动的风险。

❤ 您怎么知道自己得了心房颤动呢？

很多人没有任何症状，另一部分人有以下症状：

> ★ 感觉虚弱或头晕。
> ★ 感觉呼吸急促。
> ★ 感觉心跳加快、加重，即心悸。
> ★ 感觉胸痛。

当您检查脉搏时可能察觉到心房颤动的征象。将两根手指放在手腕内侧，如果发现您的心跳不规律或者很快，告诉您的医生。

❤ 医生如何诊断心房颤动？

您的医生将询问您的用药史并做一些检查，以判断您是否有心房颤动或其他疾病。这些检查包括：

> ★ 心电图，这项检查可以记录您心脏的电活动。这是诊断心房颤动最好的方法。
> ★ 体格检查。
> ★ 实验室检查。

🫀 当您患心房颤动时您该知道些什么？

首先，心房颤动可能会突然发作，并且持续很短的时间，这称为阵发性心房颤动。

随着时间的推移，心房颤动持续的时间可能延长且发作的频率增加。当心房颤动发作得非常频繁时，它不会自行消失。

🫀 如何治疗心房颤动？

很多心房颤动病人都能生活得很充实、有活力。治疗有助于缓解症状并预防心房颤动的并发症。

您需要服用以下药物：

> ★ 使血液稀释的药物以防止血栓形成和卒中。
> ★ 减慢心率的药物。
> ★ 控制心律的药物。

您可能还需要进行心脏复律。您的医生会应用电击以恢复您的正常心律。或者您需要另外一种方法，即导管消融术。它会破坏您的一小部分心肌，以停止导致不规则心律的电脉冲。

应用心脏外科手术治疗心房颤动较不常见。

心房颤动时如何服用抗凝剂？

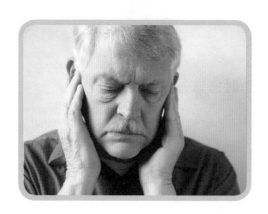

抗凝剂使血液不容易凝固。抗凝剂通常称为血液稀释剂，包括华法林和达比加群。这些药物使您形成血栓的风险降低。它们还能防止现有的血栓变大。如果您有心房颤动，则患血栓引起的卒中的风险增加。应用抗凝剂可以降低卒中的风险。如果发生卒中的风险很低，您的医生可能建议您应用另一类药物，如阿司匹林来预防卒中。

♥ 谁应当应用抗凝剂？

如果您有心房颤动，应该应用抗凝剂，即使您的心脏节律已得到控制，卒中的风险仍会升高。如果有以下情况之一，您患卒中的风险会升高：

> ★ 您既往得过卒中、短暂性脑缺血发作或有其他与凝血相关的问题。
> ★ 您有高血压。
> ★ 您有心力衰竭、心血管疾病或其他心脏问题。
> ★ 您的年龄已达到或超过 65 岁。年龄越大风险越高。
> ★ 您有糖尿病。

此外医生还建议在心脏复律（治疗异常心律的方法）前和复律后使用抗凝剂。

♥ 安全服用抗凝剂

这些药物会增加出血的风险。采取一些简单的方法可以帮助您规避这些风险。

您怎样才能安全地服用抗凝剂？

★ 严格按照说明书吃药。如果您对药物有疑问，可向您的医生咨询。

★ 每天在同一时间吃药，并对服药制订一个计划。

★ 在服用其他药物之前咨询您的医生。这些药物包括维生素、草药或非处方药物。除非得到您的医生允许，否则避免服用含有布洛芬成分的药物。不要服用阿司匹林，除非得到您的医生的同意。

★ 告诉您的牙科医生和所有其他专业人士您正在服用抗凝剂。佩戴医疗警示卡片。

★ 如果您正在服用华法林，定期化验血液以检查您的凝血功能如何。

还可以采取什么其他的安全措施？

★ 避免接触性运动和其他可能引起受伤的活动。让您的家变得安全，采取一些措施以减少摔倒的风险。当您坐车时必须系安全带。

★ 如果您正在服用华法林，不要突然改变您摄入的富含维生素K的食物的量。这些食物包括西兰花、卷心菜、芦笋、生菜、菠菜和植物油。过多的维生素K使您的血液更容易凝固。

★ 不要吸烟或咀嚼烟草。烟草会影响您的身体对药物的代谢，并且使血液更易凝固。

★ 假如您的医生批准，可限制饮酒1天1杯。酒精可能会影响抗凝剂，也会增加您跌倒的风险，这可能会导致淤血和出血。

★ 使用以下物品降低出血的危险。包括电动剃须刀、软牙刷和牙线，在浴缸和淋浴旁边放置防滑垫。穿防护衣物如手套和鞋子等。

★ 女性不应该在怀孕期间服用华法林，因为它可能导致胎儿出生缺陷。如果您正在服用此药并认为您可能怀孕了，请立即与您的医生联系。孕妇可以应用其他的抗凝药物。

如果漏服了一次药您应该怎么做？

如果您忘记服抗凝药而不知道该怎么做时请咨询您的医生。您的医生会告诉您到底该怎么做，这样您就不会吃过多或过少的抗凝药从而尽可能地保证安全。但是，当您漏服了一次药物时有一些基本的原则。

★ 如果在当天少服用了一次药物，则当天补服用之后，按照正常的服药规律服药。

★ 如果第二天服药或者该服用下次药物时才想起来上次忘了服药，不要补服，也不要一次服用双倍剂量以弥补漏服的药物。在下次服药时应用正常的药物剂量。

★ 如果您漏服了药物2天或更长时间，请咨询您的医生。

注意一定不要服用双倍剂量的药物以弥补漏服的药物。

♥ 什么情况下应该联系医生？

如果您出现以下情况：请拨打"120"或当地急救电话：

★ 咯血。

★ 呕血或者呕吐咖啡样的东西。

★ 便血。

★ 突然出现与以往不同的剧烈头痛（这可能是脑出血的征象）。

★ 出现过敏反应的征象，例如荨麻疹或呼吸困难。

假如出现以下情况，立即就医：

★ 皮下出现新的伤痕或出血点。

★ 鼻出血，并且没有很快止住。

★ 刷牙时牙龈出血。

★ 血尿或者尿中带血。

★ 大便黑色并且看起来呈柏油样或者带有血丝。

★ 在非月经期间出现严重的周期性出血或阴道出血。

如果您受伤了，按压伤口以止血。当您服用抗凝药时，需要花比过去更长的时间才能止住出血。如果您止不住出血，请迅速就诊。

华法林的使用窍门是什么?

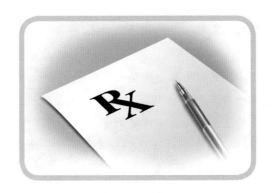

❤ 华法林是什么?

华法林是一种防止血液凝固、组织血凝块变大的药物。它有助于预防心肌梗死、卒中和其他由血凝块引起的问题。

重要的是要知道如何安全服用华法林。华法林能造成出血,因为它能使血液凝固时间延长。

当您正在服用华法林的时候,您可能会出现以下问题:

★ 正在服用其他药物。有些药物能够改变华法林的疗效,导致更易出血。

★ 突然改变维生素K的用量。维生素K有助于您的血液凝固。

★ 坠落或受伤。一次损伤可能导致很难控制的出血。

❤ 小心与其他药物的相互作用

告诉您的医生,您正在服用的所有处方药品、非处方药、抗生素、维生素或草药。

许多东西会影响华法林的作用,包括:

★ 非处方药,如阿司匹林、布洛芬、泻药和胃药如苏打或碱式水杨酸铋。

★ 维生素和草药产品,如多种维生素、银杏和大蒜素。

★ 许多其他处方药。告诉您接触的每一个卫生保健提供者您在服用华法林。

安全提示

- ★ 每天同一时间服药。大多数人晚上服用华法林。
- ★ 使用日常药物计划写下您服用的各种药物和维生素。记录您何时以及如何服用每一种药物。
- ★ 任何手术或检查前（如结肠镜检查），问您的医生，是否需要事先短期停止服用华法林。您的医生会告诉您何时重新开始服药是安全的。
- ★ 做定期的血液检查来帮助您的医生确保您正在服用适量的华法林。测试结果将提示您的医生是否需要改变剂量。
- ★ 和您的健康护理提供者制订计划，如果您漏服一次华法林时，您知道该怎么做。如果您没有计划，漏服一次剂量，咨询您的医生。
- ★ 佩戴医疗警示标签表明您正在服用华法林。
- ★ 如果您是孕妇，不要使用本药。和医生谈谈您如何防止怀孕；如果您认为您可能怀孕了，及时就诊。如果您计划怀孕，和医生谈谈有什么药可以替代。

♥ 保持稳定量的维生素K

维生素 K 有助于您的血液凝固，使伤口不致流血过多。突然改变您每天摄入的维生素 K 的用量，可以影响华法林的作用。尽量保持每天吃相同种类的东西。维生素 K 含量高的食物包括：

- ★ 紫甘蓝、白菜、菠菜、绿萝卜、绿甘蓝、芥菜、生菜。
- ★ 油菜籽和大豆油。
- ★ 花椰菜、青花菜、芦笋。

♥ 预防跌倒和受伤

在生活中作出这些改变来预防跌倒：

- ★ 穿防滑鞋底的拖鞋或鞋。
- ★ 如果您需要请使用拐杖。
- ★ 把东西放在容易拿到的地方，所以不要去拿超过头顶的东西。
- ★ 选择受伤风险较低的活动或运动，如游泳和散步。如果您参加有坠落或受伤危险的活动，请穿戴防护设备。

在家中作出这些改变来预防跌倒：

★ 去除门口的台阶，扔掉小块地毯和杂物。

★ 重新安排家具和电器的电线，保持道路通畅。

★ 保持楼梯、走廊、外人行道照明。在走廊和卫生间使用夜灯。

♥ 出现出血的迹象时寻求医疗救助

如果出现以下情况，呼叫"120"或当地急救电话：

★ 咯血。

★ 吐血或咖啡样物质。

★ 排黑便或血便。

★ 突发严重的不同于以往的头痛（这可能是脑出血迹象）。

以下情况，立即就医或寻求医疗照顾：

★ 皮肤有新的擦伤或出血点。

★ 流鼻血，不能迅速停止。

★ 刷牙时牙龈出血。

★ 尿血。

★ 大便是黑色的，看起来像焦油或有血丝。

★ 月经期严重出血或非经期阴道出血。

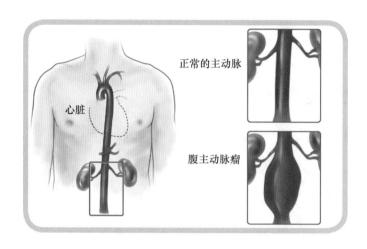

正常的主动脉

心脏

腹主动脉瘤

腹主动脉瘤是腹主动脉上的一个凸起。主动脉是身体的主要动脉之一，它将富含氧的血液从心脏运送到身体的其他部分，腹主动脉将血液运送到下肢。

正常的主动脉血管壁是非常有弹性的。它可以根据血流伸展、收缩。在一些疾病如高血压和动脉粥样硬化（动脉硬化），动脉壁的弹性减弱。在这些疾病的基础上，以及随着年龄增长而发生的血管磨损、老化，可导致主动脉壁某处变得薄弱后向外突起。

大多数主动脉瘤从不会引起危险，尤其当其本身体积很小并且生长很慢时。但当主动脉瘤膨胀过大时，它可能会破裂。

如何诊断腹主动脉瘤？

腹主动脉瘤往往在体检或进行其他检查时被偶然发现。有时是在进行这种类型的动脉瘤的筛查时发现的。

如果您的医生认为您有主动脉瘤，可能会让您做超声、计算机断层扫描（CT）或磁共振成像（MRI）以确定瘤体大小。

> 专家建议，65 岁到 75 岁的有吸烟史的男性应筛查腹主动脉瘤。对于近亲（父母、兄弟或姐妹）曾患这种类型动脉瘤的大于或等于 60 岁的人群，专家建议也进行腹主动脉瘤的筛查。

♥ 腹主动脉瘤有什么症状？

大多数腹主动脉瘤不会引起不适症状。有些病人有腹痛或腹部不适。这些症状可以是阵发性的或持续性的。

其他症状包括：

> ★ 胸痛、腹痛、下背部疼痛、腰窝痛（背部侧面腰以上、肋弓以下的区域）。疼痛可能会蔓延到腹股沟、臀部或者腿。这种疼痛可能是深部疼痛和（或）搏动性疼痛，可持续数小时或数天。通常这种疼痛与活动无关，有时某种体位还可使疼痛减轻。
> ★ 腹部有搏动感。
> ★ 如果动脉瘤形成血凝块脱落后阻断下肢或双脚的血流，会出现脚发凉，脚趾变蓝、变黑以及疼痛等症状。
> ★ 如果是炎症性主动脉瘤，则会出现发热或体重减轻的症状。

如果主动脉瘤破裂，它可以引起突然的、剧烈的疼痛和出血。这往往会导致病人在数分钟到数小时内死亡。

♥ 什么会增加您患腹主动脉瘤的风险？

有些人比其他人更容易患腹主动脉瘤。

如果有以下情况，您更容易患腹主动脉瘤：

> ★ 高龄。
> ★ 男性。
> ★ 高血压。
> ★ 家人（父母、兄弟或姐妹）中有主动脉瘤病人。
> ★ 吸烟或有吸烟史。

♥ 如何治疗？

如果您患有腹主动脉瘤，您需要密切的医疗监测并且可能需要治疗。与您的医生沟通应多长时间来医院复查腹主动脉瘤。治疗的重点为预防或控制可能引起腹主动脉瘤的疾病，如动脉粥样硬化或高血压。

治疗方案应根据动脉瘤的大小及其生长速度而定。如果您的动脉瘤很大或者增长得很快，您的医生可能需要修补动脉血管的损坏部分。可以采取外科手术或微创手术。

小的腹主动脉瘤很少发生破裂，通常应用降压药治疗，如 β 受体阻滞剂。这些药物有助于降低血压和减轻主动脉壁的压力。如果您不做手术，您应定期进行超声检查以了解动脉瘤是否变大。

即使您的主动脉瘤没有变大或破裂，您也存在心脏病的危险。您的医生可能会建议您多锻炼，多吃有利于心脏健康的食物，戒烟和保持健康的体重。他/她可能会给您开一些降低胆固醇的药物。

💓什么时候需要立即就诊？

出现以下情况时请拨打"120"或当地急救电话：

- ★ 剧烈的腹痛、背痛或胸痛。
- ★ 晕倒（意识丧失）。
- ★ 严重的呼吸困难。

出现以下情况时请立即就诊：

- ★ 您头晕或头痛，或您觉得可能晕倒。
- ★ 一只脚或双脚出现颜色改变、疼痛、脚发凉、烧灼感或刺痛感。

密切注意您的健康状况的改变，出现任何问题一定要联系您的医生。

什么是外周动脉疾病?

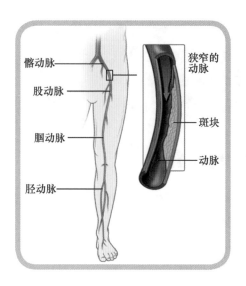

髂动脉
股动脉
腘动脉
胫动脉

狭窄的动脉
斑块
动脉

外周动脉疾病指动脉管腔缩窄导致四肢血流不畅。双腿最常受累,当散步或锻炼时,双腿肌肉得不到足够的血液供应,会出现疼痛、抽筋。

♥外周动脉疾病的原因

外周动脉疾病最常见的原因是动脉内斑块形成,这也称为动脉硬化。当出现外周动脉疾病时,血管腔内血流容积减少,这就意味着身体远端肌肉和其他组织得不到足够的血液供应。

动脉硬化的过程通常是全身性的。如果您的腿部出现动脉硬化时,您的心脏和大脑往往也出现了动脉硬化。这就增加了心脏病或卒中的发作风险。

外周动脉疾病发病的高危因素:吸烟、高胆固醇血症、高血压、糖尿病或外周动脉疾病家族史。

♥外周动脉疾病的症状

很多外周动脉疾病病人没有症状,那些有症状的常常误以为是其他疾病所引起的,如后背部或肌肉疾病。

症状通常表现在大腿、小腿、臀部紧缩感、挤压痛，这种疼痛通常在行走一段距离后出现（如行走一个或两个街区或行走几分钟后出现疼痛），休息后疼痛消失。

外周动脉疾病进一步加重后，您可能会出现其他症状，如：

★ 休息状态下腿或脚疼痛，停止走路或运动后仍然存在。
★ 脚或脚趾发凉或麻木感。
★ 溃疡愈合缓慢。

❤ 外周动脉疾病的辅助检查

踝肱指数试验可用来帮助诊断外周动脉疾病。这种试验会对比休息和轻度运动后脚踝和手臂的血压，提示医生您的下半身血流是否正常。

您的医生也可以采取影像学检查，如超声多普勒、磁共振血管造影或 CT 血管造影，以帮助诊断外周动脉疾病。

❤ 外周动脉疾病的治疗

改善生活方式有助于缓解症状和减慢外周动脉疾病的进展。健康的生活方式也可以降低心脏病或卒中的风险，同时也可以改善生活质量，延长寿命。

改善生活方式包括心脏健康饮食，在医生指导下制订锻炼计划，戒烟。心脏健康饮食包括水果、蔬菜、全谷物、低饱和脂肪酸和低胆固醇食品。

您可能需要服用降低胆固醇的药物、降压药，并监测您的症状。如果您有糖尿病，控制血糖在正常范围。如果药物和改善生活方式效果不佳，您可能需要血管成形术。在这种手术中，狭窄部分的动脉被扩大。有时，应用一个很小的支架使狭窄的血管打开，使血流通畅。有些人可能需要外科旁路移植（搭桥）术来使下肢血流再通。这种手术主要用于严重病例。

❤ 外周动脉疾病的家庭护理

★ 戒烟：药物和心理咨询能帮助您更好地戒烟。
★ 规律服药：服药过程中出现问题请咨询您的医生。

★ 和您的医生共同制订心脏健康饮食和锻炼计划。

★ 好好保护您的脚：

☆ 快速治疗您腿部割伤和擦伤，如果局部有溃疡，保持干燥并覆盖不粘绷带，并就医。

☆ 避免穿太紧的鞋子和袜子以免擦伤脚，穿舒适、合脚的鞋。

☆ 保持脚的清洁、湿润，防止干燥、开裂，脚趾间放棉花或羔羊毛防止摩擦和吸收水分。

❤ 外周动脉疾病病人的锻炼

尽管散步会引起疼痛，但散步可能是最好的锻炼。

在开始锻炼之前先和您的医生沟通，您的医生可以帮助您制订一个合适的锻炼计划。

您的医生可能会为您制订一个行走和负重训练计划。医生可能会建议您执行行走计划和可以在家做的腿部练习。目标是增加您疼痛之前的活动量。每一天行走直到疼痛开始，然后休息至疼痛消失，然后您继续行走。如果您在运动过程中出现胸痛、气短或感到头昏眼花，停止运动，在继续锻炼之前告诉您的医生。

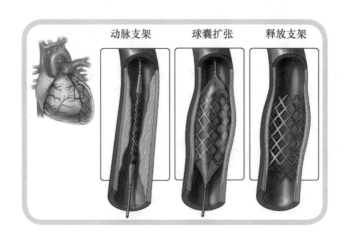

动脉支架　　　球囊扩张　　　释放支架

　　斑块是脂肪的堆积，它可以堵塞动脉血管。血管成形术是一种开通阻塞的冠状动脉以恢复心脏血流的方法。它可以通过扩张由于斑块引起狭窄的动脉而预防心脏问题。医生将其称为经皮冠状动脉介入治疗（PCI）。

　　心脏病发作时或发作之后立即进行血管成形术可以防止心脏进一步损伤。它还可以减少由于心脏病引起的死亡或其他的一些问题，例如心力衰竭。

💗 操作方法是什么?

　　血管成形术前，医生会先进行心导管检查（又称冠状动脉造影）。进行这个检查时先用一根通常称为导管的小管子由病人手臂或腹股沟的动脉送入，最后到达心脏。然后通过导管推送对比剂。对比剂可以使冠状动脉在屏幕上显示出来，从而使医生看到血管是否有堵塞。如果血管发生堵塞，医生会进行血管成形术。

　　在进行血管成形术时，医生将导管送入阻塞的动脉。导管的末端是一个微球囊。在动脉内向球囊充气就可以开通堵塞的部位。

　　在血管成形术时，医生可能在动脉内置入支架。支架是一个小的管状物，它可以扩张动脉壁，从而防止小斑块脱落引起的心脏病发作，还可以防止动脉再次发生狭窄（再狭窄）。

　　医生用的其中一种类型的支架是药物洗脱支架。这些支架的表面覆盖着药物，可以防止支架周围细胞的增殖，这有助于保持动脉开放。

血管成形术不需要大的手术切口。术前可以服用一些使您放松的药物，但整个手术过程中您都处于清醒状态。

♥ 术后的处理

在医院内：

★ 在导管插入部位会粘贴一个大绷带。

★ 如果导管插入的部位在您的腹股沟区，则术后几个小时您都要保持腿伸直。

★ 护士会观察您的心率和血压，并检查穿刺处是否出血。

★ 拔管后的 12～24 小时内可以下地活动。

★ 一天或两天内您就可以回家了。

回到家后：

★ 除非医生有其他的说明，用肥皂和水一天两次清洗穿刺处。其他清洁产品，如过氧化氢（双氧水），会延缓伤口的愈合。

★ 每天检查穿刺处是否有感染的征象：发红、肿胀、流脓、发热。

★ 在几天之内您就可以恢复正常的活动量。

★ 戒烟。抽烟会增加您血管成形术或支架置入后动脉再次发生狭窄的风险。

★ 坚持复诊。血管成形术后并不意味着疾病已完全治愈，您还需要看医生和坚持服药。

★ 遵医嘱用药。如果您置入了支架，需要服用抗血小板药物以预防心脏病再发或卒中。您可能需要服用阿司匹林和另一种抗血小板药物，如氯吡格雷。在征得医生同意之前，不要自行停用这些药物。如果您置入了药物洗脱支架，上述药物至少要服用一年。如果您置入了金属裸支架，您至少需服用上述两种药物一个月，但也可能需服用一年。之后，您需要长期服用阿司匹林。

♥ 风险

血管成形术后并发症发生率很低。但是，像所有的手术一样，它还是存在一定的风险。最常见的是：

- ★ 穿刺部位出血。
- ★ 腹股沟或手臂血管需要修补的损伤。
- ★ 冠状动脉损伤，可导致心脏病发作。
- ★ 感染。
- ★ 对手术过程中应用的对比剂出现过敏反应。

出现以下情况时应当咨询医生：

- ★ 您出现任何感染的征象，包括：
  - ☆ 穿刺处疼痛加剧、肿胀、发红或皮温升高。
  - ☆ 沿穿刺处出现红色的条纹。
  - ☆ 穿刺处流脓。
  - ☆ 颈部、腋下或腹股沟处的淋巴结肿大。
  - ☆ 发热。
- ★ 穿刺部位疼痛或出血。
- ★ 您有任何问题或关心的事情。

💓 想咨询医生的问题

在下方记录您的问题或关心的事情。在您下次就诊时携带这个表格。

关于血管成形术的问题：

什么是抗血小板治疗？

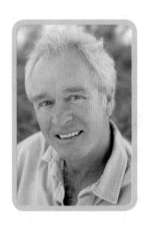

在突发心脏病或接受血管成形术治疗之后，您可能会更加关注您的心脏健康。常采取的措施之一是服用抗血栓形成的药物，即所谓的抗血小板治疗。阿司匹林是最常见的抗血小板药物。您的医生可能会建议您服用阿司匹林或其他抗血小板药物或两者同时服用。

💜 为什么要服用抗血小板药物？

抗血小板药物有助于预防心血管急症。

急性心肌缺血发生在心脏血流受阻时，这通常是由于脂肪也就是斑块，堆积在给心脏供应血液的血管（即冠状动脉）而造成。当斑块破裂时，机体会在其破损部位的周围形成血栓以修复此斑块。血栓会引起动脉阻塞，阻断心脏的血液及氧气供应，最终导致急性心肌缺血发作。

支架是在血管成形术时置入冠状动脉的可扩张的小管子，它可以保持血管通畅。但支架内也可以长血栓，它同样可以阻塞血流，引起急性心肌缺血发作。

抗血小板药物可以预防动脉和支架内形成血栓，从而降低急性心肌缺血的发生率。

常用的药物

医生可能建议您服用阿司匹林或其他抗血小板药物，或阿司匹林联合另一种抗血小板药物。您可能终身需要每日服用小剂量的阿司匹林。而服用其他抗血小板药物的时间取决于血管成形术时您置入的支架类型。

❤ 抗血小板药物安全吗?

阿司匹林和其他抗血小板药物已经被广大患者安全应用了很多年，但这些药物的确会增加出血的风险。如果您有下列情况，一定要告诉您的医生：

★ 胃溃疡、既往胃或其他消化道出血。
★ 脑出血病史。

服用抗血小板药物期间要注意的事情

★ 限制饮酒。咨询医生您能否喝酒以及饮酒量。服用抗血小板药物期间每日饮酒 3 杯以上会增加肝损害和胃出血的风险。
★ 在咨询医生之前不要服用处方或非处方药物、维生素、草药或营养品。在服用非处方药物之前一定要阅读说明书。很多药物本身含有阿司匹林，这会导致您服用过量的阿司匹林。
★ 在征得医生同意之前不要服用稀释血液的药物（抗凝剂）。

其他注意事项

★ 在征得医生同意之前不要随意停用阿司匹林或其他抗血小板药物。
★ 在接受外科手术或牙科治疗等可能导致出血的治疗前至少需停用阿司匹林或其他抗血小板药物 5 天，但在征得医生同意之前不要自行停用抗血小板药物。
★ 如果您处于妊娠期、哺乳期或计划怀孕，在服用阿司匹林或其他抗血小板药物之前需告知您的医生。
★ 如果您需要服用止痛药，需咨询医生以选择合适的种类。

❤ 什么情况下需要医疗救助

需要紧急救助的情况下拨打"120"或当地急救电话，例如：

★ 晕倒（意识丧失）。
★ 呕吐鲜血或咖啡样物质。
★ 排沥青色或鲜血便。
★ 有类似于心肌缺血的症状发作，包括：

☆ 胸痛或胸部的紧缩感或其他异样感觉。

☆ 大汗。

☆ 气短。

☆ 恶心或呕吐。

☆ 背部、颈部、下颌、上腹部、单侧或双侧肩膀或上肢出现疼痛、紧缩感或异样的感觉。

☆ 头晕或突然出现乏力。

☆ 心动过速或心律不齐。

拨打"120"或当地急救电话后，医护人员可能会让您嚼服成人剂量或 2～4 倍低剂量的阿司匹林。等待救护车到达，不要自行驾车前往医院。

如果出现以下情况需立即就诊或寻求医疗救助：

★ 耳鸣。

★ 视力异常。

★ 恶心。

★ 嗜睡。

★ 呼吸急促。

★ 排黑便、柏油样便或粪便中可见血丝。

★ 其他异常的出血，例如：

　　☆ 皮下出血点。

　　☆ 难以止住的鼻出血。

　　☆ 刷牙时出现牙龈出血。

　　☆ 尿血。

　　☆ 非月经期间出现阴道出血或经期大量出血。

密切观察身体健康的改变，如果出现以下情况，请于就诊时告知医生：

★ 胃部不适。

★ 您对阿司匹林或其他抗血小板药物存在疑问。

阿司匹林是什么？

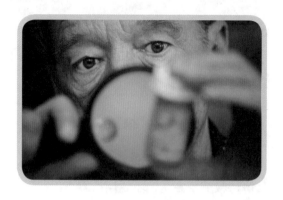

阿司匹林常用来缓解疼痛。它还可以防止心脏病或卒中的发作。如果在心脏病发作时服用阿司匹林，可减轻心脏病的严重程度。

您的医生可能会建议您每天服用阿司匹林。

❤ 阿司匹林如何使您获益？

大多数心脏病和一些卒中都是由血栓引起的。阿司匹林通过减慢或预防血栓形成，或减小血栓体积以预防心脏病和卒中。

您的医生会告诉您服用阿司匹林的剂量和间隔时间。每天小剂量阿司匹林（81毫克）是用于预防心脏病或卒中的最常用的剂量。

如果您的胃不好，应随餐服用阿司匹林或服用肠溶性阿司匹林。

> ★ 如果您认为您心脏病发作了，拨打"120"或当地急救电话。医护人员会让您嚼服成人剂量或 2～4 倍低剂量的阿司匹林。
>
> ★ 如果您认为自己卒中发作了，拨打"120"或当地急救电话，但不要服用阿司匹林。不是所有的卒中都是由血栓引起的。服用阿司匹林可能会使一些卒中变得更加严重。

❤ 什么人应该服用阿司匹林？

如果您的医生认为您服用阿司匹林带来的获益大于风险，可能会建议您每天服用一片阿司匹林。如果您患心脏病或卒中的可能性很大，服用阿司匹林会给您带来更大的获益。

阿司匹林适用人群：

- ★ 过去曾有心脏病、卒中或短暂性脑缺血发作。
- ★ 有心脏病或有某些心脏病或卒中的危险因素，如糖尿病或吸烟。
- ★ 有冠状动脉旁路移植术（心脏搭桥手术）史或血管成形术史。

❤ 什么人不应该服用阿司匹林？

不是所有人都应该每日服用阿司匹林，以下人群不适宜服用：

- ★ 有胃溃疡。
- ★ 近期有脑出血。
- ★ 血压没有得到控制的高血压病人。
- ★ 服用阿司匹林使哮喘加重的哮喘病人。
- ★ 心脏病或卒中发生风险很低的人群。
- ★ 对阿司匹林过敏者。

❤ 阿司匹林有什么副作用？

- ★ 胃痛和胃部不适（胃炎）。
- ★ 内出血。
- ★ 过敏反应。

如果您发现自己皮肤容易出现淤青、有黑便或血便、割伤或擦伤后止血困难时请告知您的医生。

如果您打算停用阿司匹林，首先要与您的医生沟通如何安全停药。如果您对药物存在疑问，请与您的医生联系。

❤ 服用阿司匹林的注意事项

- ★ 每日服用阿司匹林期间每天饮用3杯或更多的酒会增加肝损伤和胃出血的风险，如果您的医生建议您服用阿司匹林，您应该戒酒或限制饮酒。

★ 一些处方药物、非处方药物、维生素、中草药和营养品等不应与阿司匹林同时服用。在开始服用阿司匹林之前，把您目前服用的所有药物和补品都告诉您的医生。

★ 为了防止出血，在任何手术或牙科操作前停服阿司匹林至少5天。

★ 不要服用其他非甾体抗炎药（NSAIDs）类止痛药（如布洛芬和萘普生）来替代阿司匹林。这些药物像阿司匹林一样有止痛作用，但是它们不能像阿司匹林一样影响血栓形成。NSAIDs可能增加您患心脏病的风险。

★ 常规服用非甾体抗炎药如布洛芬会降低阿司匹林预防心脏病的作用。如果您需要服用非甾体抗炎药，请在服用阿司匹林2小时后再服用。

♥ 咨询医生的问题

在下表里列出您的问题，下次去看医生时带着这张表。

关于阿司匹林的问题：

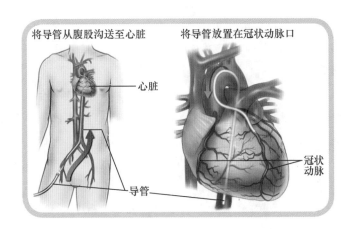

将导管从腹股沟送至心脏　　　将导管放置在冠状动脉口

心脏

导管

冠状动脉

　　心导管检查是一种心脏检查。这个检查包括冠状动脉造影,即针对冠状动脉的检查。冠状动脉给心脏供应血、氧气和营养物质。如果冠状动脉狭窄,您可能会出现胸痛、呼吸急促和其他心脏疾病的症状。狭窄的动脉也会增加您发生心肌梗死的风险。

　　心导管检查术前,和医生讨论治疗方案。有时医生在心导管检查过程中就会治疗发现的问题。例如,通过血管成形术打开阻塞的动脉。在另外一些情况下,在稍后的一段时间会进行冠状动脉旁路移植术(CABG)或血管成形术。

♥ 这个检查是怎么做的?

★ 一种称为导管的小管子通过腿或手臂的皮肤送入血管内。导管通过血管到达心脏。

★ 造影剂通过导管注入。当造影剂流经冠状动脉和心脏时,医生将拍摄X线照片。照片将显示冠状动脉狭窄或阻塞的部位,同时也可显示心脏的跳动是否良好。

♥ 您应该知道什么?

★ 大多数人被告知检查前 6 ～ 12 小时不要吃或喝任何东西（除了少量的水），听从医生的指示。

★ 平时服用的药物中哪些可以在检查前服用请听从医生的指示。仅用一小口水服药。

★ 检查之前，您将服用使您放松的药物。您将躺在造影台上。在检查过程中，您可能会被要求呼吸、咳嗽、屏气或做一些其他简单的动作。检查时间约 30 分钟，但您还需要准备时间和恢复时间，可能共需 6 小时。

★ 插入导管的皮肤部位需要进行局部麻醉。当医生在您的血管内移动导管时，您可能会有憋闷的感觉，但通常不痛。

★ 注射造影剂时，您可能有几秒钟发热或面部发红的感觉。

★ 检查之后，您必须躺在床上几个小时，保持手臂或腿伸直。您可能需要也可能不需要在医院过夜。您会被告知回家后需要注意什么。

♥ 有什么风险?

尽管心导管检查的风险非常小，但您仍需要了解以下风险：

★ 有可能会对造影剂产生过敏反应。

★ 导管插入部位可能出血。

★ 可能出现心肌梗死、卒中或其他严重的问题。但是这些都很少见。

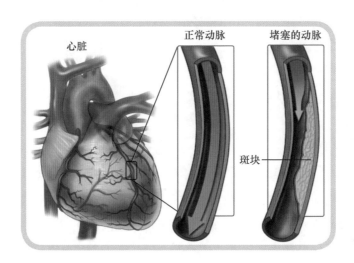

心脏　　　　　　正常动脉　　堵塞的动脉

斑块

由心脏引起的胸痛叫心绞痛。当心脏不能得到足够的血液供应时，就会发生心绞痛。心绞痛是由冠心病（CAD）引起的，冠心病是由于给心脏供血的主要血管发生狭窄或阻塞。冠心病会增加您患心肌梗死的风险。

心绞痛的不同类型包括：

★ **稳定型心绞痛**：这种类型的胸痛可以预测。有这种疾病的人知道它什么时候会发生，例如运动或者活动时。休息或停止活动后它就会消失。

★ **不稳定型心绞痛**：这是稳定型心绞痛的变异，或者它可能是一种新发的胸部不适，意味着心脏供血减少。不稳定型心绞痛发生在休息或活动量很小时，疼痛程度更剧烈，并且持续时间更长。

★ **变异型心绞痛（Prinzmetal 心绞痛）**：这种类型的心绞痛发生在冠状动脉突然收缩（或痉挛）时。痉挛使流向心脏的血液减少。严重的痉挛可以阻断血流导致心肌梗死。它通常发生在休息时，持续 2～5 分钟。夜间、清晨或每天的同一时间更易发生。

🖤 心绞痛和心肌梗死之间的区别是什么？

心绞痛和心肌梗死都是由于冠状动脉血流减少或闭塞，使得部分心肌不能得到足够的氧气。心绞痛发作时，缺氧是暂时的，不会发生永久性心脏损伤。但心肌梗死时，缺氧持续时间长，并且损害心脏。

只有当心脏负荷增加，需要更多的氧气，如运动时，稳定型心绞痛病人才可能注意到这个疾病。休息时疼痛就消失了，因为此时心脏不再需要那么多的氧气。

对于不稳定型心绞痛，血栓可能部分阻塞冠状动脉，或短时间内完全阻塞冠状动脉。但血栓会自行溶解或经药物治疗后溶解，因此不会导致永久的心脏损害。

💟 在家里应该做什么？

改变生活方式

★ 如果您吸烟，请戒烟，并避免二手烟。吸烟的心脏病病人比戒烟的心脏病病人更易死于心肌梗死。咨询医生戒烟计划和戒烟药物，它们可以提高您的戒烟成功率。

★ 吃有利于心脏健康的饮食，如低胆固醇、低饱和脂肪酸、低盐和高纤维的食物。一周吃两次鱼（但不要超过两次）。请向您的医生或注册营养师询问更多的细节。

★ 如果您正在服用硝酸甘油或其他用于治疗心绞痛的含有硝酸盐的药物（包括硝酸异山梨酯和单硝酸异山梨酯），可以有性行为，但不要吃西地那非（伟哥）、伐地那非（艾力达）或他地那非（希力士）。

药物

★ 如果医生给您开了硝酸甘油，随时带着它，并确保它没有过期。发生胸痛时，坐下来休息，并按说明服用硝酸甘油。如果胸部疼痛更剧烈，或者5分钟内没有缓解，马上拨打"120"或当地急救电话。

★ 如果医生建议，每天服用低剂量（81毫克）阿司匹林以预防心肌梗死。如果您有其他健康问题，可能不能服用阿司匹林，请告诉医生。

★ 按说明服药，如果您对服用的药物存在疑问，请咨询您的医生。

活动

★ 和医生交流是否可以开始进行锻炼。规律运动会降低心肌梗死的风险。

★ 如果活动引起心绞痛，逐渐慢下来，并在再次运动前向医生咨询。清晨进行温和的活动。吃饭后休息，或只做少量运动。

★ 如果医生没有给您制订心脏康复计划，询问医生心脏康复计划是否适合您。心脏康复包括监督运动，帮助改变饮食和生活方式，以及情感上的支持。它可以减少将来出现心脏问题的风险。

♥ 什么时候应该打电话寻求帮助？

当您认为需要急救时随时拨打"120"或当地急救电话。例如：

★ 晕倒。
★ 已经诊断出患有心绞痛，休息后胸痛不缓解，或含服硝酸甘油后5分钟未缓解。
★ 您有心肌梗死的症状，包括：
　☆ 胸部疼痛或压迫感，或胸部异常的感觉。
　☆ 大汗。
　☆ 气短。
　☆ 恶心或呕吐。
　☆ 背部、颈部、下巴、上腹部、一侧或两侧肩膀或手臂出现疼痛、压迫感或异常的感觉。
　☆ 头晕或突然虚脱。
　☆ 快速或不规则的心跳。

拨打"120"或当地急救电话后，救护人员可能会让您嚼服成人剂量或2～4倍低剂量的阿司匹林。等待救护车的到来。不要试图自己开车。

出现以下情况时请立即就诊或寻求直接医疗救护：

★ 您的胸痛比平时发作得更频繁，即使休息或含服硝酸甘油后可缓解。
★ 您觉得头晕或头昏眼花，或是您感觉可能会晕倒。

什么是心肌梗死（心脏病发作）?

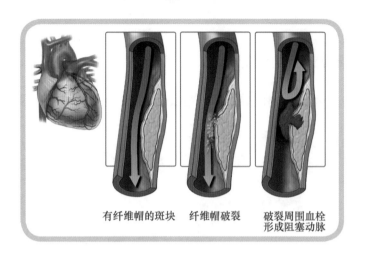

有纤维帽的斑块　　　纤维帽破裂　　　破裂周围血栓
　　　　　　　　　　　　　　　　　形成阻塞动脉

　　心肌梗死（心脏病的发作）是由于血栓阻塞了心脏的血流。如果心脏得不到足够的富含氧气的血液，部分心肌就会死亡。

　　心肌梗死一般是因为斑块的破裂。斑块是动脉血管中的脂肪堆积。当斑块破裂时，身体试图通过在它的周围形成一个血栓来修复这个破裂的斑块。而这个血栓可以阻断心脏的血流。

❤ 心肌梗死时的症状

　　心肌梗死的最常见的症状是胸痛或压榨痛。有人形容它为胸部的不适、挤压痛或闷痛。许多人还有至少一个其他的症状，例如：

> ★ 背部、颔部（下巴）、喉咙、上腹、手臂的疼痛或不适。
> ★ 出汗，胃部不适或呕吐。
> ★ 呼吸困难。
> ★ 感到头昏眼花或突然虚弱。
> ★ 心慌。

　　一些症状可能说不清楚。但如果您认为可能是心肌梗死，那就需要求救。

♥ 什么时候打求救电话

呼叫"120"或当地急救电话，如果：

> ★ 有心肌梗死的症状，包括：
> ☆ 胸痛或压榨痛，或胸部异样的感觉。
> ☆ 出汗。
> ☆ 气短。
> ☆ 恶心或呕吐。
> ☆ 背部、颈部、下巴、上腹部、一侧或两侧的肩部或手臂疼痛、压榨痛
> 或有异样感觉。
> ☆ 头晕或突然虚弱。
> ☆ 快速或不规则的心跳。
> ★ 若您已诊断患有心绞痛，如果经过休息或者含服硝酸甘油 5 分钟后您的
> 胸痛仍然不缓解。

拨打"120"或当地急救电话后，医护人员会让您咀嚼成人剂量或 2 ～ 4 倍低剂量的阿司匹林。等待救护车的到来，不要自己开车。

> 如果您有心肌梗死的症状千万不要等待。即使您不确定您的心脏病发作了，也要马上打电话求助。快速治疗可以挽救您的生命。

♥ 心肌梗死后的注意事项

为了防止心肌梗死再次发作，必须改变生活方式并坚持服药。

活动

> ★ 遵医嘱逐渐增加您的活动量。当感到劳累的时候稍作休息。
> ★ 在您开始运动前告诉您的医生。散步是锻炼身体的一种简单的方法。您
> 步行的距离应该逐渐增加。
> ★ 如果医生没有给您制订一个心脏康复计划，咨询这个计划是否适合您。
> 心脏康复计划包括合理的运动，合理的饮食，生活方式的改变和情感上
> 的支持。

★ 在得到医生允许前不能开车。

★ 如果您的医生允许，当您感觉良好的时候可以进行性行为。通常这意味着您可以很轻松地步行或爬楼梯。

生活方式的改变

★ 戒烟，并且避免吸二手烟。

★ 吃有利于心脏健康的饮食，这些饮食包括低胆固醇、低饱和脂肪酸、低盐饮食，大量的水果和蔬菜。具体饮食细节咨询您的医生或营养师。

★ 避免流行性感冒（流感），每年注射流感疫苗。

药物

★ 完全按规定服药。心肌梗死病人需要服用多种药物。如果您认为您的药物有问题请咨询您的医生。

☆ 血管紧张素转化酶抑制剂、β 受体阻滞剂、他汀类药物，这些药物可以预防心肌梗死再次发作。

☆ 阿司匹林和其他血液稀释剂可预防血栓形成。血栓会引起心脏病发作或卒中。

★ 如果医生给您开了硝酸甘油，请随身携带。如果发生胸痛，先坐下来休息，然后遵医嘱服用硝酸甘油。

☆ 如果胸痛加重或5分钟内仍然没有改善，马上拨打120或当地急救电话。

☆ 如果您正在服用硝酸甘油，不要服用壮阳药。

☆ 如果您的硝酸甘油已过期，那就不能起到很好的作用。如果已经过期，重新开药。通常应该每3～6个月更换药片。

★ 若您发生过胸痛或压榨痛，即使现在已经不疼了，也一定要告诉医生。

★ 在没有询问医生之前，不要服用非处方药物或中草药。

精神健康

★ 和您的爱人或医生讨论您的感受。感到害怕、愤怒、绝望或内疚都是正常的。敞开心扉地谈论您的感受是有益的。如果您觉得很沮丧，告诉您的医生。

心脏病发作后如何应对您的生活?

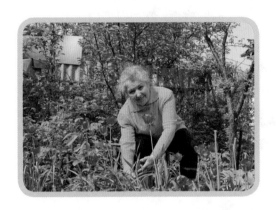

　　心脏病发作后，您可能开始担忧您的健康了，但是此刻您可以开始做一些事情以改善您的健康并且预防再发心脏病。

　　药物治疗和生活方式的改变能帮助您预防再发心脏病。健康的生活方式就是多运动、吃对心脏有益的饮食并且控制您的血压和胆固醇。

　　医生会建议您进行心脏康复计划。这将帮助您康复并改善健康状况。您将学习如何安全地运动、改变饮食、缓解压力以及重新恢复日常活动。

♥ 药物治疗

　　已证实药物能够降低您再发心脏病的风险。医生会帮助您选择哪种药物更适合您。

> ★ β 受体阻滞剂能降低您的血压并且预防再发心脏病。
> ★ 血管紧张素转化酶抑制剂能降低血压也能降低再发心脏病的风险。
> ★ 阿司匹林和其他药物，如氯吡格雷，可以防止血栓形成，从而降低心脏病和卒中的风险。
> ★ 他汀类药物能降低您的胆固醇，预防心脏病再发。

　　遵医嘱准确地服用药物，当您服用药物遇到问题时请联系您的医生。

💓 知晓您的数值

如果您有高血压和高脂血症，您再发心脏病的风险就会提高。所以监测血压和检查血脂很重要。间隔多长时间检查一次可以咨询医生。

高血压

您的血压读数有两个，如果您的血压超过 140/90mmHg 就是高血压。也就是：

★ 您血压的最高数值（收缩压）是 140mmHg 或更高。

★ 您血压的最低数值（舒张压）是 90mmHg 或更高。

通过进行运动、吃对心脏有益的健康饮食和服药如 β 受体阻滞剂，可以降低您的血压。

高脂血症

低密度脂蛋白胆固醇（LDL）被称为"坏"胆固醇，因为它能使动脉狭窄。

通常建议低密度脂蛋白胆固醇小于 2.6mmol/L（100mg/dl），但是如果您有心脏病病史，您的医生可能希望您把低密度脂蛋白胆固醇控制在 1.8mmol/L（70mg/dl）以下。通过化验血脂能知晓您的血脂水平，和医生讨论确定您的血脂控制目标。

通过健康饮食、进行运动以及服用他汀类或其他药物可以调节您的血脂。

💓 改变生活方式

健康的生活方式能帮助预防心脏病的发作：

★ 戒烟，避免吸入二手烟，对于心脏和整个身体来说，这是您能做的最有益的一项。

★ 保持运动和体力活动，如散步，能帮助您减轻体重、降低血压并调节血脂。在开始活动之前，和医生讨论确定安全的活动量。按照医生的建议，每次增加一点活动量。

★ 健康饮食，包括足量的水果、蔬菜、鱼类、高纤维谷物和面包。少吃钠（盐）、饱和脂肪酸、反式脂肪酸、胆固醇。

★ 减轻压力，压力可能损伤您的心脏，它能诱发心脏病发作。

★ 避免流行性感冒（流感），每年接种流感疫苗。

❤ 何时寻求帮助

如果您有以下心脏病症状应立即拨打"120"或当地急救电话

★ 胸痛或胸部压迫感。

★ 出汗。

★ 呼吸急促。

★ 恶心或呕吐。

★ 后背、颈部、下颌、上腹部、一侧或双侧肩部、上肢的疼痛、压迫感或异样的感觉。

★ 头晕或突发虚弱。

★ 快速或不规则的心跳。

★ 您已经诊断过心绞痛，并且您的胸痛在休息后不缓解或服用硝酸甘油后5分钟未见好转。

如果您有以下卒中的征兆请拨打"120"或当地急救电话：

★ 面部、上肢或下肢突发的麻木、瘫痪或乏力，尤其是单侧的症状。

★ 新发的不能行走或平衡问题。

★ 突发的视觉改变。

★ 流涎或言语不清。

★ 对于简单的问题不能理解。

★ 与以往不同的、突发严重的头痛。

什么是心脏康复？

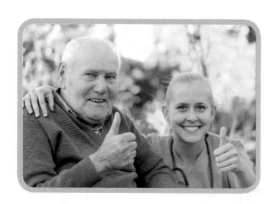

心脏康复是对有心脏疾病或者发生过心肌梗死、接受过心脏外科手术或血管成形术的病人的康复计划。您可以从现在开始心脏康复以预防将来出现问题，或者您还在医院时就可以开始心脏康复了。

一个团队将设计一个心脏康复计划来满足您的需要。这个团队可能包括您的医生、专业的护士、营养师、健身治疗师和物理治疗师。您也是这个团队的一部分，您将学习如何：

★ 降低更多心脏疾病的风险。
★ 安全运动。
★ 管理压力。
★ 吃有益于心脏的食物。
★ 戒烟。

谁应该进行心脏康复？

以下情况您的医生可能会建议您进行心脏康复：

★ 患过心肌梗死。
★ 心绞痛（胸痛或胸部不适）。
★ 您有心力衰竭、冠状动脉疾病（CAD）或者有 CAD 的高危因素。
★ 接受过心脏外科手术，如冠状动脉旁路移植术、心脏瓣膜置换术或心脏移植术。
★ 有异常的心跳（心律失常）或其他心脏疾病。

不可不知的心脏病知识

★ 血管成形术或支架置入术后。
★ 有腿部的外周动脉疾病史。

您需要征得医生同意后再开始心脏康复。有些心脏康复训练可以帮助几乎所有患有心脏病或有心脏病风险的病人。询问医生心脏康复是否适合您。

♥ 心脏康复有什么好处？

心肌梗死后开始心脏康复能降低您死于心肌梗死的风险。它也可以减少您去医院住院的机会。

心脏康复还有许多其他的好处：

★ 能使全身更健康。
★ 可以减肥。
★ 可能会减轻情绪低落、紧张和忧虑。
★ 可能会使自己感觉更好。
★ 可能精力更充沛，感觉更有希望。
★ 您可以安全地回到工作岗位，减少休息时间。

其中一个好处是可以认识其他正在进行心脏康复的人，可以从其他有类似经历的人那里得到帮助，并且知道您自己并不孤单。

♥ 咨询医生的问题

在下表里列出您的问题或疑虑，下次去看医生时带着这张表。

关于心脏康复的问题：

什么是高血压?

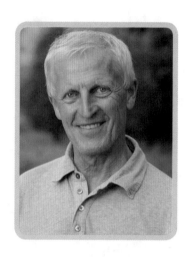

什么是血压?

血压是血流对动脉管壁产生的压力。血压包括两个数值：例如 130/80mmHg，第一个数字是收缩压，是心脏泵血时血流对动脉壁的压力；第二个数字是舒张压，是两次心跳之间心脏休息时血流对动脉管壁的压力。

什么是高血压?

如果您的血压超过 140/90mmHg，那么您就患高血压了。与大多数人想象的不一样，高血压通常不会引起头痛、头晕或头重脚轻。高血压通常没有任何症状，但是会增加患心脏病、卒中、肾病或眼病的风险。血压值越高，风险增高越多。

如何治疗?

如果您有高血压，医生会给您设定一个血压目标值，例如您的目标可能是把血压降低到 120/80mmHg。

生活方式的调整，比如体育锻炼、减轻体重和戒烟等能够辅助降低血压。高血压的治疗也包括药物治疗。如果服用药物降压，那么您就需要一直服用来保持血压。如果停止服药，您的血压通常会反弹。

❤️ 关于高血压您能做什么?

遵循您的治疗计划

★ 按照处方服药。如果对服用的药物有问题,可以咨询医生。您可能服用一种或多种药物来降压。
★ 定期就诊。
★ 学会家庭自测血压。
★ 如果您正在服用降压药,在吃布洛芬之类的减充血药或者非甾体抗炎药之前咨询医生。因为这些药会升高血压或者和降压药有相互作用。

调整生活方式

★ 保持健康体重。如果您的腰围增加,这点比体重更为重要。减轻 4.5 千克体重有助于降低血压。
★ 尽量每周能够坚持 2.5 小时的中等强度运动。比如:每天运动 30 分钟,一周至少 5 天。
★ 饮酒要适量。男性限制每天饮用两标准杯,女性限制一标准杯。
★ 少吃盐和含盐多的食物。
★ 遵循美国终止高血压膳食疗法(DASH)饮食计划。这个计划能够辅助降低血压。它强调水果、蔬菜、健康的脂肪和低脂乳制品。这个饮食计划有助于减轻体重和降低心脏病的风险。
★ 戒烟。吸烟增加心脏病和卒中的风险。如果您需要辅助戒烟,可以向医生咨询戒烟计划和戒烟药物,这样能够增加戒烟的成功率。

❤️ 什么时候需要咨询医生?

如果您有高血压和以下情况,您需要立即咨询医生:

★ 血压比平时明显高(例如 180/110mmHg 或更高)。
★ 您认为高血压引起了症状,例如:
　☆ 严重的头痛,尤其是眼后搏动性头痛。
　☆ 视物模糊。
　☆ 恶心或呕吐。

如果有以下情况可以咨询医生:

★ 血压不止一次超过 140/90mmHg。
★ 您认为服用降压药物有副作用。
★ 平常血压正常或者控制良好,但是不止一次血压超出正常范围。

什么是儿童高血压？

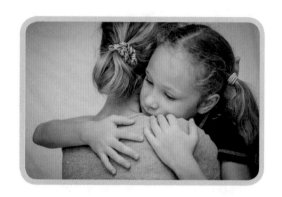

血压是血液流动时血液对动脉管壁产生压力的大小，当压力过大时就发生了高血压。

儿童血压的正常值和高值取决于儿童的年龄、性别和身高。随着儿童的成长，血压值会发生变化。

不同年龄小儿血压的正常值可用公式推算：

收缩压（mmHg）＝ 80 ＋年龄 ×2；舒张压（mmHg）＝收缩压 ×2/3。

血压超过正常范围，即可诊断高血压。但是，迄今为止，尚无一个公认的、统一的儿童高血压的诊断标准。在临床实践中，学龄前儿童血压 > 120/80mmHg，学龄儿童血压 > 130/90mmHg，即可诊断高血压。百分位法是目前国内外采用最多的方法，一般认为儿童血压超过同年龄、同性别组血压的第 95 百分位数值即可诊断高血压。

高血压通常没有症状，但是高血压需要治疗。如果血压非常高，会给机体带来严重的损害，尤其是对心脏和大脑。通过降低血压可以预防这些严重的并发症。

❤ 什么导致了儿童发生高血压？

有时候医生不能明确找出高血压的原因，但是一些情况使儿童更容易形成高血压，包括：高血压的家族史、超重等。

高血压可以继发于其他的疾病，例如睡眠呼吸暂停、心脏病或肾病。高血压也可由于儿童服用的药物而引起。

❤ 需要做什么检查？

3 岁及 3 岁以上儿童在常规健康咨询和体检时应该测量血压。如果您的孩子血压值偏高，医生会要求多测量几次，可能会要求您和您的孩子一周或两周回来再测几次。

您的孩子可能会戴一个可携带的便携设备来监测24小时的血压值，这就是动态血压监测。

高血压使人更容易患心脏病，医生可能会筛查心脏病的危险因素，如高脂血症、糖尿病。

❤ 怎样治疗儿童高血压？

可通过生活方式调整和药物来治疗高血压。如果是另一种疾病导致的高血压，治疗此疾病通常可以降低血压。

生活方式调整

通常首先进行生活方式调整

★ 如果您的孩子超重，帮助您的孩子减轻体重。饮食健康和适量的体育活动是最好的方式，避免让您的孩子吃减肥餐。

★ 保证您的孩子参加运动。帮助您的孩子每天至少参加1小时的体育锻炼。

★ 限制您孩子看电视、录像、玩电子游戏的时间。设定一个目标，保证您的孩子每天这几项活动时间不能超过2小时。

★ 鼓励您的孩子多吃新鲜水果和蔬菜、膳食纤维和脱脂乳制品，少吃高糖和高钠的食品和饮料。

★ 最好一家人一起参加生活方式调整。例如，一家人一起进食，包括早餐，找到您一家人都可以做的体育运动。

★ 如果您的孩子现在没有高血压，但有患高血压的风险，保证孩子健康饮食、积极运动、保持健康体重能够预防高血压。

药物

当生活方式调整不起作用或者血压非常高时，要用药物来治疗高血压。一些儿童能够在一段时间后停药，例如当他们的血压降下来以后，尤其他们超重的体重减轻后。医生通常会告诉您和孩子服药的时间。

如果孩子没有症状，能够每天记住让您的孩子服药比较困难。但是如果停药，孩子的血压又会恢复高值。所以尽量使孩子的服药计划简单。当您的孩子正在做其他事情时让其服药，例如正在吃饭或准备睡觉时。

治疗高血压的药物可能会有副作用。咨询医生会有什么副作用和如果发现副作用应该怎么处理。

什么是血管紧张素转化酶抑制剂和血管紧张素Ⅱ受体阻滞剂?

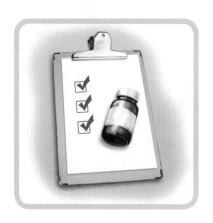

♥ 这些药有什么作用?

血管紧张素转化酶抑制剂（ACEI）和血管紧张素Ⅱ受体阻滞剂（ARB）能够控制血压，使血管舒张，降低血压。

♥ 什么是血管紧张素转化酶抑制剂?

血管紧张素转化酶抑制剂能够阻断使血管收缩的酶，这使得血管舒张，血压降低。

♥ 什么是血管紧张素Ⅱ受体阻滞剂?

血管紧张素Ⅱ受体阻滞剂也能够降低血压。它能够阻断使血管收缩的一种激素——血管紧张素Ⅱ。这使得血管舒张，血压下降。

♥ 血管紧张素转化酶抑制剂的副作用

这个药的常见副作用包括：

> ★ 干咳。
> ★ 头痛。

如果您有以下情况请咨询医生：

★ 不规则心跳（这可能由机体含钾量过多引起）。

★ 头晕、眩晕或者晕厥。

血管紧张素Ⅱ受体阻滞剂的副作用包括：

★ 头晕或头重脚轻。

★ 鼻窦疾病，例如鼻塞、流涕。

★ 消化道症状。

♥ 需要注意什么？

医生可能会检查您的血钾水平和肾功能状况，确保服药不会带来问题。

如果您怀孕则不能服用这些药物。

告诉医生您正在服用的药物，包括中草药和非处方药。血管紧张素Ⅱ受体阻滞剂和血管紧张素转化酶抑制剂可能与下列药物相互作用：

★ 某些抗感染药物。

★ 抗酸药。

★ 补钾药物。

★ 某些利尿药。

★ 锂。

所有的药物都有副作用，但是许多人感受不到副作用，或者他们能够承受这些副作用。可以咨询药剂师关于服用药物的副作用，在给您开药的时候医生通常会告知药物的副作用。以下是您需要注意的：

★ 一般情况下用药的受益比其轻微的副作用更重要。

★ 坚持服药一段时间后副作用可能会消失。

按医生的处方服药，如果您有关于药物的问题，可以咨询医生。

如果您有严重的副作用，比如呼吸困难或颜面部、唇、舌、喉、手或足水肿，立即拨打"120"或当地急救电话。

为什么高血压患者的生活中要增加终止高血压膳食疗法（DASH）饮食？

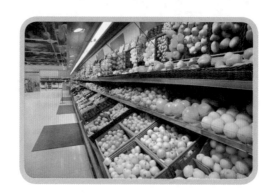

DASH 膳食是一个饮食计划，其中脂肪含量低，但是富含低脂或脱脂乳制品、健康脂肪、水果和蔬菜。它能够降低血压。

♥ 怎样为您的生活中增加DASH？

首先增加水果和蔬菜摄入。记录您每天的水果和蔬菜摄入量，然后慢慢增加。您的目标是每天摄入 8 ~ 10 份。一份蔬菜和水果仅仅半杯，约一大勺冰激凌大小。

开始这项膳食计划之前咨询医生。一些人会有一些疾病导致他们的血液中钾含量过高，有这些疾病的人应该选择比 DASH 膳食含钾量低的饮食。如果您需要改变膳食，咨询医生。医生可能会给您推荐一个营养学家。

可以尝试以下建议来增加水果和蔬菜：

★ 尽量每餐都吃水果或蔬菜。在去工作或学校的路上把水果当做快餐食用。

★ 同时食用烤薯条和诸如西兰花之类的许多种蔬菜，还有其他的配料，例如辣椒、蔬菜什锦、沙拉和豆制品。如果您使用罐装食品，确保选择低钠食品，保证食物成分新鲜。发挥创造力，您每餐可以食用 4 ~ 5 份蔬菜。

★ 食用由低脂牛奶和冰冻水果块组成的水果杯作为快餐小吃。

★ 混合制作好的饼皮、低脂奶酪和许多蔬菜配料，使用番茄、南瓜、菠菜、西兰花、胡萝卜、菜花和洋葱。

- ★ 食用多种蔬菜作为开胃菜，代替高脂土豆片。尝试一些新种类的蔬菜，把不同种类的蔬菜混合炒。
- ★ 尝试含有豆类的蔬菜餐。制作豌豆或黑豆汤。买一本蔬菜食谱，每周或每月尝试一个食谱。

如果您每周食用足够量的水果和蔬菜，然后可以转向其他方面的调整。

- ★ 少吃饱和脂肪。动物肉、乳制品和加工食物中富含饱和脂肪。使用蔬菜油，例如菜籽油、橄榄油和玉米油。食用来自坚果和鱼类的健康脂肪。
- ★ 少吃钠，包括您所吃加工食物中的钠，例如快餐、午餐肉和罐装汤中的钠。买标签标示的含钠量低于 400mg 的冰冻食物。
- ★ 饮用脱脂牛奶。一杯脱脂牛奶仅仅含有 334.7J（80 卡路里）能量，不含脂肪，并且含有降低血压的营养成分。每天可以饮用 2～3 份脱脂牛奶或乳制品。
- ★ 早餐可以食用全谷麦片、水果和脱脂牛奶。

什么是扩张型心肌病?

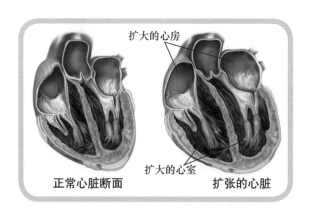

扩大的心房

扩大的心室

正常心脏断面　　　　　扩张的心脏

当患有扩张型心肌病时，您的心肌变得无力，心脏发生扩大。心肌无法将足够的血液泵到身体的其他部分。因为心脏泵功能减退，在每一次心跳后部分血液仍滞留在心脏内。

随着更多的血液滞留在心脏，心脏发生扩张，失去了原有的形状。这可能导致心腔内形成血栓。同时，心脏瓣膜不能正常关闭，并且有可能发生血液反流。大多数扩张型心肌病病人最终发生心力衰竭。

❤ 什么原因引起扩张型心肌病?

在许多情况下，医生不能确切地指出扩张型心肌病的病因。有些病人与家族遗传有关。有些因素能够损伤心肌并且导致心肌病。以下情况有可能发生扩张型心肌病:

★ 您患有冠状动脉疾病或发生过心肌梗死。

★ 高血压。

★ 心脏瓣膜疾病。

★ 病毒性心肌炎。

★ 大量饮酒或吸毒: 如可卡因。

★ 接触过有毒的金属，如铅或汞，它们会损伤心肌。

♥ 扩张型心肌病有什么症状？

扩张型心肌病在最初的几个月或几年内可以没有任何症状。但是随着心肌收缩力逐渐减弱，会出现心力衰竭。心力衰竭会出现以下症状：

> ★ 虚弱、乏力。
> ★ 活动后或平卧时出现呼吸困难。
> ★ 咳嗽，尤其是卧位时。
> ★ 腿部、脚踝、脚或腹部出现液体潴留。
> ★ 眩晕或头昏眼花。
> ★ 因液体潴留导致体重突然增加。

急性心力衰竭很危险，如果出现以下情况立即拨打"120"或当地急救电话：

> ★ 严重气短。
> ★ 心跳加速或心律不齐。
> ★ 咳粉红色泡沫样痰。

♥ 扩张型心肌病怎么诊断？

您的医生会问您有什么不适症状以及您患有什么疾病。他／她会为您进行体格检查，并询问您家族中是否有心脏病病人。一定要告诉您的医生您目前所服用的所有药物。

您的医生会听诊您的心脏和双肺，并检查您的双腿查看是否有液体潴留。他／她会先让您做一个胸部 X 线检查，了解有无肺水肿，并且可能让您做超声心动图或其他检查，以了解您的心脏工作是否良好。您还要进行血液检验或其他检查以帮助诊断和治疗您的疾病。

♥ 如何治疗扩张型心肌病？

在有些病例，针对病因治疗有效。例如，如果是大量饮酒引起的扩张型心肌病，则需要戒酒。戒酒可以防止疾病进一步恶化。

药物治疗

一些药物可以改善血流动力学，增加心脏的泵血功能。您的医生可能会给您处方血管紧张素转化酶抑制剂（ACEI）、利尿剂、β受体阻滞剂或其他药物。

您可以自己作出的改变

饮食中限制盐的摄入。如果医生有嘱咐则应限制液体的摄入，询问医生每天您可以摄入多少盐以及液体。

您的医生会告诉您适合参加哪种运动。根据身体条件，大多数人可以散步、骑自行车或者做一些其他类型的运动。

限制您的饮酒量。

记录您的症状，当症状突然改变或加重时请就诊。

其他治疗

您的医生可能会建议您安装一个机械装置。可能会建议您安装起搏器（也称为心脏再同步化治疗，CRT）来增加心脏的泵血功能，也可能会建议您安装植入式心律复律除颤器（ICD）以预防恶性心律失常。

 提醒

如果早期诊断出扩张型心肌病，这种疾病可能更容易控制。如果扩张型心肌病的病因很难治疗，心力衰竭将会进一步恶化。

女性在怀孕期间发现扩张型心肌病则不应再次怀孕。

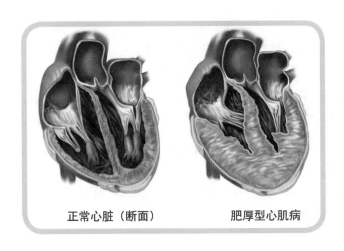

正常心脏（断面）　　　　　肥厚型心肌病

如果您有肥厚型心肌病，就意味着您的心脏肌肉长得太厚。心脏肌肉增厚使心脏不能很好地泵血。它也可以影响心脏的电系统，这就增加了心律失常的风险。

在某些情况下，心脏肌肉无法像正常时那样在心脏舒张时得到放松，以至于心肌本身没有得到足够的血液和氧气。

💓 导致肥厚型心肌病的原因是什么？

专家认为肥厚型心肌病是一种遗传疾病。这意味着人携带某些致病基因。基因就像一个配方。它们告诉细胞如何组成组织和器官。这些基因导致心脏肌肉纤维生长的方式异常。许多人携带这种致病基因，因为它在家族中是可以遗传的。另一些肥厚型心肌病病人因为一些其他原因影响了基因的正常表达。

💓 肥厚型心肌病有什么症状？

大多数人都没有症状，即使他们患肥厚型心肌病已经很长时间。有些人当出现呼吸困难时才发现肥厚型心肌病。有些人会感觉到头晕，极度心慌（心悸），也可能有胸痛，特别是在运动的时候。

肥厚型心肌病病人存在猝死的风险，这是因为不规则的和快速的心跳或血压的突然下降。一些年轻运动员突然死亡，最终发现他们的死因为肥厚型心肌病。

♥ 如何诊断？

您的医生会问您感觉如何和您是否有任何健康问题。他或她会为您进行体格检查并且可能询问您的家人是否有心脏病。

医生会检查您双下肢是否水肿。他或她可能会让您进行 X 线胸部透视、心电图和超声心动图或其他检查，看看您的心脏是否正常。

♥ 如何治疗？

如果您没有任何症状，您也许不需要治疗。但是您需要找医生进行定期检查。

有些人可能出现心房颤动、心律不齐和心动过速，有些人甚至出现心力衰竭。如果发生这种情况，您的医生可能会建议药物和（或）手术来帮助治疗这些问题。

肥厚型心肌病病人有猝死的风险。如果医生认为您的风险高于大多数人，他或她可能会建议您安装植入式心律复律除颤器（ICD）。ICD 放置在皮肤下，通常在左锁骨下。导线穿过一个大静脉将设备连接到心脏。

ICD 将探测有可能会引起严重问题的心律失常。当有需要时，ICD 对心脏进行电击，从而为心脏创建一个正常的节律。

♥ 患肥厚型心肌病时如何生活？

您的医生可以帮助您计划饮食、锻炼和其他健康的生活方式。

> ★ 因为存在猝死的风险，应避免过大的活动量和剧烈的运动。您可能无法进行竞技体育项目。得到医生的允许后，温和的运动对您有好处。
> ★ 吃有益心脏健康的饮食，包括蔬菜、水果和粗粮。
> ★ 不要吸烟。使用烟草会导致心脏病发作。
> ★ 限制饮酒。长期大量饮酒可以增加某些心脏疾病发生的风险。

医生希望您定期回访，以检查您的心脏和整体健康状况。

♥ 询问医生的问题

在下方记录您的问题或关心的事情。在您下次就诊时携带这个表格。

关于肥厚型心肌病的问题：

什么是限制型心肌病?

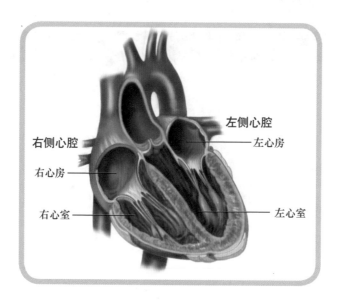

右侧心腔
右心房
右心室

左侧心腔
左心房
左心室

如果您得了限制型心肌病,那就意味着您的部分心肌已经变得僵硬了。这种僵硬的心肌发生在心室。正常情况下,心脏舒张时心室充分扩张并充满血液。血液随后泵入身体以提供氧气和营养物质。

但是限制型心肌病时,心室不能完全舒张以获得足够的血液,所以只有少量的血液泵入身体。当病情进展时,就会出现心力衰竭。

原因何在?

医生可能不知道是什么原因导致您患上限制型心肌病。众多的研究均未能找到原因。但是以下情况可以确定将导致限制型心肌病:

★ 心肌蛋白质的沉积,称为心脏淀粉样变性。

★ 心肌铁的沉积,称为血色素沉着症。

★ 在心脏、肺或其他器官形成大量结节,称为结节病。

★ 癌症后的放疗或化疗。

★ 癌症的一种,即类癌综合征。

> ★ 大量白细胞堆积导致瘢痕形成，也可能因 Löeffler 综合征或纤维化导致。
>
> ★ 遗传，戈谢（Gaucher）病和法布里（Fabry）病可能导致限制型心肌病。

💓 症状是什么？

起初可能没有任何症状。或者是有轻微症状，如感觉劳累、虚弱。

如果您的心脏逐渐虚弱，您将进展为心力衰竭。一旦发生心力衰竭，您将出现其他症状，包括：

> ★ 呼吸急促，尤其是活动时。
>
> ★ 乏力。
>
> ★ 卧位时的呼吸困难。
>
> ★ 腿部水肿。
>
> ★ 胸痛。

💓 如何诊断？

医生会询问您感觉如何，是否出现健康问题。他将为您进行体检并问您家人是否有心脏病。告诉医生您服用的所有药物，包括您买的非处方药、维生素或草药。

医生将检查您的腿部是否有水潴留，他可能会要求您做胸部 X 线检查，确定肺部是否有积水，并且进行超声心动图或其他检查以观察您的心功能。您也需要化验血。

医生可能需要检测一小块心肌组织，用于确定不是因为其他心脏疾病导致了您的症状；也可以用心导管检查方法来检查心脏，这是检查心脏如何工作的一种方法。

💓 如何治疗？

如果医生知道您患限制型心肌病的原因，将针对病因治疗。治疗的关键在于尽量避免更多的心脏损害。

许多情况下，医生不知道您患限制型心肌病的原因，或者治疗效果不佳。治疗关键是延缓心力衰竭的进展，并在心力衰竭的初期进行治疗。您需要服药，帮助心脏更容易地泵出血液。还需要服用防止血栓形成的药物。

为使您感觉更好：

★ 从饮食及饮水中限制盐（钠）。当您的心脏不能正常泵出血液时，您的身体将留下额外的盐和水，这将导致液体潴留和水肿。

☆ 向您的医生咨询每天您能摄取的盐量。

☆ 避免食用加工食品，少吃土豆片、椒盐卷饼、腌制的坚果、加工肉、奶酪、披萨、罐装汤、罐装蔬菜、橄榄、快餐、冷冻餐。

☆ 多吃鱼或新鲜水果和蔬菜代替罐装食品。买标有"低钠"的食物。

★ 按医生的要求观察您的饮水量。咨询医生您的安全饮水量。

★ 每天测体重观察您的身体里是否有水潴留。

★ 找到休息与活动的最佳平衡，您需要限制活动，医生能帮您定出安全的活动量。

★ 限制饮酒量。

您可能需要起搏器或其他装置以帮助您的心脏正常跳动。如果您发展为严重的心力衰竭，可以选择心脏移植。

❤ 限制型心肌病预期如何？

因为不能确定病因，限制型心肌病很难治疗。但是如果早期找到了病因，治疗是有效的。药物可以用于治疗限制型心肌病的病因。治疗可能减少心脏的损伤，但是如果病因很难治疗或者无法知晓，随着时间的推移，限制型心肌病通常发展为心力衰竭。

如何控制您的胆固醇?

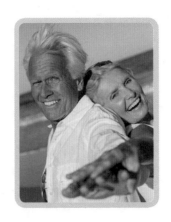

胆固醇是身体内合成的一种脂肪，它可以从食物中获取。胆固醇在体内参与许多物质的合成，例如细胞新生。

胆固醇过高可以造成血管阻塞从而引起一系列健康问题，如心肌梗死或卒中。

控制胆固醇是保持良好健康状态的关键，对于已患有心脏疾病如冠心病的人尤其重要。降低胆固醇水平可以降低突发心肌缺血或卒中的风险。

❤ 胆固醇检查

控制胆固醇的一个重要步骤是了解您的胆固醇水平。即便胆固醇过高您也不会有明显的症状，因此您必须通过检查来测定您的胆固醇水平。

医生可以通过一个很简单的化验来检查您的胆固醇水平，这些检查有助于：

> ★ 选择最佳治疗方案。
> ★ 了解真实胆固醇水平与理想胆固醇水平的差距。

如果您在服用降低胆固醇的药物，这些检查有助于医生确定是否需要调整药物种类或剂量。咨询医生多久需复查胆固醇水平。

❤ 胆固醇的理想目标

化验胆固醇可以知道不同类型胆固醇的水平。

低密度脂蛋白胆固醇（LDL）通常被称做"坏"胆固醇。高密度脂蛋白胆固醇（HDL）通常被称做"好"的胆固醇。"好"的胆固醇越高越好，"坏"的胆固醇越低越好。

咨询医生确定您的理想胆固醇水平。

❤ 控制胆固醇的措施

改变生活方式

良好的生活方式有助于控制胆固醇水平，重点是以下三点：

★ 健康、低胆固醇饮食。

★ 积极运动。

★ 控制体重。

药物治疗

为了达到理想目标，您可能需要在改善生活方式的同时服用药物。他汀类药物有助于降低胆固醇水平，从而降低心肌梗死或卒中的风险。

如果您的 LDL 目标值是小于 2.6mmol/L（100mg/dl），医生通常会建议您服用他汀类药物。

如果因为高胆固醇血症服用药物治疗，切记每日按时服用或遵医嘱服药。

大部分病人服用他汀类药物后没有明显的副作用。如果您出现肌肉疼痛等副作用，需告知医生，您可能需要更换药物种类或减少剂量。

心脏病高危病人胆固醇和三酰甘油（甘油三酯）的目标值	
胆固醇种类	目标值
LDL（低密度脂蛋白胆固醇）	＜ 2.6mmol/L（100mg/dl），或＜ 1.8mmol/L（70mg/dl），遵医嘱
HDL（高密度脂蛋白胆固醇）	≥ 1.0mmol/L（40mg/dl）
总胆固醇	＜ 5.1mmol/L（200mg/dl）
三酰甘油（甘油三酯）	＜ 1.7mmol/L（150mg/dl）

❤ 想咨询医生的问题

在下方记录您的问题或关心的事情。在您下次就诊时携带这个表格。

关于高胆固醇的问题：

怎么改变生活方式控制胆固醇?

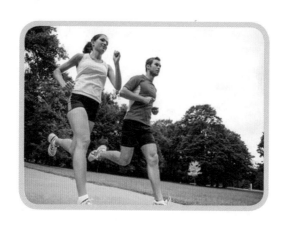

胆固醇过高将会阻塞血管从而产生一些健康问题，例如心肌梗死和卒中。降低您的胆固醇将会降低心肌梗死和卒中的风险。

对于您的健康最重要的事情是控制您的胆固醇，特别是当您有冠状动脉疾病等心脏疾病时。

❤ 改变生活方式来控制胆固醇

无论您是否使用药品，控制胆固醇的最好方法是改变生活方式。下面的一些方法将会帮助您控制您的胆固醇。

咨询您的医生关于治疗性生活方式的改变。您可能需要更多的运动，食用低胆固醇饮食，可能的话需要减肥。

运动

运动能够帮助您增加您的"好"的胆固醇（HDL）和降低"坏"的胆固醇（LDL）。

当您需要开始运动的时候，询问您的医生多少运动量最安全。开始的时候慢慢走和调整一个适合您的步伐。保证每周最少 2.5 个小时的温和的运动。另一种方法是保证每天运动 30 分钟，每周最少 5 天。

慢走是简单易行的运动。和您的同伴一起慢走能够使您养成运动习惯。可以使用计步器计算您的步数和设定一个慢走的目标。

下面是其他帮助您运动的方法：

★ 做园艺工作。

★ 和您的孩子或者孙子一起玩耍。

★ 骑自行车。

★ 任何时间都可以爬楼梯。

★ 游泳或者进行水中的有氧运动。

★ 可以加入一个健康俱乐部或者慢走俱乐部。

无论您选择什么样的运动方式，最关键的是让这些运动变成您生活中常规的、快乐的一部分。您开始发现运动的好处后，更会激励您坚持运动下去。

健康的饮食

健康的饮食对于降低胆固醇至关重要。健康饮食的开始是学习新的饮食方式，如多吃新鲜的水果、蔬菜和五谷杂粮，同时减少摄入高脂肪、高盐和高糖的食物。治疗性生活方式改变的核心是低胆固醇、饱和脂肪酸和反式脂肪酸食物。它包括：

★ 瘦肉、家禽、鱼和豆类。

★ 水果和蔬菜。

★ 谷物和燕麦。

您可以和营养师共同合作制订一个健康的饮食计划。

健康的体重

运动和健康的饮食能够帮助您减去额外的体重。这可能会帮您降低胆固醇。如果您首先改变您对下面事情的观点，您的减肥将会更加成功：

★ 不要和别人比较您的体重。健康的体型有很多种。

★ 关注您饱或饿的感觉。当您吃饭的时候，关注您为什么吃，您需要吃多少。

★ 设定您的饮食计划和您需要实现的目标。

改变这些并不是很简单的事情。但是花些时间去思考这些事情将会帮助您实现目标。更多的支持将会帮助您更好地完成生活方式的改变，也更容易完成这些改变。

得到帮助的小建议

★ 找一个同样需要改变饮食方式的人一起。

★ 邀请家人和朋友的参与。

★ 加入一个课程或者活动小组。

★ 给自己一个积极的后援。

♥ 用药物控制胆固醇

他汀类药物能够降低您的胆固醇。这些药物能够：

★ 减少身体合成胆固醇。

★ 结合生活方式的改变，帮您达到胆固醇目标值。

★ 可能减少心肌梗死和卒中的风险。

如果您的 LDL 的目标值是小于 2.6mmol/L（100mg/dl），医生更愿意您使用他汀类药物去帮助您达到目标值。如果您的胆固醇过高，一定要遵从医生的指导去使用药物。

大多数人在使用他汀类药物的时候不会有副作用。如果您产生了副作用，如肌肉酸痛，马上告诉您的医生。您可能需要应用其他他汀类药物或者是减少剂量。

即使您使用了药物以降低胆固醇，改变您的生活方式也同样重要。

什么是 β 受体阻滞剂？

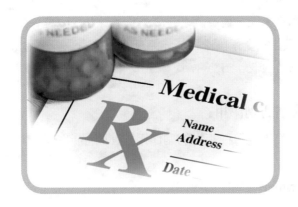

β 受体阻滞剂可松弛血管，减慢心率，降低心脏的负担。

什么人应该服用 β 受体阻滞剂？

医生可能会在以下情况时使用 β 受体阻滞剂：

★ 延缓心力衰竭进展。

★ 降低血压。

★ 防止心脏病再次发作。

★ 如果您有心律方面的问题，用于减慢心率。

服用 β 受体阻滞剂的注意事项

医生会判断 β 受体阻滞剂是否适用于您。这取决于您的整体健康和您服用的其他药物。

医生可能会告诉您以下防范措施：

★ **呼吸困难**：β 受体阻滞剂可致呼吸困难，或呼吸短促。如果发生该情况需告诉医生，特别是如果您有哮喘时。

★ **过敏**：β 受体阻滞剂可使过敏反应更严重，更难以治疗。

★ **寒冷的天气**：β 受体阻滞剂可能使您对寒冷更敏感。您可能需要穿得更温暖，并减少在寒冷天气中暴露的时间。

★ **阳光下曝晒**：β 受体阻滞剂可能使您对阳光敏感，皮肤容易晒伤或发炎起疹子。为了防止出现问题，尽量涂防晒霜，穿长袖衬衫并戴帽子。

★ **您的脉搏**：医生可能会要求您定期检测脉搏，以确保您的心率不会太慢。

★ **血糖水平**：β 受体阻滞剂可能导致血糖升高。如果您有糖尿病，密切注意低血糖的症状，因为 β 受体阻滞剂可以隐藏这些症状。

β 受体阻滞剂的副作用：

咨询药剂师您服用的每种药物的副作用。在药品的说明书中也能找到药物的副作用。

β 受体阻滞剂的常见副作用包括：

★ 感觉头晕或头昏眼花。

★ 感觉疲倦。

★ 睡眠障碍。

如果您对服用的药物存在疑问，请向您的医生咨询。当您有严重的反应如呼吸困难时，立刻拨打"120"或当地急救电话。

❤ 告诉您的医生：

确保您看病的每个医生都了解您服用的所有药物、维生素或营养品。这意味着您是否需要处方。

告诉每个医生您所有的病史以及接受的治疗。询问接受 β 受体阻滞剂治疗是否会与您的疾病及所用的药品产生冲突。

询问您需要注意什么副作用以及何时求助医生。

如果您打算停药，首先咨询您的医生如何安全停药，您的医生可能会建议您慢慢减少剂量。

❤ 列出要向医生咨询的问题

在下面列出您的问题或关注点，下次去看医生时带上此表格。

有关 β 受体阻滞剂的问题：

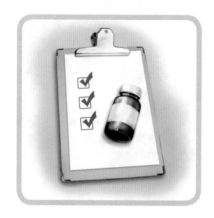

很多人都有心血管疾病。这些问题包括心房颤动、冠状动脉疾病、心力衰竭、高胆固醇血症、高血压。

如果您有其中任何一种问题，您很可能需要服用多种心脏药物。包括：

★ 血管紧张素转化酶抑制剂。

★ 血管紧张素 II 受体阻滞剂（ARBs）。

★ 阿司匹林。

★ β 受体阻滞剂。

★ 血液稀释剂。

★ 钙通道阻滞剂。

★ 地高辛。

★ 利尿剂。

★ 硝酸盐制剂。

★ 钾。

★ 他汀类药物等。

这些药物可以缓解症状，并能防止心脏病进一步发展。但这些药物也可能与其他药物存在相互作用。

💓 药物相互作用是什么？

药物相互作用指一种药物可以影响其他药物的药效，可能会降低另一种药物的效果，或者产生一些预料不到的副作用。有些副作用是很危险的。

以下情况更可能发生药物反应：

★ 本身存在健康问题，或健康状况处于不稳定期。

★ 高龄：高龄的病人对药物的反应是不同的。高龄病人的肾和肝对药物的代谢比较慢，当肌肉组织和身体内脂肪有变化时，有些药物会在体内持续存留更长时间。

★ 服用高剂量的药物。

★ 服用经过同一代谢途径的药物（由肾或肝代谢）。

💓 什么药物合用会出现问题？

★ **抗凝药物与其他药物：**华法林（香豆素）和其他血液稀释剂可以与许多药物相互作用。确定您的医生知道您所服用的血液稀释剂。在服用新的药物或营养制剂（包括处方或非处方药、维生素、矿物质和营养品）之前需要告诉医生或营养师您现在正在服用的抗凝药物。

★ **他汀类药物与其他药物：**他汀类药物与其他药物同时服用时可能产生一些无法预料的副作用。他汀类药物包括阿托伐他汀、洛伐他汀、普伐他汀与辛伐他汀。以下情况需要告诉医生您正在服用他汀类药物：

  ☆ 正在服用其他治疗高胆固醇血症或高三酰甘油（甘油三酯）血症的药物。

  ☆ 正在服用抗生素。

  ☆ 正在服用免疫抑制剂。

  ☆ 正在服用抗真菌药物。

★ **硝酸盐类药物与治疗勃起功能障碍的药物：**服用硝酸盐制剂时不能服用治疗勃起功能障碍的药物。同时服用这两种药物时，会使血压下降至危险水平。硝酸甘油和硝酸异山梨酯是两种常见的硝酸盐制剂。治疗勃起功能障碍的药物包括西地那非、他达拉非和伐地那非。

★ **地高辛联合 β 受体阻滞剂或钙通道阻滞剂：**这样的联合用药会使心率过慢，从而使心脏疾病恶化。地高辛是一种强心药物。

★ 血管紧张素转化酶抑制剂（ACEI）、血管紧张素 II 受体阻滞剂（ARBs）与钾制剂和其他药物：ACEI 或 ARBs 可以升高钾离子浓度，所以在服用之前需要告诉医生您正在服用钾片或含钾的维生素。ACEI 或 ARBs 也可能与非甾体抗炎药、抗酸剂、利尿剂、锂相互作用。血管紧张素转化酶抑制剂包括贝那普利、依那普利和赖诺普利。ARBs 包括坎地沙坦、厄贝沙坦和氯沙坦。

关于中药和其他补充剂的药物相互作用

草药和其他补充剂也可以与其他药物相互作用。下面是一些常见的中药可能与其他药物产生的相互作用。

★ 黑升麻提取物与其他药物同时应用时可能降低血压。
★ 当使用阿司匹林或华法林时**银杏**可能会增加出血。银杏与利尿剂合用时则可能升高血压。

怎样避免药物的相互作用？

这些方法可以防止药物的相互作用：

★ 清楚您服用的药物：清楚您服用的是哪些药物，为什么服用？
★ 咨询医生一旦发生药物的相互作用您应该怎么做，并且清楚一旦觉得身体不适的时候您应该怎么做？确保医生知道您正在服用的心脏药物，询问关于药物相互作用的症状。一些医生和药店可以把用药清单输入计算机数据库来检查可能会发生的不良的相互作用。如果发现问题，咨询您的医生。
★ 去同一个药店买您需要的药物：药剂师会知道您正在服用的药物及相互作用。
★ 让您的医生了解您正在服用的所有药物：关于您所服用的所有药物的名称、作用、强度、剂量，列一个清单给您的医生。或当您看病时带上您所服用的药物。包括所有的补充剂、中药、维生素、矿物质和您正在服用的药物。医生会根据说明书中的成分得知它们之间是否存在相互作用。
★ 没有经过医生的同意不要服用任何中药或其他补充剂。

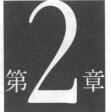

第2章

与心力衰竭有关
的知识

什么是心力衰竭？

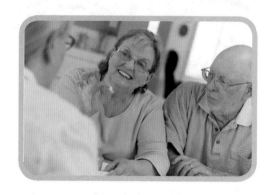

如果您患有心力衰竭，您可以采取很多措施来改善您的健康状况。药物治疗和改变生活方式可以减缓一些病人的心力衰竭进程。

充分了解您可以采取哪些措施来帮助您达到最好的治疗效果。

什么是心力衰竭以及它的病因是什么？

当心脏供血满足不了身体所需的血液时即出现心力衰竭。心力衰竭不是指心脏停止供血，而是指心脏泵血功能减弱了。

任何损害心脏及其供血功能的因素都会导致心力衰竭，包括冠心病、心肌梗死、高血压和心脏瓣膜疾病。

您可能患心力衰竭好几年后才发现自己患了这种疾病。因为心脏可以靠体积增大以及跳得更快来弥补供血不足。但是心力衰竭发展到一定程度之后，心脏就无法代偿其功能的减退了。

到一定程度后，心力衰竭的症状就出现了。这些症状包括虚弱、头痛和非常疲劳等，肺部和身体其他部位会出现液体潴留，这会引起您出现气短和身体水肿。

心力衰竭有哪些类型？

咨询医生您属于哪种类型的心力衰竭。大多数病人是心脏的左下腔（左心室）出现问题而导致心力衰竭。心脏跳动的休息期，左心室充满了含氧丰富的血液，这一期称为舒张期；之后心室收缩将血液泵入身体，这个泵血的阶段称为收缩期。

> ★ 当左心室不能很好地泵血时称为**收缩性心力衰竭**。
> ★ 当左心室不能很好地接受流入的血液时则称为**舒张性心力衰竭**。

什么会增加您患心力衰竭的风险？

心力衰竭通常由另一种疾病引起，如冠心病、心肌梗死和高血压。任何增加您患以上疾病风险的原因都会增加您患心力衰竭的风险，或是心力衰竭的危险因素。例如，糖尿病会增加您患冠心病的风险，因此它也是心力衰竭的危险因素。

有些危险因素来自遗传，有些危险因素则由生活方式导致，还有些危险因素与生活环境有关。此外，还有些不能控制的危险因素包括：

> ★ 年龄：随着年龄增长心力衰竭的患病率急剧增加。
> ★ 性别：总体来说，男性患心力衰竭的风险高于女性，但是这种差距随着年龄的增长而减小。
> ★ 家族史：如果近亲中有人曾患心力衰竭，那么您患心力衰竭的风险就增加了。

很多增加心力衰竭发病风险的因素是可以控制的。例如：

> ★ 吸烟：吸烟增加您患心脏病的风险。
> ★ 大量饮酒会使血压升高，诱发心律不齐并损伤心肌。
> ★ 缺乏锻炼：缺乏锻炼会增加高血压、高脂血症、高血糖、血栓、肥胖和应激的风险。
> ★ 饮食习惯不良：这可以导致肥胖并引发高血压、糖尿病和高脂血症。

存在这些危险因素并不意味着您一定会患心力衰竭。即使没有这些危险因素，也可能会发生心力衰竭。

怎样治疗心力衰竭？

医生的目标是缓解症状和防止心脏损伤。医生也需要治疗引起心力衰竭的病因。为降低血压、减少液体潴留和减轻心脏负荷，您可能需要同时服用多种药物。

严格按医嘱服药并坚持服药非常重要。如果您对服用的药物有任何问题，请咨询医生。您可以服用不同的药物以获得同样的疗效。

医生也会建议您改变生活方式。改变生活方式可以帮助您改善症状，并有助于延缓心力衰竭的进程。

★ **减少盐（钠）的摄入量**：钠会引起水分潴留并增加心脏泵血难度。

★ **规律锻炼**：这有利于保持心脏健康。

★ **减肥**：如果体重超重则减肥，即使体重只是很小程度减轻，结果也会大不相同。

★ **戒烟。**

★ **限酒**：咨询医生喝多少酒是安全的。

★ **控制血压**：锻炼、限制饮酒、缓解压力可使血压保持在一个健康的范围，此外您还需要服用药物来降压。

★ **观察液体的摄入量**：如果医生建议您这么做的话。

随着时间的延长，心力衰竭常发生恶化，需要进一步治疗以缓解症状和治疗并发症。遵医嘱服药、改变生活方式、多咨询医生，这些能使您更好地控制心力衰竭及预防并发症。

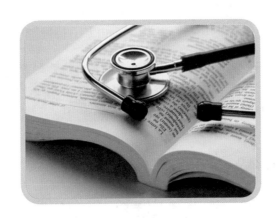

心力衰竭是一种复杂的疾病。心力衰竭的类型很多，导致它发病的原因也很多。为了找出心力衰竭的原因，医生需要花很长时间来做很多不同的检查。进行医生开出的所有检查项目以及定期复诊非常重要。检查和复诊可以帮助医生为您制订最好的治疗方案，从而控制病情。

♥ 心力衰竭时应做的检查

为诊断心力衰竭，医生将：

★ **询问病史**：医生会检查您正服用的所有药物，询问是否家人有心脏病，并寻找其他危险因素，如高血压。

★ **体格检查**：医生会测量您的血压和心率，称量体重，听诊呼吸音和心跳，检查腹部和腿部有无水肿，查看颈静脉是否充盈或扩张。

医生会通过您的症状和体格检查诊断是否患有心力衰竭。但是要找到心力衰竭的原因和类型以便得到正确的治疗方案还需要做更多的检查。常规检查包括：

★ **验血**：常规的血液检查可帮助医生找到心力衰竭的原因，明确肾和肝是否受到影响，以及了解您是否有糖尿病或高脂血症等危险因素。

★ **心电图**：心电图是为了检查您是否有心律问题，它也可以显示有无心脏损伤的征象。

★ **负荷心电图**：如运动平板试验。负荷试验可发现心肌血流减少。

★ **胸部 X 线片**：胸部 X 线片可显示心脏、肺部和主要血管的状况。

★ **超声心动图**：是对心脏进行超声检查。超声心动图是诊断您是否患有心力衰竭、何种类型以及病因的最简单有效的方法。

医生可能会让您做更多的影像学检查。这些检查可发现心肌缺血的部位。可以帮助医生判断您的左心室和瓣膜是否正常。例如以下几种检查：

★ **心脏血池扫描**：显示心脏是否能将血液良好地泵到身体的其他部位。
★ **心导管检查**：使医生看到给心脏供血的血管。医生便可以告诉您这些血管是否发生阻塞，以及您的心脏工作得好不好。

射血分数是什么？

大多数心力衰竭的病人是收缩性心力衰竭，即左心室泵血不足。医生会测量左心室可以泵出多少血液到全身，这一测量值就是射血分数。如果射血分数降低，您就会出现更多的症状，这意味着心力衰竭加重了。医生会让您做超声心动图以检查射血分数。在心脏跳动的休息期，左心室充满血液。随后心室挤压和泵出一部分血液（不是全部）到全身。射血分数测量心室每次收缩会泵出多少心腔内的血液。正常射血分数大于55%。如果心脏扩大，即使从左心室泵出的血液量不变，射血分数也会下降。例如：

★ 健康的心脏内血液的总量是100毫升，若泵出60毫升血液，则其射血分数为60%。
★ 左心室扩大的心脏内血液的总量是140毫升，若泵出60毫升血液，则其射血分数为43%。

心力衰竭如何分级？

医生会对心力衰竭进行分级。一些医生使用纽约心脏协会制定的一套系统来分级。了解自己病情所处的级别非常重要，因为在治疗过程中可以将其作为参考。

I 级	体力活动不受限。日常的体力活动不会使您感到疲惫或引发心悸、呼吸困难或胸痛。
II 级	体力活动轻度受限。休息时很舒服，但日常的体力活动会使您感到疲倦或引起心悸、呼吸困难或胸痛。
III 级	体力活动严重受限。休息时很舒服，但低于日常的体力活动就会使您感到疲倦或引起心悸、呼吸困难或胸痛。
IV 级	任何体力活动都会感到不适，即使休息时也有症状，一旦活动则身体不适加剧。

医生也会根据症状和病情进展的程度对心力衰竭进行分类。

为什么要服用血管紧张素转化酶抑制剂?

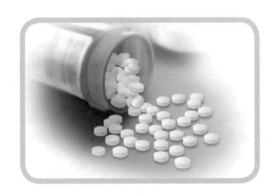

血管紧张素转化酶抑制剂对于治疗心力衰竭非常重要。它们能松弛血管,降低血压,改善血流。这样您的心脏就能泵出更多的血液到身体的其余部位,而不需要更加使劲地工作。

例如:

★ 卡托普利。

★ 依那普利。

★ 赖诺普利。

★ 喹那普利。

★ 雷米普利。

这些药物有些可以与利尿剂(脱水剂)联合应用。利尿剂可以帮助您排除体内多余的水分。把这两种药物合在一个药片里会使服药更加方便,并且能同时给您带来这两种药物的好处,咨询您的医生,看看这种联合制剂对您是否合适。

血管紧张素转化酶抑制剂是如何产生作用的?

当您患有心力衰竭时,您的心脏不能很好地泵血,因此扩张血管和降低血压非常重要,这可以减少心脏作功,使心肺中潴留的血液减少。

血管紧张素转化酶抑制剂阻断了引起血管狭窄的一种蛋白质(酶)的作用。因此，血管舒张，血压降低，心脏能更容易地泵血。这些药物也有助于排出身体内的水和盐（钠），从而降低血压。

♥ 为什么用这些药物治疗心力衰竭？

血管紧张素转化酶抑制剂通常用于治疗心力衰竭。它们可缓解心力衰竭的症状，如液体潴留及水肿，并且能使您感觉更好。它们可以使您的寿命延长，并且降低再住院率。

如果您最近发生过心肌梗死，您可能需要服用一种血管紧张素转化酶抑制剂，即使您没有心力衰竭的症状，也应该这么做。

♥ 哪些人不应该服用血管紧张素转化酶抑制剂？

以下情况不能使用血管紧张素转化酶抑制剂：

★ 既往您服用血管紧张素转化酶抑制剂后有不良反应。
★ 高钾血症，血管紧张素转化酶抑制剂能升高血钾水平。
★ 血压很低，尤其当您站起时低血压使您感觉无力或头晕。
★ 妊娠。
★ 您有某种类型的肾病。血管紧张素转化酶抑制剂可使患有肾血管疾病的病人的肾功能恶化，这些肾血管疾病是由血管狭窄造成的。

♥ 这些药物有哪些作用？

已证实血管紧张素转化酶抑制剂具有下列作用：

★ 延缓心力衰竭的进程。
★ 改善症状。
★ 延长寿命。

当您开始使用这些药物时，医生会让您先使用一个低剂量，然后慢慢增加剂量。医生们这样做是因为研究显示这么做可以得到最好的效果。咨询一下您的医生，看看您服用的剂量是否合适。

❤ 这些药物有哪些副作用?

咨询您的药剂师您服用的每一种药物的副作用。在您服用的药物的说明书中也列着这些药物的副作用。血管紧张素转化酶抑制剂的副作用包括:

> ★ 干咳。
> ★ 皮疹或瘙痒。
> ★ 类似过敏的症状。
> ★ 一种伴随着全身水肿的过敏反应。
> ★ 高钾血症,尤其是那些有肾衰竭的病人。
> ★ 低血压,尤其是刚开始应用血管紧张素转化酶抑制剂时。

如果您正在使用其他药物,在使用血管紧张素转化酶抑制剂之前和您的医生讨论一下。这些药物包括非处方药物、维生素、中草药和其他补品。血管紧张素转化酶抑制剂可能会与非甾体抗炎药产生不良反应。非甾体抗炎药包括布洛芬、萘普生、阿司匹林等,能减轻水肿。血管紧张素转化酶抑制剂也可能与抑酸剂、补钾药片、某些利尿剂和锂相互作用。

> 如果您对服用的药物存在疑问,请咨询您的医生。如果您认为发生了严重的反应,如呼吸困难,请马上拨打"120"或当地急救电话。

❤ 注意事项

通常,血管紧张素转化酶抑制剂的副作用非常少见。最常见的副作用是刺激性干咳。

如果您服用血管紧张素转化酶抑制剂后出现干咳,您可以使用血管紧张素 Ⅱ 受体阻滞剂来代替。血管紧张素 Ⅱ 受体阻滞剂较少引起咳嗽。与您的医生讨论一下这个问题。

您可能需要定期抽血化验,以监测这些药物在您身体内的作用情况,同时看看这些药物是否会引起一些问题。

什么是醛固酮受体拮抗剂？

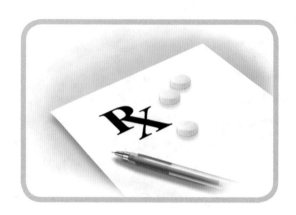

醛固酮受体拮抗剂是一种用于治疗心力衰竭的药物。这些药物可以减轻您的症状，改善您的生活质量。研究表明，醛固酮受体拮抗剂有助于延长终末期心力衰竭病人的寿命，降低再住院率。

这类药物是一种利尿剂，或称"脱水剂"。它们能帮助您排除体内多余的液体，但不排泄钾离子。正因如此，它们被称为保钾利尿剂。

例如：

- ★ 伊普利酮。
- ★ 螺内酯。

❤ 醛固酮受体拮抗剂是如何起作用的？

醛固酮受体拮抗剂帮助您排出体内多余的水分，而不排泄钾离子。其他类型的利尿剂则会使钾离子丢失。

醛固酮受体拮抗剂能减轻水肿，降低血压。它们也能防止心力衰竭恶化。

❤ 为什么应用这些药物？

如果您有严重的心力衰竭或者您正在服用其他治疗心力衰竭的药物，醛固酮受体拮抗剂可能是一个很好的选择。

有时人们会把醛固酮受体拮抗剂和其他类型的利尿剂一起使用。它们也可以和其他心脏药物联合使用，如血管紧张素转化酶抑制剂。

醛固酮受体拮抗剂的作用是什么？

这些药物有助于延长心力衰竭病人的寿命，并且降低再住院率。

排除体内多余的液体可使下肢水肿减轻，呼吸困难缓解，血压降低。它也可以降低因高血压带来的风险。

副作用

醛固酮受体拮抗剂常见的副作用包括：

★ 恶心和呕吐。

★ 胃痉挛。

★ 腹泻。

如果您对服用的药物存在疑问，请咨询您的医生。如果您认为发生了严重的反应，如呼吸困难，立即拨打"120"或当地急救电话。

注意事项

★ 大多数人刚开始服用这些药物的时候是从低剂量开始的，随着服药时间的延长再增加剂量。

★ 您需要定期复查您的血钾水平。醛固酮受体拮抗剂不像其他利尿剂一样使您体内的血钾丢失，所以您不必在饮食中额外补钾，不要使用含钾的盐替代品。

★ 当您开始服用醛固酮受体拮抗剂的时候，您可能感到乏力或尿频。服用一段时间后，这些不适会逐渐减轻。如果尿频影响了您的睡眠或日常生活，让您的医生帮您制订服药时间表。

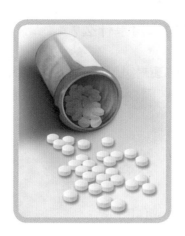

血管紧张素 II 受体阻滞剂有助于改善血流和降低血压,这可使心脏更好地工作。

例如:

★ 坎地沙坦。

★ 依普罗沙坦。

★ 厄贝沙坦。

★ 氯沙坦。

★ 奥美沙坦。

★ 缬沙坦。

血管紧张素 II 受体阻滞剂可以帮助您排除身体内多余的水分,可以和利尿剂(脱水剂)联合应用。把两种药物制成合剂使您服用更方便,而且可同时获得这两种药物给您带来的好处。和您的医生谈谈,看看这种复合制剂是否适合您。

❤ 血管紧张素 II 受体阻滞剂是如何起作用的?

血管紧张素 II 受体阻滞剂可阻断化学物质对身体内狭窄血管的作用,使血管扩张和松弛。因此,血液更容易流动,血压也降低了。它也减少了血液在心脏和肺部的潴留。

血管紧张素Ⅱ受体阻滞剂可排出体内的水分和盐，这也可使血压降低。

为什么用这些药物治疗心力衰竭？

血管紧张素Ⅱ受体阻滞剂可以用于不能服用血管紧张素转化酶抑制剂的病人。血管紧张素转化酶抑制剂可引起咳嗽，这对于一些人来说难以忍受。所以医生可以开血管紧张素Ⅱ受体阻滞剂来替代。

哪些人不应该使用血管紧张素Ⅱ受体阻滞剂？

以下情况不应使用血管紧张素Ⅱ受体阻滞剂：

> ★ 既往您使用血管紧张素Ⅱ受体阻滞剂产生过不良反应。
> ★ 您有某种肾病。和您的医生讨论一下这个问题。
> ★ 妊娠。

这些药物的作用是什么？

血管紧张素Ⅱ受体阻滞剂能降低心力衰竭所致的死亡的风险，也可以减少需要住院治疗的心力衰竭病人的数量。已经证实，血管紧张素Ⅱ受体阻滞剂和血管紧张素转化酶抑制剂对心力衰竭同样有效。

副作用

血管紧张素Ⅱ受体阻滞剂常见的副作用包括：

> ★ 眩晕或头晕。
> ★ 鼻腔问题：如鼻塞或流涕等。
> ★ 胃部问题。

如果您正在使用其他药物，在使用血管紧张素Ⅱ受体阻滞剂之前和您的医生讨论一下。这些药物包括非处方药物、维生素、中草药和其他补品。

血管紧张素Ⅱ受体阻滞剂可与其他药物，如非甾体抗炎药产生相互作用。非甾体抗炎药包括布洛芬、萘普生和阿司匹林等，能减轻水肿。血管紧张素 Ⅱ 受体阻滞剂也可能与抑酸剂、补钾药物、某些利尿剂和锂产生相互作用。

如果您对服用的药物存在疑问，请咨询您的医生。如果您认为发生了严重的反应，如呼吸困难，立即拨打"120"或当地急救电话。

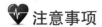

注意事项

您可能需要定期抽血化验，监测这些药物在您身体内的作用情况，同时看看这些药物是否会引起一些问题。

什么是地高辛?

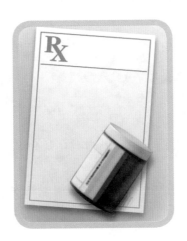

　　地高辛可以增强心脏的泵血功能。地高辛通常作为片剂每日服用，但是住院期间您也可以静脉滴注或静脉注射地高辛。

💓 地高辛的作用机制

　　出现心力衰竭的时候，心脏的泵血功能明显减退。地高辛可以减慢并增强心脏的收缩，使得心脏每次收缩时可以泵出更多的血液。

💓 为什么应用地高辛治疗心力衰竭?

　　若您服用其他治疗心力衰竭的药物之后仍有症状，医生会建议您加用地高辛。这些症状通常包括呼吸困难、下肢水肿和极度疲劳。

💓 疗效如何?

　　许多研究证实地高辛有助于减轻心力衰竭的症状，也可以降低住院的风险。

❤ 副作用

如果血液中地高辛的浓度过高，就会发生地高辛中毒。

如果出现下列地高辛中毒的症状应立即就诊：

★ 食欲减退。

★ 消化道症状，例如恶心、呕吐和腹泻。

★ 视物模糊。

★ 意识模糊。

★ 心律改变（频率加快、减慢或者节律不规则）。

如果您对服用的药物存在疑问，请咨询您的医生。如果您认为发生了严重的反应，如呼吸困难，立即拨打"120"或当地急救电话。

❤ 注意事项

定期检查地高辛的血药浓度，确保用药剂量安全。

告知医生您目前口服的所有药物、维生素以及营养品。其他药物可能会改变地高辛的血药浓度，导致地高辛中毒。

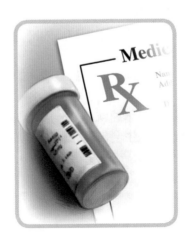

利尿剂可帮助您排除体内多余的水分，也被称为脱水剂。服用利尿剂可帮助您减轻心力衰竭的症状，让您感觉更舒服。规律服用利尿剂可帮助您减少体内的液体潴留，降低再住院的风险。

例如

有三种类型的利尿剂。

噻嗪类利尿剂：可用于轻到中度的心力衰竭，如氯噻酮、氢氯噻嗪。

袢利尿剂：大部分用于严重的心力衰竭，如布美他尼、呋塞米和托拉塞米。

保钾利尿剂：有时会和其他利尿剂一起应用，例如阿米洛利和螺内酯。

除了保钾，螺内酯也是一种醛固酮受体拮抗剂。它可阻断醛固酮的作用，这种激素可以使心力衰竭恶化。如果您已经服用其他治疗严重心力衰竭的药物，您也可以加用螺内酯。

利尿剂是如何起作用的?

利尿剂使肾排除体内多余的水分和盐，这有助于减轻因心力衰竭引发的水肿。

为什么应用利尿剂治疗心力衰竭?

如果您有液体潴留的症状，如呼吸困难或腿和踝部水肿，医生会给您开利尿剂。利尿剂经常和血管紧张素转化酶抑制剂一起使用，也可以与其他药物联合应用。

♥ 如何应用？

利尿剂可以减轻心力衰竭的症状，如腿部水肿。可能需要花些时间才能找到合适的剂量以及一天中最佳的用药时间。

刚开始应用利尿剂时，医生会让您服用较小的剂量，然后根据病情逐渐增加剂量以减少液体潴留，同时避免产生副作用。

医生会让您每天称体重。这有助于医生计算液体的排出量，并决定是否需要调整药物。

如果您发现体重突然增加，请迅速就诊。一般来说，如果 2 ~ 3 天内您的体重增加 3 千克或以上，便应就诊。医生会告诉您体重增加多少合适。体重突然增加可能意味着您的心力衰竭加重了。

进食过多的盐会减少利尿剂给您带来的好处。利尿剂治疗应该结合低盐饮食。

♥ 副作用

如果您出现血钾改变的症状，立刻咨询您的医生。这些症状包括：

★ 意识不清。
★ 口干、口渴。
★ 心律不规则。
★ 肌肉痉挛或疼痛。
★ 手、脚、口唇麻木或刺痛。

如果您对服用的药物存在疑问，请咨询您的医生。如果您认为发生了严重的反应，如呼吸困难，立即拨打"120"或当地急救电话。

♥ 注意事项

当您开始服用利尿剂后，您可能会感到乏力或尿频。服用一段时间后，这些不适会逐渐减轻。

如果尿频影响了您的睡眠或日常生活，让医生帮您制订服药时间表。

询问医生您是否需要补充钾或者注意饮食中钾的含量。如果您服用袢利尿剂或噻嗪类利尿剂，医生会建议您额外补充钾，因为这些利尿剂会降低您的血钾水平。但如果您服用的是保钾利尿剂，您就不需要在饮食中额外补充钾了。

什么是血管扩张剂?

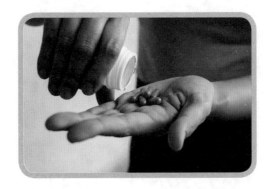

血管扩张剂使血管扩张，常与其他药物一起用于治疗心力衰竭。

例如

★ 阿普利索灵。
★ 肼屈嗪。
★ 硝酸盐类，硝酸异山梨酯、单硝酸异山梨酯和硝酸甘油。

♥ 血管扩张剂是如何工作的?

血管扩张剂帮助扩张血管，降低血压，使得心脏泵血更容易。

♥ 为什么用这些药物治疗心力衰竭?

当您有心力衰竭时，您的心脏不能很好地泵血。这时，扩张狭窄的血管非常重要，这减少了您心脏的作功，帮助避免更多血液返回到您的心肺中。

♥ 这些药物有何作用?

血管扩张剂和别的药物一起治疗心力衰竭时，可以帮助减轻症状及降低早期死亡的风险。

❤ 这些药物有哪些副作用？

血管扩张剂的常见副作用包括：

> ★ 眩晕或头晕。
>
> ★ 头痛。
>
> ★ 面部、颈部发红或感到潮热。
>
> ★ 恶心。
>
> ★ 水肿。

如果您认为您正在服用的药物有问题，请咨询您的医生。如果您认为您服用的药物带来了严重的反应（如呼吸困难）请马上拨打"120"或当地急救电话。

❤ 注意事项

如果您正在服用硝酸盐类药物不要使用壮阳药物，如西地那非（伟哥）、他达拉非（西力士）或伐地那非（艾力达），与这些药物一起服用会导致非常低的血压，这可能会导致严重的问题，包括死亡。

过期的硝酸甘油的疗效要大打折扣。如果您的硝酸甘油过期了，请尽快去取新药。通常情况下，您应该每3～6个月更换一次硝酸甘油药片。硝酸甘油喷雾剂一般有效期是2年。

有什么减缓疾病进程的药物？

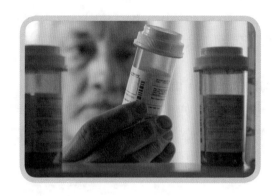

即使您没有症状，可能也需要一种以上的药物来治疗心力衰竭（心衰）。

药物本身不治疗心衰，但是可以减缓疾病的进展，进而延长生命。另外，药物还可以控制症状，从而使您的生活质量提高。

治疗心力衰竭的常用药物

能控制症状而且能预防心衰恶化的药物包括：

血管紧张素转化酶抑制剂（如卡托普利、赖诺普利）

这些药物可以阻断导致血管收缩的酶的作用，进而减轻心脏负荷，降低血压，并能减轻肿胀。它可以增加您的活动耐量，并可能延长生命，减少住院次数。它可以单独使用用于治疗疲乏和气短，也可以与利尿剂和 β 受体阻滞剂合用。

血管紧张素 II 受体阻滞剂

例如坎地沙坦、缬沙坦。这类药物在体内的作用是阻断收缩血管的化学物质，改善血液的流动。对于心力衰竭病人，这类药物可能会降低死亡风险，如果您不能耐受血管紧张素转化酶抑制剂，那么您的医生会换用这类药物。

醛固酮受体拮抗剂（如螺内酯）

这些药物有助于阻断一种叫醛固酮的激素（它可以使心脏恶化），可以排除体内多余的水分，减轻水肿，减轻呼吸困难，降低血压。

β 受体阻滞剂（如美托洛尔和比索洛尔）

这些药物可以减慢心率，降低血压，β 受体阻滞剂可以帮助控制血压，保护心脏，使您的心率正常，它们可能会阻止心脏进一步恶化，延长您的寿命。

血管扩张剂（如肼屈嗪和硝酸甘油）

这些药物有利于扩张血管，如果血管阻力减小了，它有利于心脏泵血，血管扩张剂经常与其他药物一起治疗心力衰竭，如果您不能服用血管紧张素转化酶抑制剂，您的医生会给您处方一种血管扩张剂。

利尿剂

利尿剂有利于排除体内过多的液体和钠，这有利于减轻因心力衰竭所引起的水肿。

医生可能会使用多种药物治疗心力衰竭，如果心力衰竭加重了，医生会加用新的药物或使用不同方法，医生会逐渐增加每一个新药的剂量，直到您的心力衰竭改善。您需要定期随访和检查用药的效果。每一个抗心力衰竭的药物都有副作用，如果您认为正在服用的药物引起任何副作用或新的症状，告诉您的医生。

♥ 要问医生的问题：

下次复诊时随身带着这张表。

您所使用的延缓心力衰竭的药物：

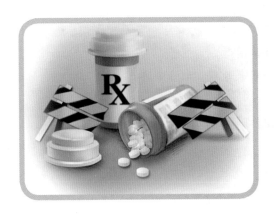

有些药物可以帮助改善心力衰竭，但是有些药物能使心功能恶化，尤其一些非处方药和草药会造成伤害。一项原则是，不能服用使您心率加快或有钠存在的药物。

在您服用任何新的药物时，需要经常询问您的医生。

💓 非处方药

您可能需要避免：

> ★ 含有钠的药物，如一些抗酸药和泻药。
> ★ 含有伪麻黄碱的药物或草药（速达菲、麻黄碱和康宝莱），或含有羟甲唑啉的药物（某些鼻喷雾剂中含有）。
> ★ 止痛类药物，称为非甾体抗炎药，这包括阿司匹林、布洛芬或萘普生。因您的心脏有问题，您的医生告诉您每天服用低剂量的阿司匹林，它可能是有益的。但是更高剂量的阿司匹林可使您的心力衰竭恶化。不要服用阿司匹林止痛，使用对乙酰氨基酚（如泰诺）来代替它。

💓 处方药

如果医生给您开了这些药，在您服用这些药之前要告诉您的医生或心脏专家，确保他或她知道您患有心力衰竭：

★ 钙通道阻滞剂（如地尔硫草和维拉帕米），这类药物用来治疗胸痛和心脏节律问题等。
★ 抗心律失常药物（如氟卡尼和奎尼丁），这类药物用于治疗快速或不均匀的心脏节律问题。
★ 止痛药，如塞来昔布、酮基布洛芬。
★ 抗生素。
★ 一些治疗糖尿病的药物。

♥ 问医生的问题

在下面的表中列出您的问题或您所关心的事情。去看医生时带上它。

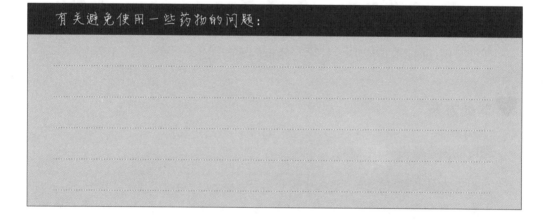

有关避免使用一些药物的问题：

每天监测您的体重

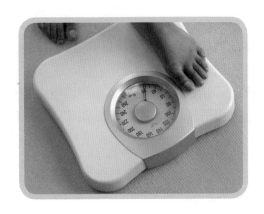

当您患有心力衰竭时，您应该注意体重的变化。如果您的体重突然增加，意味着身体内潴留了过多的液体以及心力衰竭加重。

学会自己称体重并记录体重的变化，一旦您发现任何问题请告诉医生。

💓 每天自己称量体重

每天的同一时间用同一个秤称量自己的体重。不要穿鞋，每天称体重时穿戴同样的东西，或者什么都不穿。称体重最好的时间是早晨，您去洗手间之后，在早餐之前称体重，并且之前不要喝任何饮料和水。

了解什么是您的"干重"？"干重"就是除去您身体中多余的液体后的体重。咨询您的医生怎么算您的干重，并记录下您的干重。

将您每日的体重和您的干重进行比较。这样可以了解您的体重是否突然增加。

放一个日历在体重秤旁边。每天将您测量的体重记录在日历上，并在看医生的时候带上。每次都用同一个体重秤测量体重，体重秤一定要放在坚硬、平坦的地面上。

记录您每天的感觉，这样医生才能将其和您的体重进行比较。记录您的呼吸急促是否加重？您的脚及脚踝有无水肿？腿有无水肿？

如果您发现体重突然增加，请及时就诊。一般来说，如果在 2 ～ 3 天内您的体重增加了 3 千克或 3 千克以上，就应咨询您的医生。您的医生会告诉您增加多少体重时应该注意。体重的突然增加意味着心力衰竭的加重。当您的体重增加变慢时您也需要告诉医生。

♥ 注意钠盐和液体

您需要限制饮食中的钠盐。大多数人每日钠盐的摄入量不超过 2000 毫克。咨询医生您是否需要限制每天摄入的液体量。

询问医生从而了解您所服用的减少液体潴留和体重增加的药物是哪种。帮助您排除体内多余水分的药物很可能就是利尿剂（脱水剂）。

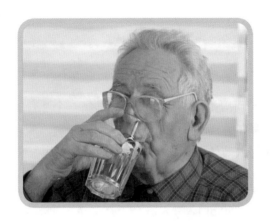

钠会引起身体储存过多的液体，使心脏泵血更困难。医生会给您开药以排出多余的液体。这种类型的药物称为利尿剂或脱水剂。您还需要限制液体的摄入量，以帮助身体排出多余的水分和钠。

限制液体可以改善您的症状，降低再次住院的风险。

💙 测量液体的摄入量

医生会告诉您每天应该摄入多少液体。通常每天应摄入 4～8 杯水，即 1～2 升。

为帮助您计算液体的摄入量，以下是一些常用的方法：

液体量：	也相当于：
1 勺	15 毫升（ml）
1/2 杯	大约 120ml
1 杯	大约 250ml
4 杯	大约 1000ml 或 1 升

因此如果您每天摄入 8 杯水，即相当于 2000 毫升（或 2 升）水。

知道常用的杯子的容量非常重要。可以将杯子装满水然后倒入量杯来测量杯子的容量，这样就不用每次测量了。

一些食物中含有大量的液体。任何能溶解的食物（含有大量水分）或者含有大量液体的食物都需要进行测量并计入所摄入液体的总量，也就是说冰激凌、胶制品、冰、水果汁和汤都应计入所摄入液体的总量。

❤ 跟踪液体摄入量

> ★ 跟踪您摄入液体量的一种方法是用空容器装入您每天可以摄入的液体量。

例如，如果您每天可以摄入 2 升的液体，准备一个 2 升的饮料瓶随身携带。每当饮用液体时，将等量的水倒入瓶子中直到达到限制量。瓶子满后就达到了可以摄入的液体量，应停止摄入液体。

> ★ 另一个跟踪液体摄入量的方法是允许自己每餐喝 1 杯（250ml）液体（3餐 × 250ml ＝ 750ml）。可以将余下允许摄入的水量装入一个大罐，分次饮用。

例如，如果您一天允许喝 1500ml（6 杯）液体，可以在吃饭时喝 750ml 的液体，余下的 750ml（3 杯）可以在全天其他时间饮用。如果除了水外您还喝了其他饮料，则需要从水罐中倒出等量的水。

❤ 关于限制液体摄入的常见问题

所有患有心力衰竭的病人都需要限制液体的摄入吗？

不是。通常，限制钠的摄入量就足够帮助身体排出多余的液体。大多数人不需要限制液体的摄入量，除非心力衰竭很严重或恶化。

为什么限制液体摄入非常重要？

身体含液体量过多会使已经虚弱的心脏泵血更加困难，这会使一些症状：如水肿和呼吸困难加重。

如果感觉口渴的话怎么办？

将摄入液体的量限制在医生建议的水平非常重要，但是可能很难做到。如果感到口渴，嚼口香糖或者含一块硬糖、薄荷糖、冷冻的葡萄或草莓。如果嘴唇感到干燥，可以使用润唇膏。但是一定要坚持限制液体的摄入量。

可以饮酒吗？

酒精会使血压升高导致心脏工作更加困难，因此心力衰竭病人并不适宜饮酒。既然每天允许摄入的液体量有限，最好选择健康一点的液体。咨询医生是否应避免饮酒。

 需要咨询医生的问题

在下表中列出您的问题或关心的事情，下次就诊时带上。

有关心力衰竭时限制液体的问题：

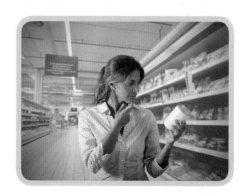

钠会使您的身体保持额外的水。在您的饮食里减少钠（盐）可以帮助您感觉更好，更会降低您去医院的风险，并提高您的生活质量。

人得到的钠盐主要来自于食品。您的医生可能会限制您的钠一天少于 2000 毫克。注意您一天中所有的食物和饮料，要知道避免哪些食物。在大多数的食物中有"隐藏的盐"。例如，1 杯牛奶含有 130 毫克的钠。

为什么要严格限制钠？

限制钠会使您感觉更好。太多的钠使得本已衰弱的心脏泵血更加困难，从而导致急性心力衰竭的发生。液体可能潴留在您的肺，使您呼吸困难，也可以潴留在您的脚、脚踝、腿和腹部。

如何限制饮食中的钠盐？

学会计算您每天饮食中含钠多少毫克？

如果您吃一个高钠食品，您可以在接下来的一天中食用非常低钠的食物以达到平衡。您可以通过食品标签中的钠含量来选择低钠食品。

阅读食品和药品的标签：

> ★ 阅读罐头、食品包装说明书。检查食品当中含有多少钠，查看营养标签中含钠的毫克数。如果您实际食用量超过说明书上的用量，说明您摄入

了更多的钠。例如，比较以下食品：

☆半杯低钠西红柿罐头含：15～30毫克钠。

☆半杯西红柿罐头含：220～350毫克钠。

★ 注意，钠可以"隐藏"在非盐的形式中，包括味精、钠柠檬酸盐、碳酸氢钠（小）。亚洲食品中经常添加味精。有时您可以要求食品无味精、盐。

★ 检查您的药。有些药物，尤其是非处方药含有钠。和您的医生或药剂师谈谈，看处方或非处方药是否有钠的存在。

购买低钠的食物：

★ 购买食品，标有"无盐"（没有盐添加），无钠（每份少于5毫克钠），或"低钠"（每份少于140毫克的钠）。

★ 购买新鲜的或普通冷冻的蔬菜。购买罐装低钠商标的蔬菜、汤和其他罐头。

★ 当您在餐馆吃一顿饭时，可以问一下您的食物是否没有盐。在您可能的情况下尽量多吃新鲜的水果和蔬菜，尽量吃低钠沙拉酱。

制备低钠饮食：

★ 把盐瓶从桌子上拿走。您的调味品应该是青柠汁、洋葱、大蒜、醋和香料，由这些来代替盐。在您的食物中不要使用酱油、牛排酱、洋葱盐、蒜盐、芥末酱和番茄酱。

★ 有条件的话，自己做酱油、沙拉酱和不加盐的番茄酱。

★ 您可以经常使用食谱中一半盐的配方而又不失去风味。其他的食品像大米、面食、谷物就不要再额外加盐了。

★ 冲洗蔬菜罐头内的食物，这会冲走一些但不是所有的盐。

★ 关注您喝的水的成分。如果您买的瓶装水，阅读标签，并选择一个无钠的品牌。

★ 告诉您的医生，您所使用的有关盐的替代品情况。

♥ 要避免的食物

避免高钠的食物，如：

★ 用烟熏、腌制、盐等方法处理过的肉罐头、鱼和家禽。

- ★ 火腿、培根、热狗和午餐肉。
- ★ 加工奶酪和普通花生酱。
- ★ 加盐的饼干。
- ★ 冷冻饭菜。
- ★ 罐头和干汤、肉汤，除非它们是无钠或标记低钠。
- ★ 蔬菜罐头，除非它们的标记无钠或低钠。
- ★ 咸的零食，如薯片。
- ★ 泡菜、橄榄、番茄酱和其他调味品，尤其是酱油，除非它们标记无钠或低钠。
- ★ 炸薯条、披萨饼、汉堡包和其他快餐食品。

需要咨询医生的问题

有关心力衰竭和限盐的问题：

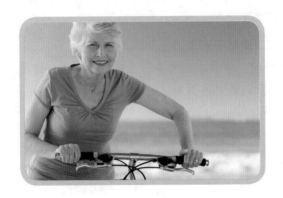

当心脏供血满足不了身体所需时即出现心力衰竭。心力衰竭不是说心脏停止供血而是指心脏不像它应该表现的那样好。

随着时间的推移，心力衰竭会导致肺部和身体其他器官产生积液。这种积液可以引起呼吸急促、疲乏、踝关节肿胀和其他问题。在家里可以通过按医嘱服药、限制食盐的摄入量以及每天测量体重来很好地照顾自己。

学会自我控制心力衰竭很重要。如果严格遵照医生的治疗方案，人们可以感觉更好并延长寿命。

♥ 按医嘱服药

为了安全：

> ★ 严格按照规定服药。不要没有经过医生允许就停药或换药。如果服药后有问题就咨询医生。
>
> ★ 在征得医生同意前不要服用任何维生素、非处方药品或中草药。
>
> ★ 除非征得医生同意，不要服用含类固醇的消炎药，如阿司匹林、布洛芬或萘普生等，这些药物将加剧心力衰竭。

治疗可能包括以下药物：

> ★ 血管紧张素转化酶抑制剂：可以延缓心力衰竭，它可以减轻心脏负担、降血压和减轻肿胀。

> ★ 血管紧张素Ⅱ受体阻滞剂：和血管紧张素转化酶抑制剂原理一样。医生会用其替代血管紧张素转化酶抑制剂或将两者一起开处方。
> ★ 利尿剂：也叫脱水剂，可以减轻水肿。一些（如螺内酯）可以防止有害物质引起心力衰竭。
> ★ 地高辛：可以减轻一些心力衰竭病人的症状。
> ★ β受体阻滞剂：可以降低心率和血压，也可以延缓心力衰竭的发病。
> ★ 钾补充剂：可以弥补服用利尿剂（保钾利尿剂除外）引起的矿物质流失。

♥ 症状追踪

每天记录症状。记录下感觉的变化如出现呼吸急促或加剧，也要记录是否脚踝比以前肿胀以及是否起夜次数增加。记录下所有可能引起这些变化的饮食或行为。咨询医生，了解哪种症状意味着心力衰竭加剧并了解何时应该联系医生或呼叫紧急救助。

♥ 每天测量体重

每天同一时间用同一体重秤测量体重，不要穿鞋，每次称重时穿同样衣服或不穿。记录体重，如果体重突然增加就要联系医生。通常情况下2～3天内增加3千克或更多就要联系医生。医生会告诉您体重增加多少是允许的。体重突然增加意味着心力衰竭加重了。

♥ 限盐

钠会留住身体的水分，加剧心脏供血困难。人体钠的摄取主要来自食物中的食盐。

> ★ 盐瓶不要放在餐桌上，做饭时别加盐。渐渐地减少盐的摄入量会帮助调整口味。
> ★ 罐头和食品包装上的标签会告诉您每餐会摄入多少钠。查看食用量，如果实际食用量超过每餐量，摄入的钠将超过标签显示的量。
> ★ 除了盐之外，钠也可以以其他形式摄入，包括味精、柠檬酸钠、碳酸氢钠。亚洲食物中通常添加味精。点餐时可以点不添加味精和食盐的食品。

★ 尽可能使用新鲜或冷冻食物而不是罐头食品，或选用低钠罐头食品。

★ 食用简单加工的食品。

♥ 如果生活不能自理

生活不能自理的心力衰竭病人很难照顾。在服药方面将带来困扰，药物将带来副作用。控制饮食和减少钠的摄入量也会变得困难。不要自己尝试控制病情，如果控制心力衰竭的进展有问题则就医。

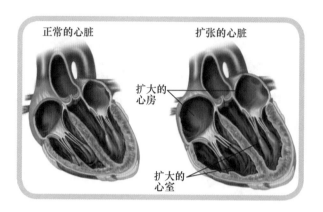

正常的心脏　　　　　扩张的心脏

扩大的
心房

扩大的
心室

　　人们的身体有惊人的控制心力衰竭的能力。人体的控制能力如此好以至于在心力衰竭早期不会出现症状。但在某个节点，在身体再也不能坚持时心脏出现疲惫而且工作效率开始下降，这时就开始出现症状。

　　以下信息可以帮助病人理解症状并和医生一起控制心力衰竭。

❤ 引起症状的原因

　　当出现心力衰竭症状时心脏逐渐失去良好的供血能力。为了供给与之前等量的血液，心脏试图通过跳动更有力、更快并且变得更大以运送更多血液。身体其他器官试图通过以下两点来弥补心力衰竭所带来的损失：

> ★ 增加身体的液体含量。
>
> ★ 向大脑和其他关键器官提供更多的血液。

结果，心力衰竭加剧并且身体无法保持正常。之后出现两大问题：

> ★ 血液倒流到肺部和其他器官，称之为充血。
>
> ★ 肺部和其他器官无法获取足够的血液和氧气。
>
> ★ 当出现充血时：
>
> 　☆ 活动时可能会出现呼吸急促。
>
> 　☆ 脚或脚踝会出现肿胀。
>
> 　☆ 躺平时呼吸急促会加剧或夜里会因呼吸急促而醒来。

☆ 体重增加。

☆ 出现咳或喘的症状。

★ 当无法获取足够的氧气时：

☆ 会感到疲劳。

☆ 运动时会出现心绞痛或焦虑。

☆ 会感到坐立不安。

☆ 会感到眩晕或头昏眼花。

♥ 跟踪症状

密切跟踪症状并注意症状是否改变非常重要。做常规检查时医生会问症状是否加剧，这将帮助医生判断治疗是否有效或是否需要改进。

养成在笔记本上记录每天症状或者记病情日记的习惯，关注以下几点：

★ 体重突然增加。每天早晨便后、餐前测量体重。

★ 锻炼能力变化。例如如果以前走两条街开始呼吸急促而现在走一条街后开始呼吸急促则症状加剧了。

★ 任何新的症状或加剧的症状以及可能导致症状加剧的因素（例如高钠饮食或者运动过量）。

★ 对症状改善有帮助的药物或行为。

确保医生已经给您制订了计划，告诉您出现什么症状时应该寻求帮助。如果需要咨询医生，将症状日记带在身边以便可以将信息告知医生。

何时联系医生

如果突然感到有心力衰竭的症状拨打"120"或当地急救电话，例如：

★ 出现严重的呼吸困难。

★ 咳出粉红色、带泡沫的黏痰。

★ 新出现的心跳不齐或心跳加快。

如果出现以下症状立即就诊或寻求医疗救助：

★ 出现呼吸急促或呼吸急促加剧（即使休息时也出现呼吸困难）。

★ 出现眩晕、头昏眼花或感到要昏倒。

★ 体重突然增加如 2～3 天内增加 3 千克或更多。

★ 腿部、脚踝或脚部肿胀加剧。

★ 突然感到很累或虚弱而无法完成通常的活动。

密切观察健康变化，出现新的症状时一定要咨询医生。

♥ 咨询医生的问题

将问题和疑问记在下面，下次看医生时带上此表。

关于心力衰竭的问题：
★ 体重超过多少时我需要告诉医生？
★ 哪些心力衰竭的症状对我而言是正常的？
★ 症状加剧时该怎么办？

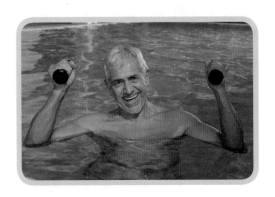

在治疗中采取积极的方法会对治疗效果有很大的影响，生活方式的改善有助于您的身体健康并让您更好地享受生活。充分休息、健康饮食和进行正规锻炼，都是缓解心力衰竭的症状、延缓心力衰竭进展的关键。

💓 戒烟

戒烟可能是保护心脏最重要的一步，避免吸二手烟，制订戒烟计划，配合药物咨询，有利于戒烟成功。

💓 锻炼身体，监测体重

轻松、有规律的锻炼对您的心脏是有好处的，它有助于血液循环并控制您的体重，然而太剧烈的锻炼会给您的心脏太大的负荷并加重心力衰竭。

★ 如果医生允许，您先从轻度体育锻炼开始。即使轻松的锻炼，也会帮助您变得更强壮，有助于控制您的体重。走路是一种简单的锻炼方式：如果您能做到，每天尽量多走点路，活动的靶目标是每周至少走两个小时。

★ 当您锻炼的时候，要密切监测心脏是否耐受，如果锻炼的时候不能说话，或您感到明显不适，要停下来，坐下休息一会儿。

★ 如果锻炼第一天您感到吃不消，那就放慢脚步短距离行走，直到您觉得步伐更合适。

> ★ 晚间应该充分休息，在您的头颈部枕上 1 个或 2 个枕头，有利于减轻呼吸困难。

每天同一时间称您的裸重，并记录，如果您注意到体重突然增加了，告诉您的医生，他（或她）会告诉您增加多少体重或怎样增加体重是可以的，突然增加的体重意味着心力衰竭会更加严重。

❤ 限制饮酒

大量饮酒可能会增加健康风险。最大饮酒量，男性每天 1 ～ 2 杯，女性 1 小杯。

❤ 健康的饮食方式

良好的饮食对您的健康会有很大的影响，心脏健康饮食重点是增加更多对心脏有益的食物，减少不健康的饮食。

健康的心脏饮食包括：

> ★ 水果、蔬菜、粗粮和高纤维素的食物。
> ★ 选择饱和脂肪酸含量低的食物，低反式脂肪酸、低脂肪的食物。
> ★ 低盐饮食。
> ★ 多吃富含 Ω（omega）-3 脂肪酸的食物，例如鱼。
> ★ 限制加糖的饮料及食物。

❤ 避免生病

避免着凉感冒，针对肺炎球菌感染咨询您的医生。每年注射流感疫苗是有用的，要求您身边一起生活的人也这么做，这样他（她）不会患流行性感冒（流感）也不会传染给您。经常洗手，特别是您身边的人生病的时候，如果您确实生病了，在医生给您做检查之前，可以服用非处方感冒药。

❤ 减压

有压力是正常的，甚至是必要的，也是生活的一部分，但太多的压力会影响您的健康，您可以减压，了解您自己能够做什么，不具备什么技能，并告诉别人您的想法和情感。

尽可能做些有益的活动，如放松肌肉、按摩、芳香疗法、瑜伽和其他治疗，这是很有帮助的，或试试看，沉静思考，听听轻松的音乐。

♥ 与您的医生交流

如果在改善生活方式方面您有困惑，那就多与医生交流，医生可能会建议您改为其他的方式，或请您去咨询能帮助您的其他人。

您可能想问医生这些问题：

★ 我可以做多大强度的锻炼？

★ 喝多少酒是安全的？

★ 我可以喝多少咖啡？

★ 我每天可以吃多少食盐？

★ 我需要注射肺炎疫苗和流感疫苗吗？

请在下边空白处写出您的问题或顾虑。

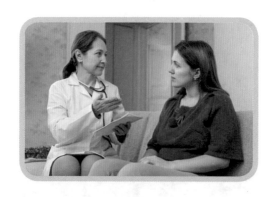

许多心力衰竭病人还合并其他健康问题。治疗其他合并症有助于降低心脏工作负荷，改善心力衰竭病情。

💜 心力衰竭常合并的几种疾病

一些疾病常常是心力衰竭的诱因或在心力衰竭的发展过程中出现，处理好这些因素可以改善症状并延长生存期。

高血压可以增加心脏负荷并导致心力衰竭。

未控制的**糖尿病**可以对您的心脏造成损害并导致心力衰竭。

慢性阻塞性肺疾病是一种因为肺损害而导致无法提供充足氧供的严重肺部疾病。心脏必须通过增加工作负荷、血液循环以获取足够的氧气供应，这将导致心力衰竭。心力衰竭导致肺淤血，而这进一步加重呼吸困难。

高胆固醇血症可引起脂类及其他物质在动脉系统中堆积，导致动脉粥样硬化。这将引起动脉硬化和狭窄，阻碍血液循环。

心力衰竭病人常合并**肾病**，因为心脏无法为肾提供足够的血液供应。肾需要富含养分的血液供应才能够正常工作，当肾得不到正常的血液供应时多余的体液和代谢废物就会在体内蓄积。

贫血降低了血液的携氧能力从而导致心脏工作负荷加重。

关节炎是因为关节之间的软骨功能异常导致的常见病。关节软骨损伤将激起炎症反应，从而导致关节肿胀、疼痛。类风湿关节炎病人出现心力衰竭的风险更高。治疗关节炎的药物如布洛芬、萘普生或塞来昔布等，都可加重心力衰竭。

♥ 处理心力衰竭及合并症

心力衰竭的合并症常需药物治疗，但是要在多种疾病的治疗间取得平衡比较困难。例如一些治疗糖尿病的药物可导致心力衰竭恶化。您需要采取一些检查手段来确定不同治疗方案之间没有严重的冲突。

幸好治疗心力衰竭的一些措施也有助于其他疾病的治疗：

★ **低盐（低钠）饮食**：钠可导致体液潴留，加重心脏负担。限钠饮食对于合并肾病的病人也有益处。

★ **遵医嘱限制液体入量**：减少液体的入量可以减轻心脏负担，对于肾病病人也有益处。

★ **规律锻炼**：规律、适度的锻炼有益于心脏，可以降低血压及胆固醇水平、缓解压力、减轻体重。建议所有的人每周多数日子每天锻炼30分钟。开始新的锻炼项目之前应听取医生的建议。

★ **减轻体重（超重病人）**：减轻体重有助于控制糖尿病，降低血压及胆固醇水平，减轻心脏工作负荷。

★ **戒烟**：吸烟可加重肺负担，干扰治疗的效果，加重心力衰竭。被动吸烟同样应该避免。

★ **限制饮酒**：过量饮酒可以升高血压。咨询医生是否可以饮酒并确定安全的饮酒量。

为了尽可能保持健康状态，要严格遵照医嘱执行，定期随诊复查。另外需注意：

★ **严格遵医嘱服药。**停药或换药需遵医嘱。

★ **要确保医生了解**您所有的合并症和目前用药。用来治疗一种疾病的药物有可能对其他疾病有害。

★ **服用任何维生素、非处方药物或草药应遵医嘱。**未遵医嘱不要服用布洛芬或萘普生，以免导致心力衰竭或其他疾病恶化。

♥ 需要咨询的问题

★ 其他医生开的药物和我现在治疗心力衰竭的药物同时服用会不会出现问题？

★ 我应该多久测量一次血压？

★ 如果我是糖尿病病人，我需要多久测一次血糖？

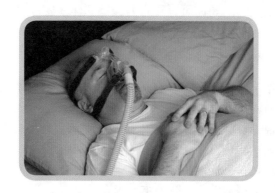

在患有心力衰竭的病人中,睡眠呼吸暂停相当常见。睡眠呼吸暂停是指在睡眠过程中有短暂的呼吸停止。这可能会导致您大声打鼾,睡眠质量不好,所以当您醒来的时候会感觉很累。

对睡眠呼吸暂停的治疗可以帮助您获得更好的睡眠,让您第二天获得更好的状态。它也可以避免心力衰竭加重。

💗 什么是睡眠呼吸暂停?

在睡眠过程中,停止呼吸 10 秒或更长时间,称为睡眠呼吸暂停。

睡眠呼吸暂停在中老年男性中最常见。大多数人并不知道自己有这个毛病。

睡眠呼吸暂停分为以下两种类型:

★ **阻塞性睡眠呼吸暂停。** 这种情况发生在当您睡眠的时候您的气道发生阻塞。超重会导致阻塞性睡眠呼吸暂停的发生。服用安眠药、临睡前喝酒,都可以让它变得更糟。

★ **中枢性睡眠呼吸暂停。** 这种类型是由大脑发出指令控制呼吸肌的过程中出现的问题。这种少见的睡眠呼吸暂停是与心力衰竭最相关的一种类型。

对于那些有睡眠呼吸暂停的人,可能最终更容易患上心力衰竭或其他健康问题。对于那些已经患有心力衰竭的人,对睡眠呼吸暂停的改善,可以作为对心力衰竭的一种治疗。

❤ 睡眠呼吸暂停有什么症状？

如果您有睡眠呼吸暂停：

> ★ 在睡眠期间您可能大声打鼾，辗转反侧。
> ★ 在睡眠期间您的伴侣发现您停止呼吸，可能会告诉您。
> ★ 您醒来后可能发现，一整天都有头痛、劳累感。
> ★ 当您吃饭、说话或者运动时，可能因为太累，您睡着了。

❤ 如何诊断？

为诊断睡眠呼吸暂停，您的医生会在您睡眠期间，寻找任何可能导致气流阻塞的原因。他或她可能会问您的睡眠伙伴。您会被问及您的生活方式、打鼾、睡眠行为，以及整个白天您是如何感觉劳累的。

如果您的医生认为您有睡眠呼吸暂停，他或她可能会建议您做一个睡眠检查或其他试验。

睡眠有关的一系列检查会提示，在睡眠期间您的身体发生了什么变化，检查会帮助医生找出是什么原因造成您的睡眠问题。这个检查通常是从晚上10点到早晨6点，在一个特殊的睡眠试验室进行。您将在一个单独的房间内接受检查。

❤ 如何治疗？

您的医生可能会建议您在睡觉的时候使用呼吸机。最常见的类型是持续气道正压通气仪器，该仪器会保证您的气道在您睡觉的时候不会关闭。

> 您可能需要花些时间去适应这个机器。在您入睡的时候，可能会发现，您要把面罩拿掉，或者入睡的时候很难再使用它。如果您有问题，要告诉您的医生。您可以试试另一种类型的口罩或其他的改变。一旦您的医生建议您使用持续气道正压通气，持续使用是非常重要的。

您可以自己采取一些措施来减轻症状：

> ★ **减肥**：如果需要的话。这可以减少您停止呼吸的次数或使您的呼吸变慢。
> ★ **侧卧位睡觉**：它可能会停止轻度窒息。如果您习惯于面部向上睡觉，建议您在睡衣背部缝制一个口袋，把一个球缝进口袋里。这将有助于避免

面部向上睡觉。

★ 按时起床。

★ 睡前避免饮酒、口服安眠药和镇静剂。

★ 戒烟。

★ 抬高您的床头 10 ～ 15 厘米。

★ 马上治疗呼吸系统疾病：如由于感冒或过敏引起的鼻塞。

如果您有阻塞性睡眠呼吸暂停，您的医生可能会建议手术。手术可以切除喉咙里多余的组织，使气道扩大。这可能有帮助，但有些人仍然需要术后使用持续气道正压通气。

 问医生的问题？

您的问题：

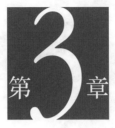

第3章

与检查有关的知识

什么是血细胞计数？

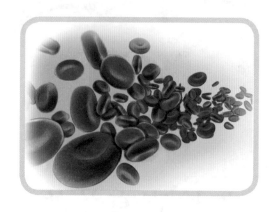

血液是由红细胞、白细胞和血小板组成的，它是携带这些血细胞的液体。血细胞计数可以显示血细胞数，这些可以为医生提供有关您健康的重要信息。

♥ 白细胞计数

如果您有感染，白细胞就会攻击和破坏引起感染的细菌或病毒。白细胞个头比红细胞大，正常情况下白细胞并不增加。您有感染时，白细胞数量可以增加。您的医生可以根据您的白细胞数量诊断是否存在感染，或者帮助判断您的机体对癌症等治疗的反应情况。

白细胞有几个类型。每一个类型的白细胞对于保护机体起着不同的作用。您的医生看到化验单上每一类型细胞的数量，就能够说出您的免疫系统的状态。由此可以帮助医生诊断感染，判断您对某些药物或化学品的反应，或者诊断像白血病这样的疾病。

♥ 红细胞计数

红细胞携带来自肺的氧气到全身其他部位。红细胞还将二氧化碳带回到肺部，然后您将二氧化碳呼出体外。如果您的红细胞计数低（也称为贫血），您的机体可能不能获得所需的氧。如果您的红细胞计数高（也称为红细胞增多症），您的红细胞就有凝结在一起阻塞很小血管的危险。还有两项红细胞计数以外的检查：血细胞比容和血红蛋白测定，也可以帮助判断您是否有贫血或红细胞增多症。

💓 血细胞比容（也称为红细胞压积）

这项检查是检测红细胞在您血液中所占的空间（容积）大小。例如，血细胞比容 38 意味着您血液容量中有 38% 是由红细胞组成的，其余大部分是血浆。

💓 血红蛋白（Hgb）

红细胞大部分由血红蛋白组成。血红蛋白携带氧，使您的血液呈红色。血红蛋白检查是检测您的血液中血红蛋白的量。这项检查可以显示您的血液携带氧到全身的能力。

💓 血小板计数

血小板是体积最小的血细胞，可以帮助您的血液凝固。当您出血时，血小板肿胀、凝结在一起并形成一个黏块，帮助止血。如果血小板太少，您可能有止血的麻烦。如果您的血小板太多，您可能有凝血块（血栓）形成风险增高的问题。

💓 血涂片

这项检查是将一滴血涂抹在一张玻片上，再用特殊染料染色，然后在显微镜下查看玻片。这项检查可显示红细胞、白细胞和血小板的数量、大小和形状。血细胞形状或大小异常可以帮助诊断多种血液病，例如白血病、疟疾或镰状细胞贫血。

💓 向医生咨询

在下表中写出您的问题，在下次到医院就诊时给您的医生看。

关于血细胞计数的问题

为什么要进行胆固醇检查?

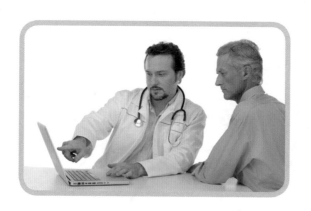

什么是胆固醇?

胆固醇是身体产生的一种脂肪。细胞工作需要胆固醇,但是胆固醇太多,则会阻塞血管,导致心脏病(冠状动脉疾病),引起心脏病发作或卒中。改变饮食和运动可以降低您血液中的胆固醇。必要时您可能还需要服药。

胆固醇检测结果

有一项血液检查是检测您的胆固醇水平的。您的检测将会显示几个结果:

★ **总胆固醇水平**:您的总胆固醇水平越低越好。高胆固醇血症可以增加您得心脏病的概率、风险。

★ **低密度脂蛋白胆固醇**:也称"坏"胆固醇。低密度脂蛋白水平越低越好。高低密度脂蛋白血症可以增加您得心脏病的概率、风险。

★ **高密度脂蛋白胆固醇**:也称"好"胆固醇。您的高密度脂蛋白水平越高越好。高密度脂蛋白可以帮助将"坏"胆固醇从您的血液中清除。高密度脂蛋白水平增高可以减少您得心脏病的概率。

★ **三酰甘油(甘油三酯)**:甘油三酯水平越低越好。甘油三酯是身体脂肪的一部分,为身体储存能量所必需。但是高甘油三酯水平可以增加您得心脏病的概率。

❤️ 您的胆固醇水平意味着什么？

下面是总的原则。与您的医生讨论您的胆固醇目标水平。目标值会因您的健康状况和您存在的某些危险因素而不同。

总胆固醇	
最佳	< 5.17mmol/L（200mg/dl）
临界增高	5.17～6.19mmol/L（200～239mg/dl）
增高	≥6.20mmol/L（240mg/dl）

低密度脂蛋白胆固醇或"坏"胆固醇	
最佳	≤2.59mmol/L（100mg/dl）
几乎最佳	2.60～3.36mmol/L（101～129mg/dl）
临界增高	3.36～4.14mmol/L（130～159mg/dl）
增高	4.14～4.90mmol/L（160～189mg/dl）
极高	≥4.91mmol/L（190mg/dl）

高密度脂蛋白胆固醇或"好"胆固醇	
最佳	≥1.55mmol/L（60mg/dl）
可以接受	1.03～1.54mmol/L（40～59mg/dl）
低	< 1.03mmol/L（40mg/dl）

三酰甘油（甘油三酯）	
最佳	< 1.69mmol/L（150mg/dl）
临界增高	1.69～2.25mmol/L（150～199mg/dl）
增高	2.25～5.63mmol/L（200～499mg/dl）
极高	≥5.64mmol/L（500mg/dl）

❤️ 引起高胆固醇血症的原因是什么？

★ **吃富含饱和脂肪酸、反式脂肪酸和胆固醇的食物：** 食物中的饱和脂肪酸和胆固醇来自动物，例如肉、全脂奶、蛋黄、奶油和奶酪。反式脂肪酸见于油炸食品和包装食品，例如曲奇饼、薄脆饼干和炸薯片。

★ **您的体重**：体重超重会使三酰甘油（甘油三酯）升高，高密度脂蛋白胆固醇（"好"胆固醇）降低。

★ **您的活动水平**：不运动会使三酰甘油（甘油三酯）升高，高密度脂蛋白胆固醇（"好"胆固醇）降低。

★ **您的整体健康**：某些疾病（例如甲状腺功能减退）可以增加发生高胆固醇血症的风险。

★ **您的年龄**：在 20 岁以后，您的胆固醇开始升高。男性到了 50 岁以后，胆固醇水平趋于稳定。女性则在绝经期前保持较低水平，之后升至同男性相当的水平。

★ **吸烟**：吸烟可以降低您的高密度脂蛋白胆固醇，即"好"胆固醇。

★ 一种称为**脂质代谢异常**的疾病也可以引起高胆固醇血症，这种少见疾病具有家族遗传性。

♥ 您能够降低您的胆固醇吗？

与您的医生讨论如何降低您的胆固醇，找到您的最佳选择。也许改变饮食和其他生活方式就足够了。您可能需要：

★ 吃对心脏健康的食物：包括大量的鱼、水果、蔬菜、豆类和高纤维的谷物和面包。还包括健康的脂肪酸，例如橄榄油。

★ 定期运动。

★ 减肥。

★ 戒烟。

如果您改变生活方式数月后胆固醇仍然增高，您可能需要使用药物，例如他汀类药物。如果您有高血压、糖尿病或冠状动脉疾病，您的医生可能要求您立刻使用药物，可降低心脏病发作的风险。

糖尿病检查有哪些？

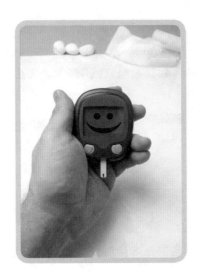

如果您有血糖异常的症状，您可能需要进行糖尿病检查。或者您有得糖尿病的高危因素，您也需要进行糖尿病检查。

血糖异常的症状包括容易饥饿或口渴、多尿，尤其是夜尿增多，可能会有体重减轻、感到非常疲倦和视物模糊。

检查（有时也称为筛查）容易，只需要完成一项简单的血液检查即可。

💜 您应当进行糖尿病检查吗？

与您的医生讨论是什么原因使您有得糖尿病的风险，您是否应当做检查。有些专家建议，如果您的血压＞ 135/80mmHg，则应当进行糖尿病筛查。还有一些专家建议，如果您的年龄≥ 45 岁，尤其是您超重时，则应当进行糖尿病筛查。如果您的体质指数≥ 25，则认为您超重。您的体质指数是将您的体重（kg）与您的身高（m）的平方进行比较。例如，一位身高 1.83m、体重 84 ～ 102kg 的人应当定为超重。您的医生可以帮助您计算您的体质指数。

如果您的年龄＜ 45 岁并且超重，有下述情况，应当考虑进行检查：

★ 您的父母、兄弟或姐妹有 2 型糖尿病。

★ 您是糖尿病前期。这意味着您的血糖高于正常，但又没有高到能够诊断糖尿病水平。

★ 您有高血压病。

★ 您的胆固醇不正常。这意味着您的"好"胆固醇——高密度脂蛋白胆固醇低 [≤ 0.9mmol/L（35mg/dl）]，或者您的三酰甘油（甘油三酯）≥ 2.81mmol/L（250mg/dl）。

★ 您妊娠时有糖尿病（妊娠期糖尿病），或者您生产新生儿体重 ≥ 4 千克。

★ 您不做任何运动。

★ 您患有多囊卵巢综合征。

如何做这项检查？

有几种不同的检查。您的医生会决定您所需要的检查。

★ **空腹血糖**：是检测您空腹 8 小时以上的血糖，通常是糖尿病筛查的第一项检查。

★ **糖化血红蛋白检查**：是评估过去 2 ~ 3 个月的平均血糖水平。这项检查可以在一天中的任何时间（甚至是餐后）完成。新近饮食、运动或药物的变化不会影响这项检查的结果。

★ **随机血糖**：是检测血糖而不考虑最后进餐的时间。可以在一天之内做几次检查。由于健康人的血糖在同一天内不会有太大变化，因此随机检测有益。血糖水平变化剧烈可能提示糖尿病。

★ **口服葡萄糖耐量试验**：应用于妊娠期间的糖尿病诊断。这项检查是在您喝了含葡萄糖的甜液体后连续检测血糖。该检查有时应用于没有妊娠的人诊断糖尿病。

★ **2 小时餐后血糖**：是在餐后 2 小时检查血糖。

多长时间需要做一次检查？

如果您的血压 > 135/80mmHg，与您的医生讨论多长时间检查一次。如果您的年龄 ≥ 45 岁，您应当每 3 年检查一次。

如果您的年龄 ≥ 45 岁并且超重，您的检查频率应当高一些。

如果您的年龄 < 45 岁并且超重或有上述任何健康问题，您的检查频率也应当高一些。

❤ 与您的医生讨论问题

在下表中写出您的问题，在下次到医院就诊时交给您的医生。

关于糖尿病检查的问题

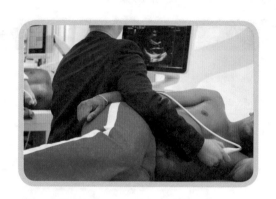

什么是超声心动图检查

超声心动图检查是一种让您的医生动态观察您的心脏的检查。超声心动图可以告诉医生心脏泵血功能，还可以识别您的心脏是否太大（肿大），识别您的心脏瓣膜是否工作良好。

超声心动图是心脏超声检查的一种。它通过传感器装置发出的高音调声波，获取从您心脏不同部分反射回来的声波，并将您心脏活动的图像传到屏幕上。

如何做这项检查?

做超声心动图检查时您要躺在检查床上。医生会将导电糊涂在您的胸前，然后在您胸部移动手握装置。医生可能会要求您缓慢呼吸并憋住气几秒。

标准超声心动图检查需要 30 ～ 60 分钟。标准超声心动图检查也可以称为经胸超声心动图检查。多普勒（Doppler）超声心动图应用超声显示血流是如何通过您的心脏和血管的，计算机可以检测血流的方向和速度。

有时会做负荷超声心动图或经食管超声心动图检查。

★ 负荷超声心动图的检查方法：您先做一个静息的标准超声心动图检查，然后通过运动或使用药物后加快您的心脏跳动，再做第二次超声心动图检查。运动期间，使用心电图监测您的心率和心律，看看您的心律是否有任何变化。医生会比较运动或用药前、后的两次超声心动图检查结果，显示您的心脏在加速跳动和负荷增强情况下的工作状态。负荷超声心动图检查用时约 1 小时。

★ 经食管超声心动图的检查方法：医生将一根细管送入您的喉腔，这根细管内有一个可以发出声波的微小装置。由于经食管超声心动图检查的这个装置距离心脏更近，因此能够获得更清晰的图像。在检查前，您要使用镇静剂，使您放松和嗜睡。也会对您的咽喉进行麻醉，避免呕吐或呛咳。这项检查大约耗时 2 小时。

为什么做这项检查？

适合做这项检查的情况包括：

★ 了解心音异常、心脏扩大、不明原因胸痛、呼吸困难或心律不齐的原因。

★ 了解心脏瓣膜及其工作状态。

★ 检查您的心脏泵血能力。超声心动图检查期间，您的医生可以计算出您每次心脏跳动时泵出的血液量（射血分数）。

★ 检查心室壁的厚度与运动情况。

★ 识别和监测心肌是否存在缺血。

★ 探查聚集在心脏周边的液体（心包积液）。

★ 探查心腔的肿块或血凝块。

您需要作什么准备？

标准或 Doppler 超声心动图

在做标准或 Doppler 超声心动图之前，您不需要作任何准备。可以穿舒适易解开的衣服。检查后，您可以回家和正常参加活动。

负荷超声心动图

★ 检查前：

☆ 在检查前几小时不要吃得太多。

☆ 穿舒适易解开的衣服和鞋。

☆ 向您的医生咨询是否应当正常服药。如果使用胰岛素，要告知您的医生。

★ 检查后：

☆ 如果愿意，您可以回家。

☆ 您也可以正常参加活动。

经食管超声心动图检查

★ 检查前：

☆ 至少检查前6小时禁食、禁水。

☆ 如果您戴义齿（假牙），需要取下。

☆ 如果您有喉、食管或胃疾患，做检查前要告诉您的医生。

☆ 检查后请别人送您回家。由于使用了药的原因，您检查后至少12小时不能开车。

★ 检查后：

☆ 回家后您可能需要睡眠几小时。

☆ 您可能会有喉咙疼痛。

☆ 您可以正常活动和正常饮食。

❤ 有什么危险？

超声心动图检查是一项非常安全的检查。声波不会对您带来任何损害。在负荷超声心动图检查期间，加重您的心脏作功可能会带来一点风险，可以引起您出现胸痛或心跳不规整。但是医生会密切观察您的心电图，如果有问题，则会停止负荷超声心动图检查，防止对您的心脏产生任何损害。正常情况下，经食管超声心动图检查不会带来任何不良影响。由于有一根细薄管置入您的喉部，因此有极小可能损伤您的喉腔表面。

为什么要进行肺功能检查？

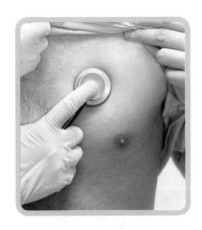

肺功能检查的目的是评估您的肺的工作状态。肺活量测定是一项肺功能检查，评估从您的肺里能够呼出多少气体，评估您的肺吸入和呼出气体的速度。您还可以进行其他的检查，例如气体弥散试验、体积描记法、吸入激发试验和运动负荷试验。

为什么要进行这些检查？

这些肺功能检查可以帮助：

> ★ 发现导致呼吸障碍的原因，诊断肺疾病，例如哮喘或肺气肿。
> ★ 评估外科手术前您的肺功能。
> ★ 评估治疗效果。

作何准备？

肺功能检查对人体健康几乎没有什么影响。如果您有严重的心脏或肺疾病，您要与您的医生讨论检查的风险。检查前，要告诉您的医生您近期是否有胸痛或心脏病发作，您是否有药物过敏史。还要让您的医生知道您是否正在使用治疗肺疾病的药物。在进行该检查之前，有可能要求您停用其中一些药物。

检查当天注意事项：

> ★ 请穿宽松的衣服，不要影响您的呼吸。
> ★ 如果您有义齿（假牙），检查期间要戴上假牙，帮助固定肺活量仪。

> ★ 检查前不要饱餐，否则会影响您的肺完全张开。
>
> ★ 如果您吸烟，检查前 6 小时不要吸烟。
>
> ★ 检查前 6 小时不要运动过度。

♥ 如何检查？

检查方法取决于您进行哪项检查。由呼吸治疗师或技师进行肺功能检查。这些检查可以耗时 5 ～ 30 分钟，具体时间取决于您进行多少项检查。

多数检查要求您戴上鼻夹，以保证在检查期间没有空气出入您的鼻腔。然后您在带有记录装置的口罩内吸入气体。

> ★ 有些检查需要您尽可能深而快地呼吸。
>
> ★ 有些检查可能要求您吸入药物扩张您的气道后再次重复检查。
>
> ★ 您也可以吸入某些气体，例如 100% 的氧气或氮与空气的混合气体。
>
> ★ 对于体积描记法，您坐在一个带有窗口的小房间内。在这个小房间内评估随着您呼吸时产生的压力变化。

治疗师在有些检查中可能要求您深呼吸，以获得最佳检查结果。在肺功能检查之前、之中和之后，可能要检查您的血液，看看血氧和血二氧化碳水平。

♥ 检查时会有什么感觉？

> ★ 肺功能检查通常没有痛苦。在戴鼻夹或通过面罩长时间呼吸时，您可能会感到不舒服。如果您有肺病，有些检查可能会使人感觉疲劳。
>
> ★ 在快速呼吸后，您可能咳嗽或感到头昏眼花。两次检查期间，治疗师会要求您去休息一会儿。
>
> ★ 如果您在进行体积描记法检查时对于狭小的空间感到不舒服，治疗师会打开门。
>
> ★ 如果给您应用改变呼吸的药物，药物可以增加您的心率或使您抖动。如果您感到胸痛或不适，要马上告诉治疗师。
>
> ★ 如果您进行血液检查，在针刺入您的上臂时，会有短暂疼痛。

♥ 结果

如果检查结果在正常范围，则认为正常。结果异常可以见于下列情况：

★ 阻塞性肺疾病：意味着气道狭窄，可以由肺气肿、支气管炎、感染和哮喘所致。

★ 限制性肺疾病：意味着肺组织的丧失或肺膨胀减少，可以由很多情况导致，例如肺炎、肺癌和肥胖。

下述情况可以造成您的检查结果不准确：

★ 检查前4小时内您使用了扩张气道的药物，或者在检查前您使用了镇静剂。

★ 妊娠或检查前饱餐。

★ 您没有遵循检查的医嘱，或者由于疼痛，您不能正常呼吸。

♥ 其他问题

★ 有些肺功能检查可以在家中完成。如果您想这样做，可以与您的医生讨论。

★ 如果您的肺活量结果正常，但是您的医生怀疑您有哮喘，您可以在吸入收缩气道的药物之后再做一次检查。该检查耗时2小时。

什么是凝血酶原时间和国际标准化比值？

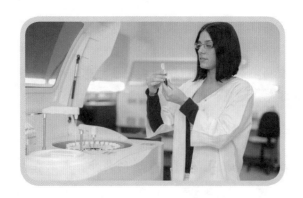

　　凝血酶原时间和国际标准化比值检查，是检测您的血液到凝固所需要的时间。您的医生应用这项检查来判断您是否患有出血性疾病，或者评估您使用的预防血液凝固药物的效果。如果您在使用预防血液凝固的药物，您可能要定期做这项检查。

> 　　您的肝制造称为凝血因子的蛋白质。您的机体至少需要12种以上不同的因子参与凝血和止血。凝血酶原时间检查检测其中5种凝血因子，因此很重要。结果异常意味着您的血液凝固太快或太慢。其常见原因包括肝病或在使用预防血液凝固的药物治疗，例如华法林。

　　另一项凝血检查称为部分凝血活酶时间，用于检测其他几项凝血因子。总之，部分凝血活酶时间和凝血酶原时间可以发现多数凝血因子异常导致的凝血性疾病。

♥ 为什么要做这个检查？

　　凝血酶原时间或国际标准化比值在下列情况下可以为您的医生提供帮助：

★ 发现凝血异常的原因。
★ 监测华法林或其他预防凝血药物的效果。
★ 寻找某些凝血因子缺乏导致的疾病。

这项检查通常在每一天的同一时间完成以评估预防凝血药物的效果。如果您正在服用华法林，您可能每天首先要做这项检查。一旦您的医生确定您使用的药物剂量合适，您可能不需要频繁地进行该项检查。

💜 如何检查？

医务人员从静脉取血样：

> ★ 将弹力绷带绑在您的上臂短暂阻断静脉血流，结果绷带以下的静脉充盈，有利于使用穿刺针穿刺静脉。
> ★ 使用酒精消毒穿刺针。
> ★ 将穿刺针刺入静脉。
> ★ 将一根试管连接到穿刺针，抽满血液。
> ★ 抽满血液后，从上臂拿掉弹力绷带。
> ★ 拔针后，使用一块纱布或棉球压迫穿刺部位。
> ★ 加压包扎穿刺部位。

在有些病例，医务人员从指尖采血替代静脉取血。对于指血检查，医务人员先消毒您的手，然后使用刺血针扎破您中指或无名指的皮肤，再将小试管放在穿刺部位取血。

💜 有什么危险？

采血过程几乎没有风险。

> ★ 在针穿刺部位，您会有一个小的伤痕。在取血后，您会压迫穿刺部位几分钟。
> ★ 取血后极少发现穿刺静脉红肿（称为静脉炎），通常每天热敷几次即可减轻。
> ★ 如果您的血液不能很快凝固，穿刺部位可能出一会儿血。阿司匹林、华法林和其他血液稀释药物更容易导致出血。如果您有出血或凝血性疾病，或者您在使用血液稀释药物，在取血前要告诉医务人员。

❤ 检查结果有什么意义？

您的结果可以用时间"秒"来表示，反映您的血液从流出到凝固所需要的时间；也可以用国际标准化比值表示，该值也是反映您的血液从流出到凝固所需要的时间。国际标准化比值越高，说明您的血液从流出到凝固所需要的时间越长。国际标准化比值可以用于不同实验室之间进行比较。

如果您正在使用血液稀释药物，您的医生或许会告诉您国际标准化比值约为2～3。与您的医生讨论您的国际标准化比值结果的意义。

如果您正在使用血液稀释药物，使用正确的剂量对您十分重要。剂量太大可以导致您很容易出血，而剂量不足可能导致您有血液凝固或发生其他问题的风险。

❤ 哪些因素会影响检查结果？

许多西药和中药可以影响您的检查结果。在做这项检查前与您的医生讨论您所用的所有药物，包括处方用药和非处方用药。您的检查结果还可能受下述因素的影响：

> ★ 腹泻或呕吐引起的液体丢失和脱水，这可能增加国际标准化比值。
>
> ★ 过多饮酒。
>
> ★ 您使用的维生素K的用量。使用大量维生素K可以降低国际标准化比值，而极少使用维生素K可以增加国际标准化比值。尽量使用同样剂量的维生素K，以保持检查结果稳定。含有维生素K的食物包括牛肝、猪肝、绿茶、西兰花、青豆、紫甘蓝、萝卜、青菜和豆制品。在与您的医生讨论前，不要擅自使用维生素K补充剂。如果您的医生推荐使用，则严格按照医嘱使用。

什么是视网膜影像检查？

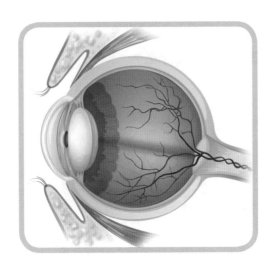

💓 什么是视网膜影像检查？

视网膜影像检查就是对您的眼底（包括视网膜）照相。视网膜感受光，并且将图像传到您的大脑。视网膜影像检查的项目有彩色和黑白胶片照相或数字照相。有时要使用对比剂来显示视网膜血流，称为荧光素眼底血管造影。

💓 为什么要做这项检查？

视网膜影像检查可以帮助您的医生发现和治疗您的眼病，例如糖尿病视网膜病变和黄斑退化。检查还可以帮助您的医生了解疾病的进展情况和治疗是否有效。

下述情况时您可能需要做视网膜影像检查：

★ 您有糖尿病。糖尿病可以引起糖尿病视网膜病变，导致您的视力下降，甚至失明。

★ 您有糖尿病视网膜病变。检查能够帮助您的医生了解治疗效果。

★ 您的医生认为您有渗出性黄斑变性，可以导致失明。荧光素眼底血管造影可以帮助发现您的眼底血管破裂或血管异常，这是眼部疾病的部分表现。

★ 您的视力减退，您的医生想搞清楚原因。

眼部检查（包括视网膜影像检查）可以帮助您的医生早期发现糖尿病视网膜病变和黄斑退化，如果早期发现疾病并且开始治疗，您就有视力改善的机会。

视网膜影像检查不应当代替完整的眼部检查。

❤ 您做这项检查时需要准备什么？

检查前

如有下述情况，告诉您的医生：

> ★ 您已经或可能妊娠或正在哺乳。荧光素眼底血管造影使用的对比剂可能对胎儿有害。对比剂还可能经母乳进入婴儿体内。
>
> ★ 您对任何药物过敏，包括散瞳药。
>
> ★ 您有任何健康问题，包括青光眼。
>
> ★ 您正在使用的药物，包括非处方药、中药或其他辅助药物。

检查期间

医生会使用眼药水扩张您的瞳孔，散瞳；有些检查不需要扩瞳。您要坐着面对照相机。您需要穿宽松衣服，将下巴放在一个小平台上，保持额头稳定。您需要闭紧您的牙齿，尽可能睁大双眼，始终直视前方。医生会拍几张照片。

❤ 荧光素眼底血管造影

如果您做荧光素眼底血管造影，将会在您的上臂留置静脉穿刺针供注射对比剂使用。对比剂到达您眼底血管需要 10 ～ 15 秒。

随着对比剂进入眼底，医生会拍几张照片。照片会显示对比剂是如何通过血管的。在大多数对比剂通过眼底后，会拍更多的照片，以显示是否有血管破裂。不使用对比剂的检查一般耗时 5 分钟。如果使用对比剂，一般耗时 30 分钟。如果您的医生需要拍更多的照片，在下一轮拍照前您需要先休息 20 分钟。

❤ 检查后会发生什么？

您的医生通常会在检查后立刻阅读结果（如果结果还没有准备好，您应当询问医生何时能够得到结果）。如果您进行了散瞳，您可能会有几个小时的视物模糊。在散瞳后几小时内不要开车，除非您的医生告诉您没有必要。

您可以立刻回家，或者恢复您的正常活动。但是如果您进行了散瞳，您的眼睛会对光线非常敏感，需要戴上太阳镜防止太阳光线的照射。

您需要多长时间进行一次检查？

如果您有糖尿病，则至少每年检查一次。如果您有眼部疾病，则与您的医生讨论您需要多长时间检查一次。如果您没有眼部疾病，则按如下进行：

★ 如果您是 40 ～ 54 岁，则每 2 ～ 4 年检查一次。

★ 如果您是 55 ～ 64 岁，则每 1 ～ 3 年检查一次。

★ 如果您＞ 65 岁，则每 1 ～ 2 年检查一次。

如果使用荧光对比剂，由于荧光对比剂可以使软性隐形眼镜染色，因此至少在检查 4 小时前取出软性隐形眼镜。

检查后 24 ～ 48 小时，您的皮肤、球结膜和尿液可能呈淡黄色或橙黄色。

♥ 有关这项检查您还需要知道什么？

如果您使用了荧光对比剂，您的口腔内可能会有金属异味、轻度恶心和短暂的发热感。有些人对荧光对比剂过敏。注射对比剂后，如果您有头痛、想吐或瘙痒和荨麻疹，要告诉您的医生。

怎样正确认识您的实验室检查结果？

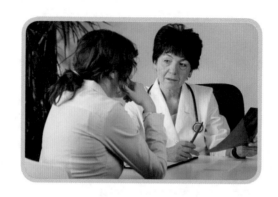

实验室检查可以帮助您和您的医生发现您的问题或您需要什么样的治疗。

您的医生会根据您的实验室结果、您的症状和过去的健康状况来作出诊断或选择治疗。

至少在进行实验室检查前数小时开始，您就不能再进食或进水。

进行检查前必须遵循医生的嘱咐，否则会出现不准确的结果。

什么是正常值？

多数实验室检查是以某一范围的数字形式来报告结果的。

> 实验报告会列出一列"越界"的值，使您很容易发现不正常的结果。

由于检验正常值是基于年龄和其他因素而确定的某一特定人群的范围，因此不同实验室的正常值都不相同。

往往检测许多健康人来确定某一组人群的正常值。每一个组的正常范围是根据其平均结果来确定的。

您的检验报告会显示该实验室的正常范围。不要比较来自不同实验室的结果。少数检验（包括胆固醇和血糖）有标准的正常值。这意味着，无论您在哪里做这些检查，其正常值范围相同。

如果您的结果超出正常范围

★ 您的实验室结果可以高于或低于正常范围；您的医生可能要求重复做这项检查来证实该结果，或者要求做其他检查。

★ 有时您的实验室检查结果可以超出正常范围，即使您没有任何问题。

★ 许多因素可以影响您的检查结果，包括使用了某些药物、检查前进食、妊娠或面临压力。

★ 有些情况下，结果超出正常范围可能对您来讲是正常的。

❤ 常见的实验室检查

实验室检查	为什么做这项检查？
糖化血红蛋白	检测过去 3 个月您的平均血糖水平
全血细胞计数	检测您的各种血细胞计数
电解质	检测您血液中几种物质（电解质）的水平
生化全套	检测您的血糖水平、电解质和液体平衡状况、肾和肝功能
血糖	检测您的血糖水平
胆固醇和血脂	检测您血液中不同脂肪（胆固醇和三酰甘油）含量
子宫颈涂片	看看可能反映癌症或其他健康问题的宫颈细胞有无变化
前列腺特异性抗原	检测您血液中前列腺特异性抗原的水平，您的医生会用这项检查来判断前列腺有无问题
凝血酶原时间和国际标准化比值	帮助判断您在做外科手术或其他手术时的出血风险，也可以用来帮助判断您使用抗凝血药物的效果如何
促甲状腺激素	判断您的甲状腺功能情况

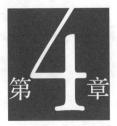

第4章

与主要危险因素有关的知识

什么是高胆固醇血症？

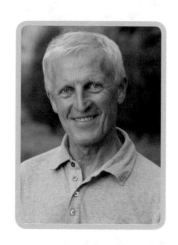

💜 高胆固醇血症

胆固醇是一种脂肪。您的身体许多地方需要它，例如新细胞的生成。人不仅可从食物中获取胆固醇，身体也可自己合成。

胆固醇含量过多不会使人感到不舒服。但是，如果胆固醇在动脉聚集，它能够阻塞心脏或大脑的血管，从而导致心脏病或卒中。

💜 理解您的胆固醇水平

血液里有"好"的和"坏"的胆固醇。其中一种类型是低密度脂蛋白胆固醇——"坏"胆固醇。如果这种胆固醇高，则需要降低。它能够阻塞动脉导致心脏病或卒中。

另一种类型的胆固醇是高密度脂蛋白胆固醇——"好"胆固醇。如果这种胆固醇低，则需要升高。高密度脂蛋白胆固醇水平高可保护机体免受心脏病。

一个简单的血液检测就能够检查您的总胆固醇水平。它也能够检查您各种类型的胆固醇的水平。

💜 您的总胆固醇水平高吗？

如果您的总胆固醇低于5.17mmol/L（200mg/dl）是最好的，在5.17 ～ 6.19mmol/L

（200～239mg/dl）之间为临界高值，如果达到或超过6.20mmol/L（240mg/dl）则意味着胆固醇水平高。

"好"和"坏"胆固醇水平	
"坏"的低密度脂蛋白胆固醇	应该低于2.59mmol/L（100mg/dl）
"好"的高密度脂蛋白胆固醇	应该至少达到1.03mmol/L（40mg/dl）；1.55mmol/L（60mg/dl）或以上能够辅助降低心脏病或卒中的风险
三酰甘油（甘油三酯，血液中另一种脂肪）应该低于1.69mmol/L（150mg/dl）	

❤ 高胆固醇血症怎样治疗?

您和医生可能决定非药物治疗高胆固醇血症。您所需要做的就是改变一些生活习惯。吃低脂食物，多参加体育锻炼，减轻体重（如果需要），如果您吸烟则需要戒烟。即使您服用药物来治疗，这些生活方式的调整也是非常重要的。

注意您吃的食物

减少以下食物的食用，它们升高胆固醇，因为它们富含饱和脂肪和氢化油，氢化油是您所吃的最坏的一种脂肪。

> ★ 全脂奶、全脂奶酪和全脂酸奶。
> ★ 黄油、含有反式脂肪的人造黄油、酥油、鸡蛋、猪油、肥肉和鸡皮。
> ★ 椰子油、棕榈油和可可油（要在食物标签中寻找这些成分）。
> ★ 打包的快餐、饼干和薯片。
> ★ 非奶制人造稠黄油和奶油。

如果您在调整生活方式方面需要帮助，请咨询医生。

积极参加体育锻炼

每周至少2.5小时适度体育活动，散步是最简单的运动方式。

药物

他汀类药物能够降低"坏"胆固醇。它们能够降低您患心脏病和卒中的风险。医生也可能会建议您服用其他的药物来辅助改善您的胆固醇水平。

什么是高胆固醇血症的药物治疗？

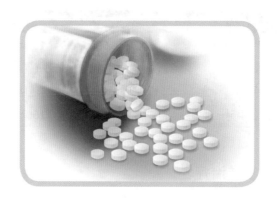

有多种不同的药物用于治疗高胆固醇血症和血液中的其他脂肪升高。他汀类药物应用最为广泛，可以降低心脏病发作和卒中的风险。其他药物以不同的方式治疗高胆固醇血症，并且可以与他汀类药物联合应用。

血液中有"好"胆固醇和"坏"胆固醇。药物可以帮助降低"坏"胆固醇（低密度脂蛋白胆固醇），还可以升高"好"胆固醇（高密度脂蛋白胆固醇）。高密度脂蛋白胆固醇升高可以预防心脏病发作。

❤ 他汀类药物

作用原理：他汀类药物减少您体内合成的胆固醇。这些药物包括洛伐他汀、普伐他汀和辛伐他汀等。有时他汀类药物与其他降低胆固醇或血压的药物联合应用。

应用他汀类药物时可能出现的副作用有：

★ 疲倦。

★ 轻微肌痛。

★ 肚子痛、胀气、抽筋、便秘或胃部不适。

★ 肝功能可能受影响。您需要常规进行血液检查，了解肝功能状况。

如果您有严重肌痛、肌肉触痛、无力或棕色尿，提示可能有严重肌反应，请立即与您的医生联系。

💓 其他药物

胆固醇吸收抑制剂

作用原理：这些药物减少您机体吸收胆固醇的量，例如依哲麦布。它还可以与他汀类药物联合使用。

有可能出现副作用。您需要定期找医生复查，监测您的胆固醇水平以及是否带来了副作用。

胆汁酸多价螯合剂

作用原理：这些药物加速您的肝将胆固醇从血液中清除，包括考来烯胺（消胆胺）、考来替泊和考来维仑。

可能的副作用：

★ 便秘、腹胀或觉得臃肿。
★ 胃部不适。

烟酸

作用原理：使用烟酸可以降低低密度脂蛋白胆固醇，升高高密度脂蛋白胆固醇和降低三酰甘油（甘油三酯）水平。

可能的副作用：

★ 脸可能会红痒或充血。
★ 胃部不适、腹胀、呕吐和腹泻。
★ 头晕或心跳加快。
★ 肝功能可能受影响。您需要常规进行血液检查，了解肝功能状况。

贝特类

作用原理：这些药物包括非诺贝特和吉非贝齐，用于升高高密度脂蛋白胆固醇和降低三酰甘油（甘油三酯）。

可能的副作用：

★ 肚子痛或皮疹。
★ 恶心或呕吐。

使用这些药物的注意事项

★ 严格按照医嘱使用所有药物。

如果您认为用药有问题，与您的医生联系。

★ 告诉医生您使用的所有药物，包括维生素或中药补品，因为有些药物可以与他汀类药物或其他药物相互影响。
★ 您可能需要定期进行血液检查，评估肝功能。
★ 由于使用降脂药物，咨询您的医生是否需要避免饮用西柚汁类的饮料。某些他汀经过 CYP450 3A4 代谢，而西柚汁也通过此酶代谢，二者合用会使他汀类药物的代谢受影响，有引起肌酶谱升高，肌肉症状甚至肌溶解的风险。

❤ 何时与您的医生联系？

肌痛可以是他汀类药物的一种非常严重的副作用，但是极少见。如果您有严重肌痛、肌肉触痛、无力或棕色尿，立即与您的医生联系，因为这些表现可能提示严重肌反应（称为横纹肌溶解症）。肝损害是另一种很少见的副作用。虽然它可能不引起症状，但是根据医生的医嘱进行血液检查评估您的肝功能非常重要。

❤ 改变生活方式

在使用药物的同时，您需要改变生活方式，改善您的胆固醇。
★ 吃健康食品。
★ 多参加运动。
★ 合理减肥。
改变生活方式可以帮助降低您的胆固醇，同时可以提高您的用药效果。

什么是治疗性改变生活方式的饮食？

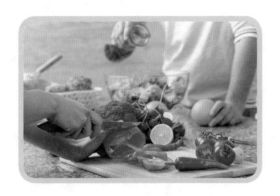

什么是治疗性改变生活方式的饮食？

治疗性改变生活方式的饮食帮助降低您的胆固醇。当您遵循这种饮食时，您要少摄入脂肪并且改变您摄入脂肪的类型，您也要少摄入含有胆固醇的食物。这种饮食是治疗性改变生活方式的一部分，其还包括积极运动并且保持健康体重，以降低胆固醇。

治疗性改变生活方式的饮食意味着：

- ★ 您每天热量的 25% ~ 35% 来自脂肪，主要来自不饱和脂肪酸。这些脂肪包括菜籽油、橄榄油、花生油、向日葵油和玉米油。
- ★ 您每天热量中不到 7% 来自饱和脂肪酸。这些脂肪包括黄油、酥油以及动物和奶制品中的脂肪。
- ★ 您每天摄入的胆固醇不要超过 200mg。胆固醇见于蛋黄、家禽、红色肉类、奶制品和海鲜。

许多因为摄入太多脂肪食品而使胆固醇升高的人，可以通过改变其食物构成而降低胆固醇。

您如何遵循治疗性改变生活方式的饮食？

根据下列表格了解如何选择治疗性改变生活方式的饮食。

治疗性改变生活方式饮食的建议	
食品类	量与种类
瘦肉、鸡鸭鱼、干豆类和干豌豆	★ 吃去皮瘦肉，每天不超过 150 克 ★ 食用 1/4 杯煮熟的干豆或豌豆，减少 30 克肉摄入
低脂牛奶和奶制品	每日 2 ~ 3 份： ★ 1 杯脱脂或 1% 的牛奶 ★ 1 杯无脂或低脂酸奶 ★ 30 克脱脂或低脂奶酪
脂肪和油	每日 6 ~ 8 份，脂肪或油类热量所占每日总热量不要超过 35%。 ★ 1 茶匙油，如橄榄油、菜籽油、花生油、玉米油 ★ 1 茶匙软人造黄油（不含氢化油）或蛋黄酱 ★ 1 汤匙沙拉酱 ★ 2 汤匙坚果油或种子油
鸡蛋	★ 每周吃不超过 2 个蛋黄 ★ 蛋清或代用品不限
水果	每日 2 ~ 4 份： ★ 1 个水果，如苹果或橘子 ★ 1 杯浆果或甜瓜 ★ 半杯水果罐头或 3/4 杯果汁
蔬菜	每日 3 ~ 5 份： ★ 1 杯生绿叶菜 ★ 半杯煮熟或生的蔬菜 ★ 3/4 杯蔬菜汁
面包、杂粮、面条、大米和其他谷物	每日至少 6 份： ★ 半杯煮熟的面食、米饭或其他谷物 ★ 1 片面包、一个热狗、汉堡、面包圈或松饼 ★ 30 克冷麦片
甜食和零食	选择低脂肪或者不饱和脂肪零食

如何戒烟？

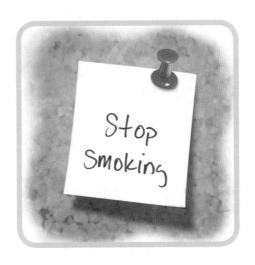

♥ 戒烟的必要性

吸烟者对香烟中的尼古丁有成瘾性。为了戒烟，您的身体必须解除对尼古丁的依赖。虽然戒烟很难，但是很多人却做到了。请记下戒烟的好处，如下：

> ★ 吸烟增加心脏病发作的风险，而戒烟却可以降低心脏病发作的风险。
> ★ 戒烟可以降低患癌症的风险。
> ★ 戒烟可以使您精力增加，气短减轻，咳嗽减少。
> ★ 戒烟是对您健康的最重要的投资，并且您还可以减少开支。

♥ 您怎样才能戒烟呢？

通过治疗可以使您戒烟的成功率增加 2～3 倍。您可以使用如下工具或途径：

> ★ 应用减轻吸烟欲望和戒断症状的药物。
> ★ 咨询医生、药剂师、牙医、理疗师或护士。
> ★ 提供戒烟信息和聊天热线的戒烟网站。

♥ 为戒烟应该作出怎样的计划呢？

准备

★ 选择一个对于您有效的戒烟日期，在高压力时期不要尝试戒烟。
★ 丢弃您的香烟、烟灰缸和打火机，去除您的房间和衣物的烟味。
★ 如果与您一起居住的人也吸烟，可以一起探讨戒烟。如果不是这样，您可以与不吸烟的人（们）聊聊戒烟的事情。当您做到这些的时候，您已经远离吸烟区了。

戒烟计划

★ 当您焦虑不安或身边有人吸烟的时候决定您的戒烟时间是很困难的，计划好在这段时间您怎样才能控制烟瘾。
★ 调整您的日程安排，避免做让您去拿香烟的事情。
★ 找事情去做，比如晚饭后去散步等而不是吸烟。
★ 在戒烟的前几周找到其他方法来缓解压力。

寻求支援

★ 像爱人或曾经的吸烟者寻求意见和建议。
★ 咨询服务：使用电话，寻找支援小组或一对一咨询服务的人，戒烟成功的可能性更大。
★ 参加戒烟支援小组，找到一个 24 小时开放的聊天室。

使用药物

药物可以缓解您的烟瘾和戒断症状，使用前请咨询您的医生或药剂师。
首选药物是：

★ 尼古丁替代药物（nicotine replacement therapy，NRT）：尼古丁口香糖、贴剂和糖果是非处方药，如果您是孕妇并且准备戒烟，请先咨询您的医生。
★ 苯丙胺（Bupropion）和伐尼克兰（Varenicline）：这两个处方药不含尼古丁。

对于复吸作好准备

又重新开始吸烟称为复吸，为了避免复吸请做到如下几点：

> ★ 和您的支持系统保持密切联系，如您的医生、家人、朋友和支援小组。
> ★ 学习认识您有可能复吸的征兆，提前作出应对。
> ★ 自我奖励：戒烟很难忍受，所以很小的进步也值得奖励。
> ★ 绝对禁止吸烟，一口也不可以。

如果您意志力不坚定，吸了 1～2 支烟，也不要放弃。立刻回归到原来的计划中，去找戒烟成功的人或咨询服务人员聊天，为自己下一步行动寻求建议。很多成功的戒烟者也有过意志力薄弱的时候，但是克服之后成功戒烟。

您会有戒断症状吗？

尼古丁戒除会使您脾气暴躁、焦躁不安、紧张或沮丧、失眠或睡眠时间缩短，您经常有饥饿感。虽然戒断症状持续时间很长，但是在您戒烟开始的 2～3 周戒断症状最明显，这种现象很难处理，但是请您坚持，之后会有所缓解。您可以使用药物或体育活动缓解戒断症状，一定的心理暗示也会缓解症状。

您应该怎样避免体重增加？

很多人在戒烟的同时体重增加。在您尝试戒烟期间，不要摄入过多食物，因为摄入过多的食物会增加戒烟难度。为了降低您体重增加的风险，请做到如下几点：

> ★ 做高强度的体育运动。
> ★ 不要用食物代替香烟：可通过咀嚼无糖口香糖来代替。

如果您复吸了要怎么办？

复吸很常见，很多人在他们成功戒烟之前都有多次的复吸经历。但最重要的一点是不要放弃。每当您复吸的时候，想一下您为什么复吸？如果您在使用药物或 NRT，除非您恢复戒烟前的吸烟习惯，若不是请继续使用药物或 NRT。

♥ 您的医务人员怎样帮助您呢？

在您戒烟期间，健康专业人士是很好的资源，您的医生可以：

> ★ 制订适合您的戒烟方法。
> ★ 开处方药帮助您戒烟。
> ★ 帮助您参与到戒烟计划或支援小组中。
> ★ 教您健康饮食和养成运动的习惯。

我必须用药物戒烟吗?

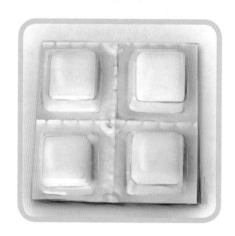

作出健康的选择是生活的一部分。这样的选择对您的健康和幸福有很大的作用。一些选择可能会影响您的卫生保健的质量,另外一些可能影响您的卫生保健的花销。很多参与这些抉择的人感到他们的卫生保健状况改良很多。

这部分内容将帮助您理解您的选择,您的抉择不仅应该遵照医学事实,也要遵循您自己的感觉。

您的选择:

★ 您可以尝试不用药物治疗而戒烟。

★ 您可以通过药物治疗来帮助缓解吸烟欲望和戒断症状,例如强烈的焦虑、易激惹。

❤ 作出戒烟选择的关键

以往戒烟的唯一途径是独立完成或是参加俱乐部。

现在,您可以选择使用药物戒烟。您可以选择含有尼古丁的尼古丁替代药物,如口香糖、贴剂;您也可以选择不含有尼古丁的药物,如伐尼克兰、苯丙胺。

上述的所有药物都可以帮助您减轻吸烟的欲望和戒断症状,而且它们的副作用和成瘾性很小。这些药物没有香烟中的一些有害物质,比如焦油和一氧化物。

💓 **在您作抉择时请考虑以下问题：**

★ 研究显示使用尼古丁替代药物或苯丙胺可以使戒烟的成功率增倍。

★ 研究表明伐尼克兰可以使戒烟的成功率增加 2 ～ 3 倍。

★ 苯丙胺和伐尼克兰是处方药。

★ 像口香糖、糖果和吸入器之类的尼古丁替代药物能迅速缓解您的吸烟欲望。用药 ≥ 9 次 / 天最合适。

★ 尼古丁口香糖、糖果和贴剂购买时不需要医生处方。

★ 尼古丁贴剂不能较快地缓解您的吸烟欲望。请每天使用一次。

★ 尼古丁替代药物的副作用包括咽喉痛、恶心、皮疹和睡眠问题。

★ 苯丙胺的副作用一般为口干和睡眠问题；伐尼克兰的副作用一般为恶心和便秘。

💓 **选择药物戒烟的理由**

★ 您有因长时间戒烟而产生的紧张不安、饥饿感、脾气暴躁等吸烟欲望和戒断症状。

★ 您曾不使用药物而戒烟，但是未成功。

★ 您希望尽最大的努力去戒烟。

💓 **在您选择药物戒烟之前请考虑如下问题**

★ 如果您有癫痫、精神疾病或心脏疾病病史，在选择药物戒烟之前请咨询您的医生。

★ 如果您是孕妇，在使用药物戒烟前请先咨询您的医生。

我必须使用尼古丁替代治疗来戒烟吗?

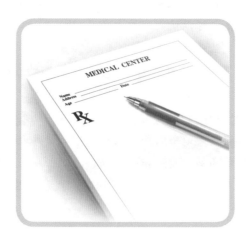

♥ 您的选择

★ 您可以尝试不使用尼古丁替代药物如尼古丁口香糖、贴片、吸入剂或锭剂来戒烟。

★ 您可以使用尼古丁替代疗法来帮助您对付烟瘾和戒断症状,如易怒。

♥ 作决定的关键点

在过去,戒烟的唯一途径是慢慢减少抽烟的数量或一次性放弃。如今,您可以选择使用尼古丁产品或处方药物使戒烟更容易。如果您吸雪茄或烟斗,这些方法依然有效。如果使用其他烟草产品,如咀嚼物或鼻烟,它们可能也会奏效。作决定时想想以下几点:

★ 研究表明使用尼古丁替代疗法能使戒烟成功的可能性加倍。

★ 戒断症状和烟瘾使很多人复吸,尼古丁有助于缓解这些症状。

★ 想想您再也不用购买烟草会给您省下多少钱。

★ 如果您是孕妇、有心脏问题或小于 18 岁,在使用尼古丁替代疗法之前需要和您的医生谈一谈。

使用尼古丁替代戒烟的理由	不使用尼古丁替代戒烟的理由
★ 当您长时间不吸烟，会有烟瘾或戒断症状，如易怒	★ 您对尼古丁贴剂皮肤过敏
★ 您尝试过不使用尼古丁替代疗法去戒烟，但是您复吸	★ 因为您有哮喘、过敏史或其他呼吸道疾病而不能使用尼古丁吸入剂
★ 您想尽可能提高戒烟的成功率	★ 您吸烟频率≤ 10 支 / 天

♥ 尼古丁替代治疗的类型

尼古丁替代治疗有尼古丁口香糖、糖果、贴剂和吸入剂。虽然这些都可以帮助您戒烟，但您可能会选择最有效的一种，下面介绍一下它们不同的作用以便于您选择：

★ 在您突然想要吸烟的时候可以使用尼古丁口香糖、糖果和吸入剂。

★ 如果您不介意从早上到晚上贴上一副贴剂的话，那么尼古丁贴剂是个很好的选择。

★ 您的医生可能会建议您使用多种药物联合治疗，比如在您使用贴剂的时候，需要口香糖来帮您缓解强烈的吸烟欲望。尼古丁口香糖、糖果和贴剂均是非处方药，尼古丁口香糖和糖果有不同的大小和口味。

★ 如果您是孕妇或未满 18 周岁，您的医生可能会建议您尝试其他的方法去戒烟而不是使用尼古丁贴剂或其他产品。

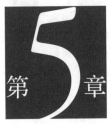

第5章

与心脏病并发症
有关的知识

肾是如何工作的?

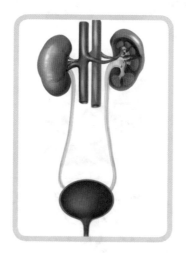

您的肾是两个呈豌豆形状的器官,其中的每一个都像您的拳头一样大小,它们位于您的腹部,在胃的后面,分别位于脊柱两侧。

您也许已经知道肾可以产生尿液,但是您可能不知道肾能做很多其他重要的工作。您对肾工作的情况和肾病的发展了解得越多,越有利于您采取一些方法来维持您的肾脏健康。

您的肾有什么功能?

您的肾有以下几个重要的功能:

★ **它们能清除废物。** 肾从血液中滤过代谢废物和过多的液体。这些废物将以尿液的形式从身体中清除。代谢废物和过多的水分是由普通的食物分解和发生在全身细胞的化学反应(新陈代谢)而产生的。滤过废物是肾最重要的功能。

★ **它们能平衡您身体中的电解质。** 您的肾可以维持适当的离子平衡,如钠、钾、钙、镁,这些能使您身体正常工作。肾从血液中清除过多的大量离子,之后通过尿液将它们排出体外。

★ **它们能产生激素。** 您的肾可以产生三种重要的激素。这些激素能帮助您的身体产生红细胞,帮助调节血压,帮助您的身体从食物中摄取钙质构建健康的骨骼,帮助肌肉正常工作。

♥ 您是否知道您患有肾病？

也许您不知道您已经患了肾病，大多数人在早期并无症状，慢性肾病看上去发生比较突然，但通常疾病已经进展好多年了。

每个肾大约有 100 万个称为肾单位的微小过滤器。当其中一些肾单位损害或者停止工作时，健康的肾单位就会代偿工作。如果损害继续，越来越多的肾单位将会停止工作，到达一定程度时，肾就没有能力继续维持它的功能。

> 肾病具有家族性。如果您有肾病，鼓励您血缘较近的家庭成员进行肾脏检查，如果早期发现了肾病，应该开始治疗以便减慢或停止肾损害。

♥ 慢性肾病的症状有哪些？

一些人开始出现临床表现是出现在肾功能出现异常的几个月之后，很多人长达 30 年或者 30 年以上都没有临床症状，这被称为疾病的"静止状态"。

随着肾损害越来越重，您可能会：

★ 尿量少于平时。
★ 组织出现水肿。
★ 感觉非常疲惫。
★ 食欲减退或出现不可预期的体重下降。
★ 感觉恶心或者呕吐。
★ 嗜睡或者失眠。
★ 头痛或者思考能力下降。
★ 口中有金属味。
★ 有严重瘙痒。

您也许能够通过服用药物和改善生活方式来阻止肾进一步损伤。为了取得更好的治疗结果，您需要与您的医生成为伙伴，严格执行治疗方案。

慢性肾病有哪几个阶段？

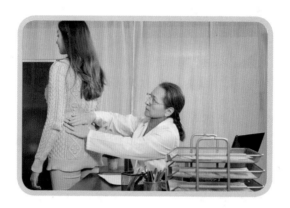

根据肾功能可以将肾病分为 5 个阶段（见后面的表）。为判断目前您的肾病所处阶段，医生会检查您的肾滤过血液的能力，也称为肾小球滤过率（GFR）。医生需要根据您的化验结果和您的体重、年龄、种族、性别来计算 GFR。

医生可能每年会为您进行肌酐测试来估算肾小球滤过率。当您的肾无法正常工作时肌酐会积聚在您的血液里。

如何减慢肾病进展？

肾病的所有阶段中，您都可以采取措施减慢或停止肾损害，从而保持健康：

★ 遵循有利于肾脏健康的饮食计划。营养师可以帮您制订一个包含适宜数量的钠、液体和蛋白质的饮食计划。

★ 每天锻炼。和您的医生一起制订一个适合您的锻炼计划。

★ 避免服用损伤肾的药物，如非甾体抗炎药（NSAIDs）。NSAIDs 包括布洛芬和萘普生。

★ 不要让自己脱水。腹泻、呕吐或发烧时马上就诊。在锻炼或炎热天气时也应注意。

★ 不吸烟或使用其他烟草制品。

★ 不喝酒或使用非法药物。

★ 咨询医生有关血压控制的问题。

> ★ 如果有糖尿病，需要控制血糖。
>
> ★ 咨询医生有关降低冠心病风险的问题。

♥ 什么时候应该到肾病专科就诊？

当您的肾功能恶化时（糖尿病病人肾小球滤过率低于 60ml/min，非糖尿病病人肾小球滤过率低于 30ml/min），您的医生可能会将您转诊到肾内科或肾病专家那里。肾病专家能够治疗肾病和其他导致肾功能恶化的疾病。

如果您需要透析或肾移植，肾病专家能够帮您作相关的医疗准备。

♥ 肾病如何分级？

肾病分级基于 GFR 数值。GFR 越低，肾功能越差。

慢性肾病分级

分级 （或阶段）	具体描述	GFR （ml/min）	临床意义
1	肾功能正常， 高 GFR	≥ 90	★ 医生会试图找到肾损害的原因并开始治疗 ★ 将血压控制在 130/80mmHg。如果有糖尿病，控制血糖 ★ 定期就诊进行检查
2	肾损伤，GFR 轻度降低	60～89	★ 医生评估疾病进展速度 ★ 控制血压和血糖水平 ★ 继续就诊进行治疗和化验
3	GFR 中度降低	30～59	★ 医生会检查您的并发症，如贫血和骨骼疾病，如果有必要，开始相关治疗 ★ 继续就诊进行治疗和化验
4	GFR 严重降低	15～29	★ 如果肾功能进一步衰竭，选择其他治疗方案 ★ 继续就诊进行治疗和化验
5	肾衰竭	<15	★ 开始透析治疗或肾移植 ★ 继续就诊进行治疗和化验

如何进行肾功能检查?

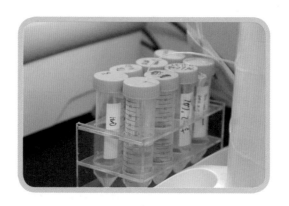

您的肾工作情况被称为肾功能。慢性肾病可能不会出现症状直到您的肾功能降低到一定水平。检查非常重要,可以帮助您的医生了解:

> ★ 您的肾病是急性发作还是慢性的。
> ★ 导致肾损害的原因。
> ★ 最佳治疗方案是什么。
> ★ 治疗是否有效。

如果您有肾病,规律的肾功能检查非常重要,规律的检查有助于延缓或阻止疾病的发展。

♥ 肾功能的监测

尿液检查可测量尿中有多少蛋白质。正常来说,尿中可以含有少量或者不含蛋白质。肾病可能导致尿中蛋白质增多。尿液检查包括以下几项:

> ★ 尿液分析(UA)。
> ★ 随机或新鲜尿液检查,可以检测总蛋白和尿微量蛋白(一种蛋白质的类型)。
> ★ 24 小时尿检查,搜集 24 小时内所有排出的尿液。这个检验和过去相比已经很少使用了。

血液检查能够测量血液中一些物质的变化水平。这些检测结果可以帮助医生评估您的肾功能是否正常。

★ 肌酐检查用来测量一种叫做肌酐的代谢废物在血液中的水平。当肾病加重时，血液中的肌酐水平就会升高。临床医生或检验科医生可以通过您的血肌酐结果来估计您的肾小球滤过率即 GFR。GFR 能帮助医生判断您的肾功能情况。肾病分期基于 GFR 水平。

★ 您也可以进行其他的血液检查，如空腹血糖水平、甲状旁腺激素、血尿素氮和电解质。

影像学检查可以提供您肾脏的图像，来帮助医生了解您的肾功能情况。

★ 肾脏超声可以测量肾脏大小，帮助您的医生估计您患肾病的时间。医生也能检查尿液从肾中流出时是否受阻。

★ 血管超声或肾脏血管的造影用于发现堵塞或者狭窄的血管。堵塞或狭窄的血管使血流经过肾时速度减慢，这可能导致肾损害或者高血压。

您应该多久做一次肾功能检查呢？

您需要多久做一次肾功能检查？一部分取决于您是否有其他情况，如果您有糖尿病、高血压、心脑血管疾病（如心脏病或脑卒中）和家族遗传病史，您患肾病的可能性更大。如果您有上述一些情况但是还没有得肾病，您的医生会建议您每年做一次检查。

如果您已经被诊断为慢性肾病，您的医生将会定期规律地建议您检查肾功能。请确保遵从执行您所有的治疗方案。与您的医生成为相互信任的伙伴，您就有可能减慢或者阻止慢性肾病的进程。

肾病患者如何控制血压？

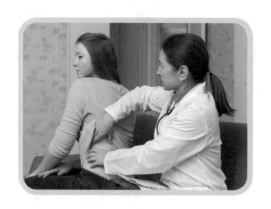

高血压是导致慢性肾病的主要原因之一。慢性肾病也会导致高血压。无论是高血压还是肾病两者谁先出现，高血压会逐渐损伤肾内的小血管。如果您有高血压，降低血压至关重要。

♥ 高血压导致肾病

血压太高将损害整个身体内的血管，它导致流向肾内的血液减少。高血压也损害了肾内的微小的过滤器。因此肾不能有效滤过血液，您的体内就会开始出现液体潴留，血液中的代谢废物堆积，多余的液体积聚在您的血液中，您的血压会进一步升高。

健康的肾可以帮助血压维持在正常范围内。但当肾受损时，可能就不能发挥这一作用。这就是为什么肾病病人通常患有高血压，即使之前没有高血压病史。

高血压被称为"沉默杀手"。如果您有高血压，您可能没有过不适感觉。但即使高血压不导致您有临床上的不舒服症状，它也在导致机体严重损害，这就是降低血压的重要性所在。

♥ 控制血压的方法

肾病病人的推荐血压值为 < 130/80mmHg，可采取许多方法降低血压从而减慢或停止对肾的损害：

★ **坚持服药**：您可能需要一种以上的药物降低血压。如果您随意停药，血压就会升高。如果您对所服用药物有疑问，请咨询您的医生。

★ **饮食合理**：遵循合理的饮食方式有利于您的肾脏健康，还可以降低饮食中的饱和脂肪酸含量。大多数肾病病人需要限制盐（钠）、液体和蛋白质的摄入。营养师和医生可以帮您制订合理的饮食计划。

★ **保持健康体重**：如果您的腰围偏大的话，降低 4.5 千克体重可以帮您降低血压。

★ **锻炼**：每周至少进行 2.5 小时中等强度锻炼。每天进行 30 分钟或更长时间的活动最好。散步是大多数人可以进行的一种较好的锻炼方式。多活动能够帮助您降低血压，同时保持健康体重和降低胆固醇。在制订锻炼计划前咨询您的医生。

★ **避免或限制饮酒**：关于您能否饮用任何酒精饮品，请咨询您的医生。

★ **其他促进肾脏健康的方法：**

  ☆ 降低胆固醇。胆固醇水平须低于 5.17mmol/L（200mg/dl）。如果您的血胆固醇较高，您的医生可能会给您开降脂药物。

  ☆ 遵循治疗方案。按时进行每次检查和化验。如果您在服用药物期间有任何问题，请咨询您的医生。告知您的医生您所服用的所有药物、维生素、中药和补充剂。

  ☆ 购买非处方药前咨询医生。有的减轻充血的药物和止痛药，如布洛芬，可以使您的血压升高或损害您的肾。

★ **不吸烟或使用任何烟草产品**：如果您需要帮忙戒烟，请咨询医生有关戒烟计划和药物的问题，这样可以增加您戒烟的成功率。

♥ 需要咨询医生的问题

在下面空白处列举您的问题和担心。在下次就诊时带着这张表格。

关于肾病病人如何控制血压的问题

肾病患者如何降低胆固醇?

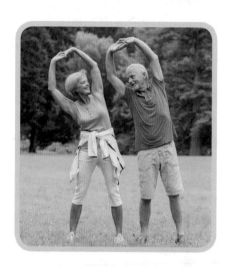

很多人在患有慢性肾病的同时存在高胆固醇血症。如果您控制好胆固醇,您就能阻止因为肾病而出现的问题。

高胆固醇能损害肾脏血管,从而引发一些问题。当您身体中的高胆固醇损害其他血管时,比如心脏血管,就会增加您患心脏病和脑卒中的风险。

您可以通过健康饮食、运动和药物来降低您的胆固醇水平。如果您患有高胆固醇血症,咨询您的医生采取治疗措施来降低胆固醇水平。

♥ "降脂"目标

您的医生将会为您制订一个"降脂"目标。这个目标的制订依据您的健康状况、家族病史和患心脏病的风险。通常需要注意以下目标:低密度脂蛋白胆固醇("坏"胆固醇)、高密度脂蛋白胆固醇("好"胆固醇)和总胆固醇。

♥ 利用治疗性生活方式改变来降低胆固醇

按照营养师为您制订的饮食计划来做。您的饮食计划将会使您需要的热量和您需要限制的食物如钠、液体和蛋白质之间达到平衡。咨询您的医生或者营养师怎样能将治疗性生活方式改变(TLC)计划添加进来以便帮助您降低胆固醇。即使您现已服用降低胆固醇的药物，健康饮食仍是相当重要的。

遵循以下TLC计划

> ★ **食用健康食物**：多食用瘦肉、低脂乳饮品、水果、蔬菜、健康的油（诸如植物油）。
>
> ★ **加强运动**：配合好您的医生完成适合您的锻炼计划，包括每一项活动。
>
> ★ **如有需要应减肥**：仅仅减轻5～10千克就会使胆固醇降下来。低脂、低胆固醇的饮食，加上运动、食用更少热量会帮助您减肥。
>
> ★ **禁止吸烟**：吸烟能够降低高密度脂蛋白胆固醇或者其他"好"胆固醇，吸烟也会损害心脏和血管。

💓 药物降低胆固醇

您可以使用药物来降低低密度脂蛋白胆固醇水平，同时药物也能提高高密度脂蛋白胆固醇水平。常用的他汀类药物有洛伐他汀、普伐他汀和辛伐他汀。您的医生也可能使用其他药物来降低胆固醇，这些药物和他汀类药物同时使用，包括：

> ★ 降胆宁。
>
> ★ 依折麦布。
>
> ★ 非诺贝特。
>
> ★ 烟酸。

肾病患者应当避免使用哪些药物？

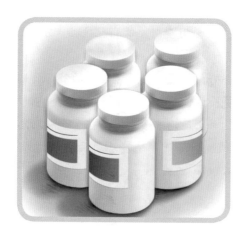

肾具有清除或滤过血液中代谢废物的功能，帮助机体维持液体和化学物质的平衡。如果您有肾病，肾就不能有效滤过血液。代谢废物在血液中堆积从而导致疾病。

但您可以采取相关措施避免对肾造成损害。

例如，当有肾病时，您要谨慎服用药物。一些药物会损害肾。这些药物可能导致肾衰竭，也就意味着肾会停止工作。

❤ 避免非甾体抗炎药和其他药物

大多数有肾病的病人应避免服用非甾体抗炎药，它属于止痛药，某些非甾体抗炎药为非处方药，某些为处方药。非甾体抗炎药包括：

★ 塞来昔布（西乐葆）。
★ 布洛芬。
★ 萘普生。

其他损害肾的药物包括降压药和减肥草药。

告诉您的医生您所服用的全部药物和草药，确保它们的安全性。

💟 如何配合治疗？

某些时候很难做到记录您所有的药物，尤其当您服用多种药物时，通过咨询您的医生，您可以确保服药安全，并避免应用对您有害的药物。以下是一些重要建议：

★ 您的医生了解您服用的全部药物。包括非处方药（OTC）、处方药、草药、维生素和补充剂。

★ 提供近期服用药物的清单。每次就诊或到另一位医生那里看病时带着清单。医生会让您避免使用某些药物或调整剂量。

★ 服用任何新的药物或草药前首先咨询医生。

★ 咨询医生是否可以服用除非甾体抗炎药外的其他具有止痛作用的药物。

★ 严格遵医嘱服药，并且按照说明书服药。

★ 告诉您所有的医生和其他医务人员您有肾病，这能够帮您避免应用会造成肾损害的药物。

💟 需要咨询医生的问题

在下面空白处列出您的问题或担心，在下次就诊时带着这张表。

避免应用药物的问题：

什么是卒中?

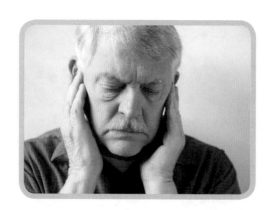

当给大脑供血的动脉发生破裂或被血凝块阻塞时便会引起卒中的发生。在数分钟之内,那个区域的神经细胞就会受到损伤,数小时之内它们可能死亡。卒中之后,由受损的大脑区域支配的那部分身体功能会发生改变。

如果您有卒中的症状,您需要立即治疗,正如您发生心脏病时一样。如果在您察觉卒中症状后立即开始治疗,则受到永久损伤的脑细胞会减少。这可以减少更多的生理和心理问题。

♥ 什么会导致卒中?

卒中可分为两类。

> ★ **缺血性卒中**:是由于大脑的供血减少所致。颅内动脉阻塞、心脏或其他一些疾病可引起部分脑组织不能获得充足的血液。
>
> ★ **出血性卒中**:是由于颅内动脉渗漏或破裂,引起颅内出血。

♥ 卒中有什么症状?

卒中的症状包括:

> ★ 面部、胳膊或腿,尤其是半边身体,突然出现麻木、刺痛、乏力或不能活动。

★ 突然发生视力改变。

★ 突然出现言语障碍。

★ 突然不能理解简单的句子。

★ 突然出现行走障碍或不能保持身体的平衡。

★ 突然出现和以往不同的剧烈头痛。

什么是短暂性脑缺血发作?

在发生卒中之前,您可能发生一次或更多次短暂性脑缺血发作。短暂性脑缺血发作意味着您可能会很快发生卒中。

短暂性脑缺血发作常被称为小卒中,因为它的症状与卒中相似。但与卒中症状不同的是,短暂性脑缺血发作的症状持续时间短,通常在10～20分钟内消失,有时会持续更长时间。如果您有任何卒中症状,请立即进行治疗。

如何诊断卒中?

当出现症状之后您应该立即去医院。如果卒中诊断得早,医生可应用一些药物帮助您较好地恢复。

医生需要做的第一件事是判断您得的是哪种类型的卒中。这点非常重要,因为如果将用于治疗缺血性卒中的药物用来治疗出血性卒中将是致命的。

为了诊断是哪种类型的卒中,医生会给您进行头部的CT检查,可以显示出血灶或梗死灶。医生也有可能会开一些其他的检查。

如何治疗?

缺血性卒中: 医生会尽量恢复或改善您的脑部血供。如果症状出现后您很快到达医院,医生可能会给您开一些溶解血栓的药物。其他还包括一些预防血栓和缓解症状的药物。

出血性卒中: 治疗出血性卒中难度很大。包括监测、控制大脑的出血和血压。医生会进行一些治疗使您的身体功能恢复正常,尤其是血压。

在急性期治疗之后,医护人员会将注意力集中在预防卒中复发和肺炎等并发症上。您也应该立即开始卒中康复治疗。卒中康复治疗是帮助您重新恢复因卒中而丧失的功能和技能的训练和治疗。

❤ 如何预防卒中？

为了预防卒中，请治疗您的所有疾病。与此同时，保持健康的生活方式可以减少卒中发生的风险，改善您的整体健康状况。

★ 高血压、高脂血症和糖尿病都是卒中的危险因素。如果您患有其中任何一种疾病，与医生共同合作治疗它们。

★ 请勿吸烟，也不要让其他人在您身边吸烟。

★ 男性每天的饮酒量限定在 2 标准杯，女性限定在 1 标准杯。

★ 控制体重。

★ 适当锻炼。

★ 吃胆固醇、饱和脂肪酸和盐含量低的健康食品。多吃水果和蔬菜。一个月至少吃一次鱼。

什么是卒中康复？

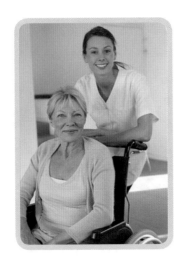

发生卒中时，部分大脑受损。但是大脑是一个能够适应的神奇器官。卒中康复计划是帮助您康复并且预防再次卒中的最佳方法。

发生卒中之后的前几个月，是您康复的最佳时机。因此，利用卒中康复计划所能提供的一切资源十分重要。只有这样，您才可能康复和预防再次卒中。

卒中后康复可能很困难，因此保持积极乐观的态度非常重要。在前几周和前几个月您可以看到明显改善，重要的是需要坚持几年，才能看到远期效果。

❤ 卒中治疗团队由哪些人组成？

您和您的家人、至爱亲朋和健康照顾者是您卒中康复团队的最重要组成人员。您的团队还会包括卒中康复专业的医生和护士以及下列专业人员：

★ 物理治疗师，帮助恢复您的运动、平衡和协调功能。

★ 作业治疗师，帮助您练习吃饭、洗浴、穿衣、写字和其他日常生活活动。

★ 语言治疗师，帮助您进行语言和吞咽训练。

★ 娱乐治疗师，帮助您恢复您喜爱的活动。

★ 心理治疗师或咨询师，帮助您处理情感问题。

★ 膳食师，指导您吃健康食物。

★ 职业顾问，帮助您返回工作岗位或找到工作。

❤ 卒中后的对策

卒中后康复可能意味着家庭、工作和人与人之间关系的改变。

> ★ 卒中后首先感到悲伤或绝望是正常的。但是如果一直如此，则要与您的医生进行讨论。您如果抑郁，则要接受治疗。
>
> ★ 咨询您的医生后，您才可以开车。
>
> ★ 运动要积极，但循序渐进。如果可以，每天都要步行一会儿，感到疲倦时，要休息会儿。
>
> ★ 取得情感上的支持。与其他卒中病人交流，找到解决问题的办法。
>
> ★ 让您的亲朋好友加入到您的治疗中，寻求他们的各种帮助。

药物

为了防止再次发生卒中，您可能需要多种药物来治疗高血压、高胆固醇血症或血栓。您的医生也可能给您开一些治疗抑郁、疼痛、睡眠障碍、焦虑或兴奋的药物。严格按医嘱用药。如果您在用药方面有任何问题，要联系您的医生。不要在没有取得您的医生同意的情况下，使用非处方药物或中草药。如果您正在使用预防血栓和再次发生卒中的稀释血液的药物，要做到：

> ★ 告诉您的牙科医生、药剂师和其他医务人员您在使用稀释血液的药物。
>
> ★ 留意不寻常的瘀斑或出血，例如尿中有血、大便变红或黑、鼻腔或牙龈出血。
>
> ★ 如果您正在使用华法林，则应当定期检查血液，了解您的凝血时间，帮助您的医生调整您的用药剂量至安全水平。

预防再次发生卒中

卒中后，您有发生再次卒中的风险，尤其是您有高血压、心脏病、高胆固醇血症、糖尿病或肥胖时。吸烟和过多饮酒或饮含咖啡因饮品也可以增加发生卒中的风险。

预防再次卒中应当做到：

> ★ 按医嘱使用所有的药物。
>
> ★ 定期参加运动。您的医生可以为您提出安全运动的建议。
>
> ★ 限制食用过多的咖啡因、动物脂肪、糖和经过加工的食品。

★ 多吃水果、蔬菜和高纤维食物。

★ 如果您吸烟，要戒烟，并且避免二手烟。

★ 限制您的饮酒。

♥ 对家庭成员和照顾者的建议

★ 加强家庭安全建设。整理会引起病人摔倒的地毯和家具，在浴缸或淋浴间内放置带扶手的椅子。

★ 告诉亲朋好友能够做的事情，以及需要何种帮助。

★ 经常邀请亲朋好友进行交流。要鼓励病人多做些集体娱乐活动，例如打牌或棋牌游戏。

★ 如果您有能力，可以请家庭医疗保健团队来帮助病人康复，或者聘请护理人员。

什么是短暂性脑缺血发作？

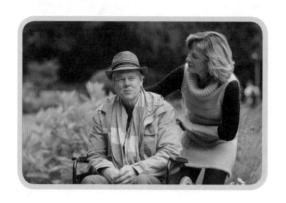

短暂性脑缺血发作是指到大脑部分的血流短时间中断。短暂性脑缺血发作貌似卒中，但是通常只是持续几分钟。与卒中不同，短暂性脑缺血发作并不引起持续脑损害。但短暂性脑缺血发作可以是一个严重的警告标志，提示您将来很有可能发生卒中。

如果您认为您正在发生短暂性脑缺血发作，则呼叫"120"或当地急救电话。早期治疗可以帮助防止发生卒中。如果您认为您正在发生短暂性脑缺血发作，虽然您的症状已经消失，您仍然需要立即去医院。因为此时您可以采取预防卒中的方法。

❤ 短暂性脑缺血发作有哪些症状？

短暂性脑缺血发作症状来之迅速，包括：

★ 突发的刺痛、麻木、无力或您的脸、手臂或腿运动丧失，尤其是一侧身体。

★ 突发的视力变化。

★ 突发的说话困难。

★ 突发的神志不清或无法理解简单的语句。

★ 突发的步行或平衡障碍。

★ 突发的不同于过去的剧烈头痛。

您的亲朋好友和同事需要了解短暂性脑缺血发作的表现。在您发生短暂性脑缺血发作时，他（她）们可能注意到这些表现。要明确，如果出现这些表现，他（她）们可以呼叫"120"（或"999"）。

短暂性脑缺血发作有哪些原因？

血栓是短暂性脑缺血发作的最常见原因。血栓形成是由于高血压、高胆固醇血症或动脉硬化（动脉粥样硬化）损伤血管所致。心脏节律异常也可以导致血栓。到大脑部分的血流短时间中断时，中断区域内的脑细胞在几秒之内受到影响，导致这些细胞控制的相应机体部分出现症状。一旦血栓溶解，症状很快消失。有时候短暂性脑缺血发作可以由于血压突然下降造成大脑供血减少所致，称为"低血流"短暂性脑缺血发作。它不如血栓引起的短暂性脑缺血发作常见。

诊断短暂性脑缺血发作需要做哪些检查？

您的医生会用检查评估您的心脏和血管。您可能需要做下列检查：

★ 显示您的大脑和血管的影像检查，例如 CT 扫描、磁共振血管成像或血管造影术。
★ 评估您血流的检查，例如多普勒超声检查。
★ 评估您的心脏结构和血流的超声心动图检查。
★ 评估您心脏节律的心电图检查。
★ 您的医生还会做一些其他检查来评估引起您的症状的其他原因。

如何治疗短暂性脑缺血发作？

如果您已经发生短暂性脑缺血发作，您的医生会开始应用防止发生卒中的治疗。您可能需要使用几种药物。如果您的颈部血管（颈动脉）检查显示血管严重狭窄，您可能需要做称为颈动脉内膜剥脱术的外科手术来扩大血管腔，帮助防止血栓继续阻断您的大脑血流。

另一种手术称为颈动脉支架术，是医生将一种称为支架的小管状装置放入您的颈动脉来扩大血管腔。

您能够预防短暂性脑缺血发作吗？

您可以做很多事情来减少发生短暂性脑缺血发作或卒中的机会。药物可以帮助，您还可能需要改变生活方式。

> ★ 与您的医生配合，控制您的血压和胆固醇。
>
> ★ 如果您有糖尿病，保持您的血糖在指定范围内。
>
> ★ 遵照医嘱，每天使用阿司匹林或其他药物。
>
> ★ 严格遵照您的医生的医嘱使用药物。
>
> ★ 吃对心脏健康有利的食物，包括多吃鱼、水果、蔬菜、豆类、高纤维的谷物和面包以及橄榄油。
>
> ★ 多参加运动，减少各种压力。
>
> ★ 保持健康的体重。
>
> ★ 如果您吸烟，要戒烟，还应当避免二手烟。
>
> ★ 如果您饮酒，要适度，即男性每天2标准杯，女性每天1标准杯。超过这个限度，会增加您发生卒中的风险。

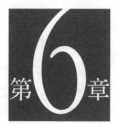

第6章

与糖尿病有关的
知识

什么是血糖读数?

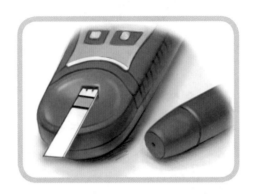

♥ 血糖读数是什么?

血糖读数显示血液里的含糖量。血糖检测可以用于:

> ★ 筛查糖尿病。
> ★ 检查糖尿病治疗方案是否有效。
> ★ 筛查妊娠期间发生的糖尿病(妊娠期糖尿病)。
> ★ 检测低血糖或高血糖。

♥ 血糖正常读数是多少?

血糖测试有好几种,不同的实验室血糖正常值范围各异。

> 可以咨询医生异常血糖值的含义以及您的症状及其他健康问题。

正常成人血糖正常值:

未进食时(空腹血糖)	≤ 5.3mmol/L(100mg/dl)
饭后 2 小时	≤ 7.7mmol/L(140mg/dl,50 岁或以下)
	≤ 8.3mmol/L(150mg/dl,50 ～ 60 岁)
	≤ 8.9mmol/L(160mg/dl,60 岁或以上)
随机血糖	取决于上一餐的时间和量,一般而言,餐前或晨起时 4.4 ～ 6.6mmol/L(80 ～ 120mg/dl),就寝时 5.3 ～ 7.7mmol/L(100 ～ 140mg/dl)

❤️ 异常血糖的原因是什么？

高血糖的原因：

> ★ 糖尿病或糖尿病前期。
> ★ 特定药物的影响，如糖皮质激素。

低血糖的原因：

> ★ 特定药物的影响，尤其是降糖药。
> ★ 肝病，如肝硬化。

少数情况下，高血糖或低血糖由其他影响激素水平的疾病引起。

❤️ 糖尿病前期或糖尿病的诊断

血糖为机体提供燃料。通常情况下，进食后血糖小幅升高。这时胰腺就会释放胰岛素。胰岛素是一种激素，可以协助机体利用血糖以及控制血糖。

糖尿病或糖尿病前期通常意味着机体分泌胰岛素或利用胰岛素的能力出现问题。这意味着血糖可以升得很高。随着时间的推移，高血糖可以损害眼、肾、神经以及血管等。

糖尿病前期是指血糖高于正常，但没有高到诊断糖尿病的地步。如果不治疗，糖尿病前期也许会发展为糖尿病。

> ★ 未进食时的血糖（空腹血糖）介于 5.3 ～ 6.9mmol/L（100 ～ 125mg/dl）之间，则表示处于糖尿病前期。

糖尿病是一种终身疾病状态，这种状态下糖滞留于血液中而不是进入细胞内以供能。如果在至少两个不同的日子里出现以下情况，则表示有糖尿病：

> ★ 空腹血糖为 7.0mmol/L（126mg/dl）或以上。
> ★ 糖耐量试验 2 小时血糖值为 11.0mmol/L（200mg/dl）或以上。
> ★ 糖化血红蛋白值为 6.5% 或以上（糖化血红蛋白检测过去 2 ～ 3 个月内血糖的平均水平）。
> ★ 随机血糖为 11.0mmol/L（200mg/dl）或以上，并且合并糖尿病症状，如口渴、多尿、体重下降等。

> 关于血糖读数及糖尿病诊断的更多信息，可以咨询医生。

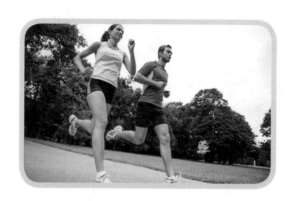

　　1 型糖尿病是一种终身性疾病，发生于胰腺停止分泌胰岛素时。胰岛素是一种激素，它能使血糖从血液进入人体细胞。细胞利用糖供能或者储存糖以备后用。如果糖无法从血液进入细胞，那么血糖就会变得很高，细胞也将无法正常工作。另外，高血糖本身也能引发严重的问题。

　　1 型糖尿病可发生于任何年龄。但是典型的 1 型糖尿病发生于儿童和年轻人，通常在 30 岁之前发病。因此，1 型糖尿病过去常被称为儿童糖尿病。它也称为胰岛素依赖型糖尿病，因为 1 型糖尿病病人需要每日注射胰岛素。

💜 症状是什么？

　　1 型糖尿病的症状通常发生得很快，一般几天至几周的时间。症状常在某种疾病（如流感）后被首次发现。糖尿病早期信号容易被忽略，警惕以下症状：

> ★ 多尿。
>
> ★ 口渴。
>
> ★ 饥饿。
>
> ★ 体重下降。

随着血糖水平升高，症状变得容易被发现：

> ★ 视物模糊。
>
> ★ 乏力、困倦。

★ 呼吸加快。

★ 呼吸带有强烈的水果味。

★ 饱腹感。

★ 腹痛。

★ 呕吐。

★ 皮肤潮红、皮温高、皮肤干燥。

1型糖尿病如何治疗？

治疗主要集中在使血糖水平尽可能接近目标范围。如果做到以下几点，就能控制好血糖：

★ 遵循医生或注册营养师制订的饮食计划。

★ 注射胰岛素。

★ 遵循医生制订的锻炼计划。

★ 记录日常血糖谱。每次看病时携带血糖谱。许多血糖仪都能回看过去几天、几周甚至几个月的血糖值，这有助于发现如何改善血糖的控制。

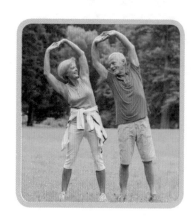

2 型糖尿病是一种终身性疾病，发生于体内无法制造足够的胰岛素或者无法正常利用胰岛素时。胰岛素是一种激素，它能使食物中的糖从血液进入体内细胞作为能量而被利用。如果没有足够的胰岛素，糖就无法进入细胞，而是滞留于血液中。

随着时间进展，2 型糖尿病的高血糖能引发诸多问题，如心脏病、卒中、神经损害以及肾脏疾病。2 型糖尿病可以在家族中遗传。改变生活方式可以预防或延缓 2 型糖尿病的发生。

糖尿病前期是一种提示发生 2 型糖尿病风险的警惕信号。糖尿病前期又被称为**糖耐量受损**或**空腹血糖受损**。大多数 2 型糖尿病病人首先出现糖尿病前期。而大部分糖尿病前期病人将继续发展为糖尿病，尤其当他们不采取预防措施时。

控制体重、平衡膳食、规律运动都能阻止糖尿病前期发展为糖尿病。

 ## 哪些因素提高患糖尿病的风险？

危险因素包括：

> ★ **家族史**：如果您有父母、兄弟或姐妹患 2 型糖尿病，那么您患该病的可能性将增加。
>
> ★ **种族背景**：非洲裔、西班牙裔、美洲原住民、亚洲裔以及太平洋岛民患 2 型糖尿病风险较高。
>
> ★ **年龄**：年龄越大，越容易患 2 型糖尿病。不过，有越来越多的儿童患该病。
>
> ★ **妊娠期糖尿病或产巨大胎儿史**：得过妊娠期糖尿病（妊娠期间发生的糖尿病）的妇女或者生育体重超过 4 千克婴儿的妇女患病风险较高。
>
> ★ **多囊卵巢综合征**：患多囊卵巢综合征的妇女更可能患糖尿病前期或 2 型糖尿病。

❤ 居家自我呵护

假如患有糖尿病前期：

> ★ **限制热量、甜食以及不健康脂肪的摄入量**：医生以及糖尿病专家可以指
> 导如何正确饮食以保证血糖正常。
>
> ★ **必要时减肥**：轻微的体重下降也是有益的。
>
> ★ **争取每周锻炼 2.5 小时**：每天增加一点儿运动量。如果愿意的话，游泳、
> 骑单车或散步都行。
>
> ★ **控制胆固醇摄入量**：
>
> ★ **尽量把血压控制在 130/80mmHg 或以下**：运动、健康饮食和（或）用药
> 可以帮助达标。
>
> ★ **戒烟**：戒烟可以降低 2 型糖尿病和心脏疾病的患病风险，也可以避免其
> 他加重糖尿病的因素。戒烟同样可以降低心脏病发作和卒中的风险。如
> 果戒烟需要协助，可以咨询医生关于戒烟的计划和用药，这能提高病人
> 终身戒烟的可能性。
>
> ★ **必要时用药**：医生也许会推荐二甲双胍（一种糖尿病药物）来减少肝的
> 生糖量。如果对药物有疑问，及时与医生联系。
>
> ★ **定期复查**：遵照医嘱按时复查是很重要的。定期检查如血糖、血压、胆
> 固醇等指标很有必要。

免疫接种预防疾病可以帮助血糖保持稳定。

❤ 向医生提出的问题

把您的问题以及疑虑列在下面。下次复诊时给医生看。

关于糖尿病前期的问题：

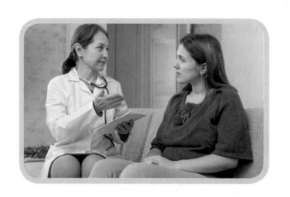

什么是2型糖尿病?

2 型糖尿病是一种终身性疾病,发生于体内无法制造足够的胰岛素或者无法正常利用胰岛素时。胰岛素能使食物中的糖从血液进入体内细胞,使其作为能量而被利用。

如果缺乏胰岛素,糖就无法进入细胞发挥正常作用,而是积累在血液里,这样血糖水平就会很高。

随着时间进展,高血糖能破坏血管和神经。同时并发眼部、心脏、血管、神经、肾脏疾病的风险也会提高。

症状是什么?

有些病人没有症状。如果血糖过高或过低则可能会有症状。

高血糖

高血糖通常发生于几小时或几天之内。通常都会有充足的时间处理高血糖,因此可以避免紧急事件。症状包括口渴加重、尿多加重、体重下降以及视物模糊。

高血糖有时因为未服用降糖药、进食过多、精神紧张、生病或服用其他药物如糖皮质激素而发生。

低血糖

低血糖通常很快发生。所以一定要警惕低血糖，以利于快速处理。

症状包括：出汗、无力、发抖或饥饿感。血糖进一步降低，则出现注意力不集中、吐字不清、视物模糊，也有可能出现昏迷（意识不清）。

低血糖的原因包括服用过量的降糖药物、进食不足而剧烈运动、酗酒。如果您在服用降糖药，同时在减肥、不吃饭或生病了，同样也可能发生低血糖。极低血糖一般只出现于注射胰岛素的病人。

随身携带一些快速升糖食品，这些食品可以在15分钟内提升血糖，包括硬糖、葡萄糖片、果汁、葡萄干等。

💓 如何治疗糖尿病？

治疗糖尿病的关键在于把血糖控制在安全范围，又被称做控制目标。控制好血糖，可以避免或延缓糖尿病引发的长期问题。

治疗糖尿病，也许需要使用一种或多种药物。如果药物不见效，可能需要注射胰岛素。在家里同样需要监测血糖。

检查也是治疗的重要部分。糖化血红蛋白检测可以测定过去3个月血糖的平均水平。医生可以根据这项结果酌情调整治疗方案。

还可能需要做一些其他检查来确定眼、肾和心脏是否健康。同样需要检查的还有血压和血脂，以上两者水平升高会加大发生糖尿病并发症的可能性。

💓 在家里能做什么？

★ **健康饮食**，尽量把碳水化合物平均分配到整日的饮食中。碳水化合物比其他营养素更能影响血糖。它存在于面包、谷类、蔬菜、水果、牛奶、酸奶以及像糖果和蛋糕之类的甜食中。

★ **如果正在服用降糖药物**，用药量请遵循医嘱。未经医生许可，不得擅自停用或更改降糖药。

★ **按照医生建议测量和记录好血糖**。这些记录可以帮助医生判断病情如何以及是否需要调整治疗方案。

★ **1周至少保证2.5小时的中等量活动时间**。比如说一周内至少五天保持30分钟的活动时间。散步是不错的选择，也可以尝试跑步、集体运动等其他项目。

★ **限酒。**美国糖尿病协会推荐女性糖尿病病人1天最多饮1份酒,男性糖尿病病人1天最多饮2份酒。

★ **戒烟。**如果戒烟需要协助,可以咨询医生关于戒烟的计划和用药,这能提高病人终身戒烟的可能性。

★ **采取措施预防糖尿病合并症。**与医生协作,共同管理好血压和血脂,可以和医生商量一下足部体检和其他方面的检查。同时还可以咨询医生服用小剂量的阿司匹林是否合适。

★ **请随时戴上疾病身份识别卡。**如果出现意外事件,这张卡可以让他人知道您是糖尿病病人。您可以在药店购买看起来像首饰一样的疾病身份识别卡。

★ **制订病假计划。**请和医生配合制订一份关于生病时该怎么做的计划。您的血糖会根据病情以及是否能控制好饮食而发生改变。

寻求帮助与支持

这么多需要学习和改变的地方,也许您会有些不知所措。可以向家人或朋友倾诉您的感受,必要时,请向他们寻求帮助。

糖尿病病人应进行哪些基本检查?

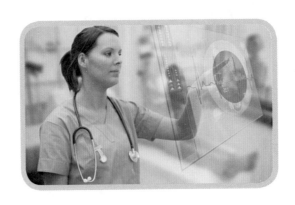

　　定期检查和接种疫苗可以帮助保持身体健康，并可以防止糖尿病带来的问题，这是糖尿病治疗的基础。可以询问医生您需要哪些检查以及其所带来的益处有哪些。

糖化血红蛋白

　　糖化血红蛋白检测可评估过去 3 个月的平均血糖值。它可以帮助跟踪血糖的长期控制情况。大多数医生认为糖化血红蛋白是判断糖尿病控制情况的最佳指标。首次诊断糖尿病时可能会检测该指标，初诊 1 年内还会再监测至少 2 次。进行糖化血红蛋白检查时不需要空腹。

足部视察

　　随着时间的推移，高血糖会损伤足部神经和全身血管，并影响抵抗感染的能力。早期治疗轻微的足部损伤能防止它进展为严重病变。

　　每天用镜子至少检查双足一次。如果看不清楚，可以请人协助。检查是否有变色的皮肤、水疱、脱皮或皮肤破损、鸡眼、老茧、疮、嵌甲等。注意任何部位的刺痛或麻木。每次就医时请医生检查足部。或许他会注意到您所忽略的足部病变。如果对足部病变有疑问，可以联系医生。

　　手也很容易受伤。为了保护手，做饭时应用手套或锅垫，并且避免接触热水。

洗澡或淋浴时，记得用身上温度觉正常的部位来测试水温，例如肘部。不要用双脚来试温度。

❤️ 足部体检

一年至少要进行 1 次足部体检。医生会测试双足是否能感受到轻微的触碰或压力。如果某部位没有任何感觉，那么患糖尿病足溃疡的风险将会增加。

❤️ 散瞳眼科检查

每位糖尿病病人都应定期进行眼科体检（也称为散瞳眼底检查）。糖尿病可以引起视力损害甚至失明等诸多眼病。等到自我感觉眼睛出问题时，也许眼部病变已经很严重了。眼科检查可以早期发现眼病症状，早期治疗有助于保护视力。若患有糖尿病，建议每年都进行眼科检查，如果医生建议的话，甚至频率会更高一些。

❤️ 胆固醇和三酰甘油（甘油三酯）检测

医生会定期检查血液中脂肪或胆固醇的含量。高胆固醇可引起动脉阻塞、卒中和心脏病发作。糖尿病病人是心脏疾病的高危人群，而同时患糖尿病和高胆固醇血症的病人风险更高。糖尿病病人中，另一种脂质，即三酰甘油（甘油三酯）的水平可能比正常人更高，这可能会导致严重的问题，如胰腺损害（胰腺炎）。

❤️ 微量白蛋白尿

这是一个尿液检查项目，可以检测由糖尿病引起的肾损害。微量白蛋白尿表明尿液里含有少量的白蛋白。这是肾受损的一种早期迹象。为了评估肾功能，可能需要更多的检查。

美国糖尿病协会建议糖尿病病人定期检查尿微量白蛋白。

★ 对于 2 型糖尿病，初诊时需要检测，然后每年检测。

★ 对于 1 型糖尿病，初诊后 5 年内需要每年检测。

★ 如果是糖尿病病人，并且怀孕，也需要检测。

医生需要了解肾滤过血液的能力，这就是所谓的肾小球滤过率。医生会每年查肌酐值来估算肾小球滤过率。肌酐是一种化学物质，当肾功能受损时会堆积在血液中。医生会嘱咐留 24 小时尿来做检查。

♥ 牙科检查

糖尿病病人需要保护好牙齿，避免发生口腔感染或牙龈疾病等口腔病变。建议每半年进行牙科检查，如果医生建议，甚至频率会更高一些。如果牙齿或牙龈出现问题，请咨询牙科医生。

♥ 疫苗

建议糖尿病病人接种以下疫苗：

★ **流感疫苗**：每年注射 1 次可以帮助抵御流感病毒。如果年龄大或者免疫功能不佳，那么该疫苗可能效果不好。然而，即使疫苗无法阻止流感侵入，它也能使病情减轻。像糖尿病这样的慢性病病人不可以用鼻喷疫苗取代注射疫苗，因为免疫功能紊乱时，鼻喷流感疫苗会诱发流感。

★ **肺炎球菌疫苗**：大多数人只需要注射 1 次。糖尿病病人，尤其是同时合并心脏或肾脏疾病的病人，很有可能会出现严重病情，继而住院，最后死于肺炎。肺炎球菌疫苗或许无法阻止肺炎侵入，但注射后，即使患上肺炎，病情也可能不会那么严重。

★ **乙肝疫苗**：接种 3 次该疫苗能预防乙型肝炎（乙肝）。乙肝病毒很容易通过感染者的血液或其他体液传播。这种疫苗适合 60 岁以下人群接种。若年龄大于 60 岁，并希望接种该疫苗，则需要咨询医生。

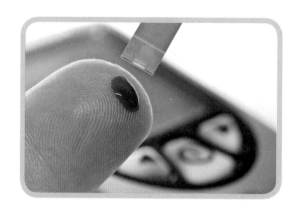

　　家庭血糖测试是实时测量您的血液含多少糖分（葡萄糖）。您可以在任何地方做测试。您需要的是一部血糖仪。

为什么要测试血糖？

　　之所以测试您的血糖如此重要，是因为：

> ★ 您需要知道，什么时候您的血糖高或低，以防止突发事件。
> ★ 您需要知道您的血糖是否总是太高，高血糖可引起心脏、神经和血管问题。
> ★ 如果您需要使用餐前快速或短效胰岛素，您需要知道使用多少剂量。
> ★ 您需要知道锻炼、饮食、压力和生病等因素是如何影响您的血糖的。
> ★ 选择合适的第 1 次胰岛素注射剂量和安排或调整胰岛素剂量的方案表。
> ★ 当您有症状的时候检查是否有高血糖或低血糖。

如何测试血糖？

　　您或许会用刺血针刺破手指、手掌或者前臂以获得血滴。在将测试条放在血糖仪后，将血液放在试纸上。血糖仪将在 1 分钟内或更快给出该次检测的结果。

　　每种血糖仪都是不同的。有一些可能需要更大的血滴，而有些需要小点的，应按照说明小心使用。

- ★ 用温和的肥皂水洗手，并用干净的毛巾擦干。您还可以用酒精将取血处擦拭干净。
- ★ 在钢笔大小的注射器上更换一个干净的针头。
- ★ 从瓶中取出试纸条，盖上瓶盖。这样可以避免其他试纸条受潮。试纸有时储存在仪器内。
- ★ 按照说明准备好您的血糖仪。
- ★ 用针刺您的指尖侧面而非指尖。因为那样会更疼痛，而且可能不会得到足够的血液来做测试。一些血糖仪可以从您的手掌或前臂获取血液样本。
- ★ 将一滴血放在试纸正确的位置之上。
- ★ 用干净的棉球按在手指刺血处，这将有助于止血。
- ★ 根据您的血糖仪指示获得测试结果。一些仪器只需几秒钟就能得到结果。
- ★ 记录您的测试结果。您和您的医生将使用此记录来判断您的血糖是否经常在正常范围之内。您的医生也将依据结果来决定您的用药方案是否需要改变。

您应该多久检查一次呢？

您需要至少每天检查您的血糖一次。如果您使用胰岛素，您可能需要每天检查几次。请务必与您的医生商量此事。

❤ 结果表示什么？

美国糖尿病协会建议糖尿病病人的血糖保持在一定的水平范围。您的医生可能会给您设置一个特定的血糖范围。例如，如果您怀孕并患有糖尿病，您的血糖范围是与未怀孕人群不同的。

❤ 影响测试结果的因素？

很多事情会影响您的测试结果，包括：

- ★ 食物的种类和数量。
- ★ 疾病或情绪紧张。
- ★ 吸烟。
- ★ 饮酒。
- ★ 药物，如避孕药和一些降压药。
- ★ 生病或受到伤害。
- ★ 运动。

什么是糖化血红蛋白?

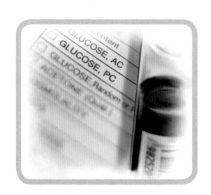

糖化血红蛋白测定是一种简单的血液检查,检查红细胞内滞留了多少糖,这种检查又叫做 HbA1c 检查,简称 A1c 检查。大部分医生都认为 A1c 检查是判断糖尿病长期控制水平的最佳方式。

♥ A1c检查的含义是什么?

检查结果代表过去三个月内糖尿病的控制情况,通过这项检查医生可以调整糖尿病治疗方案(如有必要)。

这项检查同样可以提示以后患上肾衰竭、眼病或者下肢麻木等疾病的可能性。A1c 水平控制正常可以降低这些疾病的患病风险。

检查结果通常是以百分数表示。

美国糖尿病协会建议糖尿病病人的糖化血红蛋白控制在 7% 以内。如果 A1c 超过了 7%,则建议医生调整糖尿病治疗方案。

为了降低糖化血红蛋白,血糖需要降低,而有些糖尿病病人血糖控制过低会带来危害,因此医生需要制订最佳和最安全的糖化血红蛋白控制目标。

♥ 隔多久测一次糖化血红蛋白?

如果患有糖尿病,医生也许会建议每 3 ~ 6 个月复查一次糖化血红蛋白,取决于糖尿病的类型以及血糖控制水平。一般来说,糖化血红蛋白一年检查 2 ~ 4 次。

可以咨询医生做这项检查的频率。如果您几次检查糖化血红蛋白控制水平都很好，则不需要频繁测定。

❤️ 糖化血红蛋白测定需要空腹吗？

无需空腹。可以在白天任何时段，甚至餐后做这项检查。

❤️ 为什么需要测定糖化血红蛋白？

假如您在家测血糖，您测定的是那个瞬间血糖的水平，血糖水平会随着饮食、运动以及药物的变化而变化。自我监测血糖可以帮助糖尿病的日常护理。例如，它可以帮助判断是否需要进食或者使用胰岛素。

糖化血红蛋白测试提供近三个月来的平均血糖水平。该结果不随饮食、运动以及药物的变化而变化，它可以帮助糖尿病的长期管理。假如糖化血红蛋白值很高，而某次血糖值测定正常，这通常表明，您需要在一天中的其他时段，如餐后检查血糖。糖化血红蛋白测试可以帮助医生判断总体治疗方案是否需要改变，它代替不了日常的血糖测试，但却提供重要的信息。

因此，每隔几个月测定一次糖化血红蛋白很重要。

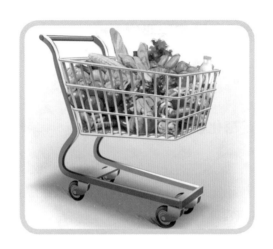

如果患有糖尿病，随着时间的推移，罹患心脏疾病等其他疾病的风险会增加，并且心脏病发作或卒中的概率会逐渐上升。

糖尿病病人中高胆固醇血症很常见。高胆固醇血症使血管阻塞，这对心脏是一种危害。

胆固醇筛查为何重要？

即使胆固醇很高，可能也不会有任何症状，因此需要定期检查血胆固醇，这是避免糖尿病并发症的一个办法。胆固醇筛查可以帮助医生早期发现高胆固醇血症。

如果糖尿病合并高胆固醇血症，定期复查有助于：

★ 选择最佳治疗方案。

★ 观察实际胆固醇水平与胆固醇控制目标之间的差距。

★ 了解其他疾病风险，如心脏病。

如果正在服用降胆固醇的药物，定期检查有助于医生判断药物剂量是否需要调整。

记得询问医生隔多久复查，这取决于年龄以及胆固醇水平。

💓 胆固醇如何检测?

胆固醇测定通过抽血完成。血样从手臂通过细针和试管抽取,扎针时可能会有刺痛。

根据胆固醇检测形式不同,检测前需要空腹 9 ～ 12 小时(可以喝水)。

医生需要了解近期的用药,因为药物或许会影响检测结果。

💓 检测结果的含义是什么?

血脂检查结果显示不同种类的血脂的水平。包括:

低密度脂蛋白胆固醇:属于"坏"的一类,需要降低。高水平的低密度脂蛋白胆固醇增加心脏病风险。

高密度脂蛋白胆固醇:属于"好"的一类,需要提高。高水平的高密度脂蛋白胆固醇与心脏病风险降低有关。

总胆固醇:需要降低。

三酰甘油(甘油三酯):一种脂质,同样需要降低。高三酰甘油同样增加心脏病风险。

如果在其他地方进行了胆固醇筛查,请咨询医生,讨论结果的准确性。

> 筛查结果可以帮助医生了解您患心脏病或卒中的风险。

为什么要检测酮体？

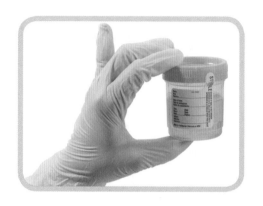

　　假如机体内胰岛素不足，即使血糖很高，机体也无法利用葡萄糖，此时体内会通过分解脂质来供能。脂质被分解成一种酸，如果堆积在体内就会引发重要脏器的严重问题，这种酸称为酮体。当酮体升高，肾就会将它排入尿液。尿中含有大量酮体是糖尿病酮症酸中毒的信号，这是胰岛素缺乏的一种严重情况。

何时检测酮体？

- ★ 胃部不适、呕吐或腹痛时。
- ★ 疾病或感染时。
- ★ 脱水时。
- ★ 血糖高于16.6mmol/L（300mg/dl）时。
- ★ 错过服用降糖药时。
- ★ 有明显的高血糖症状时。
- ★ 怀孕时。怀孕期间记得询问医生酮体检测的情况。

高血糖的症状

　　如果**血糖轻度升高**您会感觉口干和多尿，尤其在夜里。皮肤可能会变得干燥和发热。如果**血糖中度升高**，呼吸可能加速加深，呼气可能会有水果味，食欲可能会下降，有胃痛和呕吐，坐或站立时会感觉头晕虚弱，尿量也许会减少，尿色也许会加深，视物变得模糊。如果**血糖严重升高**，您的呼吸会变得很快很深，有强烈的水果味，疲倦，虚弱，甚至晕厥。心率会加快，脉搏会变得虚弱。这种情况非常危险。

❤ 如何检测酮体？

可以通过试纸片或药片来检测尿酮体。

> ★ 在清洁容器内收集尿液标本。
> ★ 按照试剂盒的说明书来操作。
> ★ 如果试纸条颜色改变，或者药片滴入样本后，尿样颜色改变，则提示尿里有酮体。测试结果的范围从阴性至最多4＋或者是由低到高。阴性结果表示尿里没有酮体。如果酮体测试显示酮体水平在2＋或者是中等量，立即与医生联系，如果您开始感觉意识模糊即刻拨打"120"或其他急救电话。

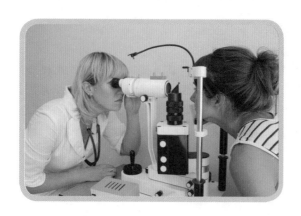

散瞳检查可以让医生检查到眼底,这项检查可以发现糖尿病视网膜病变等疾病。检查之前,医生会使用滴眼液使您的瞳孔扩大,这使得眼底检查更加容易。滴眼液完全散瞳大约需要 15 ~ 20 分钟。医生可能也会使用某种眼药水让双眼麻痹。

💙 什么人需要做眼科检查?

每个糖尿病病人都应该定期检查眼睛。糖尿病可引发视力下降甚至失明等问题。糖尿病患病时间越长,就越容易发生眼部病变。发现眼睛有问题时,也许眼部损害已经很久了。系统性检查可以早期发现问题,早期治疗可以帮助保护视力。

糖尿病病人青光眼风险也会增加,因为眼内压力增高,这可能导致失明。眼部检查可以发现该问题。

💙 多久检查一次?

糖尿病病人每年检查一次,或者频率还应更高(如果医生建议的话)。

如果眼部检查正常,医生可能考虑每 2 ~ 3 年而不是每年复检。但如果已经诊断糖尿病视网膜病变,则需要较频繁地检查。

眼科检查由谁来操作?

眼科医生: 眼科医生是诊断和治疗眼部病变、眼部外伤的医生。

执业验光师: 验光师是诊断和治疗视力问题和眼部疾病的健康专家。他们也可以常规检查视力并且配眼镜或隐形眼镜。验光师并不是医生,但许多验光师可以帮您进行筛查,只要您还未患上糖尿病视网膜病变。

散瞳检查之后会有怎样的反应?

散瞳剂会让您的眼睛有一阵刺痛感,口里会有药水味。检查后眼睛聚焦能力会下降并持续 6 小时,视近物通常比视远物更受影响。眼睛或许会畏光,戴墨镜有一定帮助。检查后数小时内请不要驾车。

如何进行尿微量白蛋白检测?

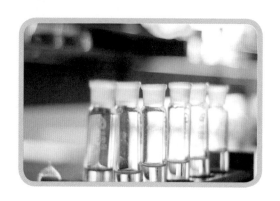

糖尿病可引起肾脏问题,或称为糖尿病肾病。此项检查可以检测肾损害的标志——尿微量白蛋白。微量白蛋白是一种通常在血液中存在的蛋白质。微量白蛋白尿表示尿液中存在少量的但却大于正常值的微量白蛋白。这是肾脏出问题的信号,需要早期发现。

❤ 什么导致微量白蛋白尿?

微量白蛋白尿最常见于糖尿病肾损害。然而,许多其他的疾病同样可引起肾损害,如高血压、心力衰竭、肝硬化和狼疮等。

❤ 为什么需要检查尿微量白蛋白?

尿液中白蛋白水平升高表示肾处于高压力状态,或已经受损。早期发现肾损害非常重要,因为尽快治疗有助于维持肾的正常功能,并阻止损害的加重。

怎样做这项检查?

有下面几种方式:

> ★ 随机尿。这种方式最常见,尿样可以随时留取,通常是清晨第一次排尿后。
> ★ 24 小时尿。

★ 特定时段尿，比如 4 小时尿或夜尿。

有可能要通过多次检查才能准确评估肾的功能如何。

❤ 多久检查一次？

美国糖尿病协会建议糖尿病病人定期检查尿微量白蛋白。

★ 2 型糖尿病病人，初诊时检测，之后每年复查。
★ 1 型糖尿病病人，初诊 5 年之后每年复查。
★ 不论何种类型的糖尿病，怀孕时检查频率可以向医生具体咨询。

❤ 检查结果的含义是什么？

医生会根据病人健康状况和其他因素综合评判检查结果。

当肾已经不正常，漏出大量蛋白时，医生可能会更频繁地让您验尿来评估肾损害。

当肾漏出的蛋白量特别大时，表明已患肾病很久了。

如果糖尿病病人 3～6 个月内有 2～3 次尿微量白蛋白值升高，医生可能会怀疑肾损坏由糖尿病引起。若糖尿病病人尿蛋白阳性，医生也许会开始应用特定药物。护肾药物加上良好的糖尿病控制，是避免肾损害加重的最好方法。

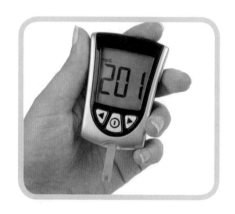

如果患有糖尿病（尤其是 1 型糖尿病）则有糖尿病酮症酸中毒的风险，这是一种高危疾病，发生于机体没有足够的胰岛素以利用血糖供能，而消耗肌肉和脂肪组织，这使得脂肪转化为脂肪酸，再转化为另一种酸，即酮体。当酮体堆积在血液内，机体的化学平衡就会被破坏，如果没有及时处理，那么糖尿病酮症酸中毒有可能导致昏迷，甚至死亡。

糖尿病酮症酸中毒发生于体内没有或几乎没有胰岛素而血糖很高时，这可发生于没有注射足够的胰岛素、感染或患上其他疾病的糖尿病病人；严重脱水同样能够导致糖尿病酮症酸中毒。

糖尿病酮症酸中毒主要发生于 1 型糖尿病病人，2 型糖尿病病人发生率稍微低一些。

糖尿病酮症酸中毒的症状

包括：

★ 皮肤潮红、皮温高，皮肤干燥。

★ 呼吸带有强烈的水果味。

★ 食欲下降，腹痛，呕吐。

★ 烦躁不安。

★ 呼吸加快、加深。

★ 困倦感。

★ 嗜睡，醒来较困难，或儿童日常活动时变得注意力下降。

如何预防糖尿病酮症酸中毒

★ 按时按量注射胰岛素及服用其他降糖药物。

★ 餐前及睡前测血糖，或按医嘱测血糖，这是早期发现血糖升高并且及时处理的最佳方式，依靠症状去发现该病并不可取。

★ 教给与您一同工作、生活、学习的人如何测血糖。让他们知道如何在您自己无法测血糖的时候帮您测血糖。

★ 随时携带疾病识别卡，在病情严重以至于无法说话时，疾病识别卡会发挥重要作用。

★ 血糖过高以及尿酮体测试阳性时不要运动。

★ 平衡饮食使热量、碳水化合物平均分配到整日的饮食中，这可以帮助您控制好血糖。

★ 生病时：

　☆ 按时注射胰岛素及服用降糖药。如果饮食和进水有麻烦，也要随时携带药物。如果因呕吐无法服用降糖药物，及时与医生联系。如果您使用胰岛素，继续按医嘱注射胰岛素，但是当血糖没有明显改善时则需要联系医生。

　☆ 多喝液体，如水、肉汤以及无糖苏打水。如果您有脱水的症状（眼球下陷、口干、少量黑尿），即刻联系医生。

　☆ 尽量保持饮食定时、定量。

　☆ 至少每 3～4 小时测一次血糖，如果血糖升高过快则测血糖的频率要更高。如果血糖升至 13.3mmol/L（240mg/dl），或者超过了您和医生商定的最高值，则遵照此前的医嘱处理。如果医生没有告诉您高血糖时需要注射多少胰岛素，则联系医生。

★ 如果血糖升高，每 4～6 小时验一次尿酮体，尤其是血糖超过了 16.6mmol/L（300mg/dl），如果尿中酮体超过了 1＋或者提示中等量酮体则及时与医生联系。如果患 2 型糖尿病，可以在血糖超过了 16.6mmol/L（300mg/dl）时，再测酮体。可以进一步咨询医生何时测酮体。

★ 如果血糖超过了 16.6mmol/L（300mg/dl），则定期测体重、量体温、测呼吸频率以及脉搏。如果体重下降，而体温、呼吸频率和脉搏都上升了，及时与医生联系，否则病情会恶化。

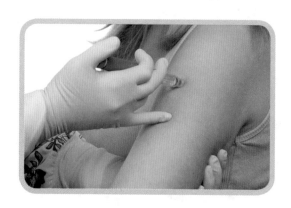

　　高血糖是指血糖太高。如果您忘记服降糖药、吃不健康食品或不锻炼，高血糖就可能发生。疾病、应激反应和激素也可以导致血糖上升。有些人没有明确的原因也会出现高血糖。

　　如果使用胰岛素，那么定期查血糖是非常重要的。2 型糖尿病病人血糖的升高通常是很缓慢的，而 1 型糖尿病病人血糖则升高得较快。

　　如果患有 2 型糖尿病，也许需要很长时间血糖才会升至特别高。因此，防止血糖飙升以及预防紧急事件是完全可以做到的。

❤ 高血糖的表现

轻度高血糖的表现：

> ★ 口渴、多尿。
>
> ★ 皮温高、皮肤干燥。

中度高血糖的表现：

> ★ 呼吸急促、大口呼吸。
>
> ★ 呼吸带有水果味。
>
> ★ 腹痛、食欲下降、呕吐。
>
> ★ 眩晕、乏力。
>
> ★ 尿量减少。

★ 视物模糊，并逐渐加重。

★ 困倦、嗜睡。

严重高血糖的表现：

★ 心率加快，脉搏较弱。

★ 气急、气喘，呼吸带有强烈水果味。

★ 极度困倦和乏力。

★ 晕厥、昏迷。

如何预防高血糖

★ 列出 1 份糖尿病症状的表格，张贴在显眼处。让他人也了解糖尿病症状以及处理办法，以应对紧急事件发生。

★ 常测血糖，尤其当生病或正常生活规律被打乱时。

★ 教给与您一同工作和生活的人如何测血糖。

★ 随身携带疾病识别卡或药品信息卡。

★ 制订计划。向医生咨询胰岛素用量，它取决于血糖水平。

★ 遵医嘱用药。未经医生许可，不能漏服降糖药或漏打胰岛素。

★ 勤饮水，尤其当血糖很高时。

如何处理高血糖

如果血糖超过 19.4mmol/L（350mg/dl）：

★ 重测血糖确保数据无误。

★ 测体温。若 ≥ 38 摄氏度（或 100 华氏度），立即与医生联系，或按您和医生共同制订的应急计划执行。

★ 如果按上述计划执行以后血糖依然很高：

☆ 若无症状，则立即与医生联系，或按照您和医生共同制订的下一步应急计划执行；

☆ 如果您有严重的症状，即刻拨打"120"或当地急救电话；

☆ 如果血糖恢复正常，则按照您的日常糖尿病计划执行。

如果血糖在 13.9 ～ 19.4mmol/L（250 ～ 350mg/dl）之间，且在使用降糖药或胰岛素：

- ★ 若忘记服用降糖药或忘记打长效胰岛素，则补回用药。
- ★ 若使用胰岛素，而您与医生未制订应急计划，则与医生联系寻求建议。
- ★ 饮水或饮用无热量的液体。避免饮咖啡、酒精、苏打饮料等一切高热量饮品。
- ★ 如果医生有交代，检测尿液中的酮体。当尿中酮体为 1 ＋或中到大量，立即与医生联系。
- ★ 若体温超过 38 摄氏度（或 100 华氏度），立即与医生联系，或按医生交代的计划执行。
- ★ 打完胰岛素后 30 分钟或者服降糖药后 1 小时复测血糖：
  - ☆ 若血糖下降，则按照您的日常糖尿病计划执行；
  - ☆ 若血糖未降，或继续升高并且出现严重症状，即刻拨打"120"或当地急救电话；
  - ☆ 若血糖未降，或继续升高但未出现症状，立即与您的医生联系。

如果血糖在 13.9 ～ 19.4mmol/L（250 ～ 350mg/dl）之间，并且未用药：

- ★ 不要吃含糖或碳水化合物的食品。
- ★ 饮水或饮用无热量的液体。避免饮咖啡、酒精、苏打饮料等一切高热量饮品。
- ★ 如果医生有交代，检测尿液中的酮体。当尿中酮体有 1 ＋或中到大量，立即与医生联系。
- ★ 若体温超过 38 摄氏度，立即与医生联系，或按医生交代的计划执行。
- ★ 若有严重症状则立即复测血糖。如果血糖未降，则与医生联系。
- ★ 若无症状则 30 分钟后复测血糖。如果血糖未降，则与医生联系。
- ★ 若血糖慢慢恢复正常，则按照您的日常糖尿病计划执行。

如果血糖超过了目标值，但小于 13.9mmol/L（250mg/dl）：

- ★ 若该情况经常发生，则检查是否按时服药，是否做到饮食控制。如果是，则咨询医生。您可能需要调整药物治疗方案。
- ★ 若医生未给出明确的血糖控制目标，则遵循以下目标：
  - ☆ 餐前血糖 3.9 ～ 7.2mmol/L（70 ～ 130mg/dl）；
  - ☆ 餐后 1 ～ 2 小时血糖小于 10mmol/L（180mg/dl）。

糖尿病有哪些长期问题？

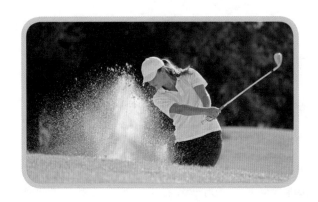

如果您有糖尿病，您也存在患其他健康问题的风险。如果您的血糖水平长时间保持在高水平，这种风险将更大。高血糖会损害您的眼睛、神经、肾和血管。一般，您的血糖值越高，持续时间越长，则产生其他健康问题的风险越高。血糖水平越接近正常，并发症的风险越低。

哪些健康问题是糖尿病引起的？

糖尿病视网膜病变

糖尿病会损伤视网膜上的小血管，而视网膜是眼睛发送图像到大脑的一部分。这就是所谓的视网膜病变。它可以导致视力低下或失明。

视网膜病变通常不首先引起症状。当您有症状时，可以包括视物模糊、视物扭曲或阅读困难；您可能有飞蚊症，即有阴影或重影等症状；您可能会看到闪烁的光；您也可能没有症状，直到视网膜病变已经很严重。定期到医生那里检查您的眼睛。越早知道这件事，越容易防止视力丢失。

糖尿病视网膜病变不能治愈，但控制糖尿病可以防止其恶化。如果您的视网膜损伤得不是很严重，激光治疗或手术可以帮助预防更多的视力减退。

糖尿病神经病变

随着时间的推移，糖尿病高血糖会损伤您的神经，这就是所谓的糖尿病神经病变。它会影响以下神经：

触觉神经、感觉神经和位置觉神经，尤其是那些脚部和腿部神经。神经越长，越容易被糖尿病损坏。这可能导致严重的足部问题，如褥疮、感染、骨和关节畸形。这是神经病变的最常见形式。您可能会：

★ 双脚、双手或身体的其他部位有刺痛感、紧缩感或灼热感。
★ 有麻木感或感觉减退，最常见于脚部。
★ 感觉虚弱，失去平衡感和协调感。

自主神经系统。包括控制心率、血压、体温、视觉、消化及其他功能的神经。如果这些神经受损，您可能会：

★ 有明显的消化问题，如腹胀、胃灼热或腹泻。
★ 晚上或在进食特定食物时出汗很多。可能还有轻微出汗，尤其是在脚部和腿部。
★ 小便失禁。
★ 性问题，如男性勃起功能障碍或者女性阴道干燥问题。
★ 站立或坐位时感觉头晕无力。
★ 未意识到的低血糖。

一根神经或一组神经。这可能会导致肌肉无力和疼痛，主要在手腕、大腿或脚部。也可能会影响人的背部、胸部神经以及控制眼部肌肉的神经。这些极少发生的症状偶然突然发生。您可能会有：

★ 身体的一侧有疼痛感或无力感，如腕、腿或脚部。
★ 一只眼睛周围有疼痛、难以移动眼睛或者双眼视物有重影。

糖尿病神经病变不能治愈，但您可以通过保持血糖在目标范围内防止神经病变恶化。您的医生可能会建议用药物或物理疗法来减轻疼痛。照顾好您的脚以避免足部感染。

糖尿病肾病

糖尿病肾病是由长时间的高血糖引起的肾损害。糖尿病肾病会影响肾过滤液体，它会让本应留在血液中的蛋白质进入尿液中。如果不及时治疗，这可能会导致肾衰竭。

为了尽早发现糖尿病肾病，医生会做一些评估肾过滤血液的功能的检查，以及监测有多少蛋白质在您的尿液里。

糖尿病肾病起初可以是无症状的。微量白蛋白尿是肾被损伤的首个迹象。当肾不能很好地工作，您的血压可能上升，并可能有水肿，并首先表现在脚和腿上。

药物可以帮助降低血压和保护肾脏。健康食品、运动、限制饮酒、不吸烟，并把血糖保持在目标范围可以防止肾损害或预防肾病恶化。另外，可以跟您的医生或营养师聊聊大概摄入多少蛋白质是最适合您的。

心脏疾病

高血糖会损害您的动脉，加速脂肪和钙在血管壁上堆积，糖尿病病人出现高胆固醇血症的风险也更大。当这些发生在心脏的血管或冠状动脉上时，到达心脏的血和氧气将减少，这被称为冠状动脉疾病，或冠心病。冠心病可能会导致胸痛，甚至严重心脏事件。

为了治疗冠心病，您需要控制您的血糖水平，加强锻炼，避免吸烟，控制您的血压，并且保持健康、合理的膳食。

♥ 怎么能减少风险？

您能做的最重要的事情是控制您的血糖。要做到这一点，需要按照医嘱注射胰岛素或服用降糖药，经常检查您的血糖，遵循您的糖尿病饮食方案，坚持运动，定期复查。复查是非常重要的，因为您可能在日常生活中没有发现任何问题。越早采取针对性措施，您就越有可能避免并发症和阻止病情恶化。

什么是糖尿病视网膜病变？

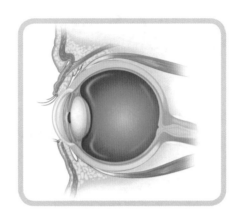

视网膜将图像信息传给大脑，而糖尿病可损害视网膜血管，这被称为糖尿病视网膜病变，它能引起视力下降甚至失明。

把血糖和血压控制在正常范围之内，就可以预防或延缓视网膜病变。

♥ 糖尿病视网膜病变的原因是什么？

高血糖损害视网膜的微血管。此时血管变得比较脆弱，通透性较高，蛋白质等其他物质就会从血管中漏出来。血管中还会形成凸起，这些凸起可以破裂，新的脆弱的血管就会在视网膜表面形成。这些异常血管若破裂，则血流入眼中，使视物混浊，也会在眼中形成瘢痕。

糖尿病时间越长，就越有可能发生糖尿病视网膜病变。

♥ 症状是什么？

随着时间的进展，糖尿病视网膜病变能引起视网膜肿胀，学名称为黄斑水肿。还可以引起另一种问题，叫做视网膜脱离。最终，视网膜病变将引起视力下降甚至失明。

> 也许眼部损害很严重时您才会发现。但是医生可以早期发现这些症状，并且早期治疗，预防视力受损。

💓 如何预防或延缓糖尿病视网膜病变？

可以采取以下措施：

★ 如果患有糖尿病视网膜病变，每年至少进行一次眼部彻底检查，包括散瞳后检查，这可以使医生看见眼底。如果未患糖尿病视网膜病变，每年眼部检查结果都正常，医生可能考虑每2～3年而不是每年复检。

★ 如果视力发生任何变化，请及时告诉医生。

★ 坚持健康饮食计划。不要挑食，每餐的碳水化合物摄入量要合适。限盐以保证血压维持在正常水平。营养学家可以帮您制订饮食计划。

★ 1周至少保证2.5小时的中等量活动时间，比如说一周内至少有五天每天保持30分钟的活动时间。做自己喜欢的运动。锻炼可以帮助您将胆固醇和血压保持在较低水平。可以咨询医生哪些运动对自己是安全的。

★ 严格按医嘱服药。如果对用药有疑问，请与医生联系。

★ 按医生交代的频次测血糖。尽量把血糖维持在控制目标以内。

★ 不要吸烟。吸烟提高诸多疾病的风险，包括糖尿病视网膜病变。

💓 该病如何治疗？

糖尿病视网膜病变无法治愈，但治疗能防止视力受损。

由于在眼部严重损害之前可能没有任何症状，所以早期发现非常重要。视网膜病变越早发现，治疗就越容易，并且治疗后视力得到保护的可能性越大。

激光治疗：能预防视力受损，只要在视网膜遭到严重破坏之前施行就可以。它的原理是去除视网膜内相对不重要的细胞，减少眼睛对血和血管的需求。这样新的、脆弱的血管就不会再生成。激光治疗的次数有限制，它预防视力损害的效果比治疗视力损害更好。

玻璃体切割术：眼底有出血或者视网膜出现脱离时需要进行玻璃体切割术。如果视网膜损害不严重，它可以帮助维持视力。手术还可以用来治疗严重的眼部瘢痕。

冷冻疗法：可以帮助血管收缩，或者使脱离的视网膜固定。它可以用于激光治疗之前，以清除眼内的渗血。

眼内注药：可以治疗视网膜肿胀。

随访：是治疗的重要环节。要定期复查，注意疾病的征兆，有问题及时与医生联系。

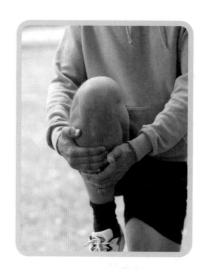

糖尿病周围神经病变是糖尿病的严重神经病变之一。它由控制痛觉、触觉、温度觉以及振动觉的神经受损而产生。

❤ 原因是什么？

随着时间的推移，高血糖使整个机体的神经受损。血糖越高神经被破坏的风险越大。而年龄越大，糖尿病病程越久，风险也会增大。吸烟和酗酒同样会加重该病的风险。

糖尿病周围神经病变通常首先影响最长的感觉神经，因此常常是脚部首先受影响。

❤ 症状是什么？

★ 双足、双手或身体的其他部位有感觉过敏、麻木、烧灼感、刺痛感。
★ 对于轻触及温度变化的敏感性可能有明显下降或明显过度的反应。
★ 虚弱感。
★ 平衡或调节能力下降。

尽管周围神经病变可以从身体的任何部位开始，但是它最常影响到下肢。痛觉下降和愈合能力的减退可以引起：

★ 骨关节畸形。

★ 足部老茧、水疱或溃疡。

★ 感染。

症状往往发展很慢，从几个月到几年。怀孕时症状可能加重。首先可能会感觉受影响部位轻微的烧灼感，如果血糖长期升高，烧灼感会加重，然后慢慢消失。之后会变为麻木感，这会使外伤变得容易被忽略。

足部小小的伤口，比如因为鞋的尺寸不合适造成的伤口，如果不加注意会变成大问题。感觉减退同样可以改变步幅，可能会造成骨关节的问题。如果足部问题未经治疗逐渐加重，那么小腿或者足有可能要截肢。

如果患有糖尿病，并且对足外伤很担心，请与医生联系。

♥ 如何处理？

糖尿病周围神经病变无法治愈，但是治疗能够延缓其发展，并且改善症状。

★ 把血糖控制在目标范围以内。非妊娠的成人，糖化血红蛋白一般需要控制在 7% 以下。

★ 每日检查双足，早期发现足部破溃、水疱和感染等，一旦足部出现病变立即就医。

★ 每次就医时让医生进行足部、关节检查，检查平衡感以及步态。

★ 每年请医生或足部专家进行至少一次全面的足部检查。这可以发现足部的感觉异常。

★ 最好让受过培训的专业人员来护理您的脚趾。脚趾周围的皮肤很容易发生破损，并可以引发严重的感染。

★ 药物、理疗、针刺疗法以及电疗有助于缓解疼痛。

★ 手也很容易受外伤，烹饪时请用锅柄隔热布并且避免接触热水。用身体温度觉较好的部位，如肘部来试洗澡水的温度。千万不要用脚来试水温。

★ 保持良好的生活习惯：

☆ 规律运动；

☆ 控制血压；

☆ 健康饮食；

☆ 不要吸烟；

☆ 限酒。

饮酒如何影响糖尿病?

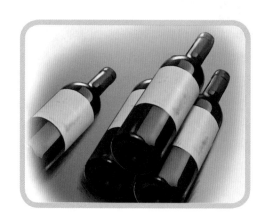

糖尿病病人需要谨慎饮酒。饮酒前,请考虑:糖尿病是否控制良好?是否明白饮酒对自己的影响?有没有高血压或糖尿病周围神经病变或糖尿病眼部病变?

如果糖尿病正处于控制中,没有其他健康方面的问题,偶尔饮酒问题不大。了解饮酒对身体的影响有助于您作出正确的选择。

💜 酒精对您有何影响?

如果糖尿病病人正在服用降糖药,饮酒可能导致低血糖。低血糖发生的过程如下:正常情况下,血糖下降时,肝会把体内储存的碳水化合物转化为糖并释放入血,这就可以使血糖保持稳定。饮酒时,肝需要首先把酒精尽快清除,然后才会把糖释放入血。因此,如果开始饮酒时血糖就在下降,那么也许后面会降得更多,这会引发严重的低血糖。

为了避免低血糖,可以在用餐或吃零食时适当饮酒。千万不要空腹饮酒,空腹时即使只喝 2 杯酒都会导致低血糖。

运动后饮酒同样会引发问题。运动本身就能降低血糖,如果喝酒使得肝无法把糖释放进血液,血糖就会更低。

💜 可以喝多少酒?

与医生商量,找出最佳量。

如果在服用降糖药，自己一定要明白饮酒是否安全。记住：降糖药会把血中的糖清除。如果肝因为酒精而无法输出糖，血糖就会进一步下降。

如果肝由于肝炎或肝硬化受到损害，那么机体产糖就会更加困难，而酒精使肝损害雪上加霜。

一般来说，女性糖尿病病人饮酒量控制在每天就餐时最多 1 份；男性糖尿病病人饮酒量控制在每天就餐时最多 2 份。以下酒量代表 1 份：

★ 1 瓶 340ml 的啤酒。

★ 1 杯 140ml 的红酒。

★ 42ml 烈性酒，如杜松子酒、威士忌或朗姆酒的混合饮品。

灵活选择酒类。如果喝烈性酒，请注意同时喝一些白开水或碳酸饮料来缓冲。而如果这些缓冲的饮品中含糖，请注意记好其碳水化合物的量。尽可能选择酒精含量较低的酒类，如低度啤酒或干葡萄酒等。或在酒中加苏打水以稀释缓冲。

如果喝酒了，请在上床睡觉之前测试血糖。可以在睡前吃点零食，这样睡眠时血糖就不会降低。

过度饮酒时间长了会损害肝。一旦肝受损，机体生糖就会更加困难。这会使糖尿病更难控制。

❤ 哪些人需要禁酒？

★ 周围神经病变病人禁酒。喝酒会使神经病变恶化，同时加重疼痛、麻木以及其他症状。

★ 高血压病人禁酒。

★ 糖尿病眼部病变病人禁酒。

★ 高三酰甘油（甘油三酯）血症病人禁酒。饮酒会升高三酰甘油（甘油三酯）水平。

★ 怀孕、准备怀孕、哺乳期病人禁酒。

如果正准备控制体重，请注意酒精不提供任何营养。

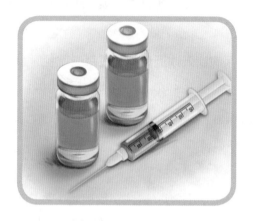

胰岛素是一种激素，可以使糖进入细胞以供能。当体内不能生成足够的胰岛素，那么血糖就会变得很高，这就是糖尿病病人出现的情况。这时也许需要额外注射胰岛素。

> 每种胰岛素都有特定的作用时程，并受许多因素影响，包括运动、饮食和疾病。有些药物、精神紧张、胰岛素用量和注射部位也能影响胰岛素的作用。

胰岛素由不同的公司生产。每次购买胰岛素时，请确认是同种胰岛素（除非医嘱有变化）。

❤ 不同种类的胰岛素

超短效胰岛素 作用时间很快，它是一种清亮液体。这种类型的胰岛素与机体自身分泌的胰岛素作用模式最相近。

短效胰岛素 可迅速降低血糖，作用消失时间比中效或长效胰岛素短。它也是一种清亮液体。

中效和长效胰岛素 都可以作用很长时间。有的看起来像白色牛奶状，有些也是清亮的。

❤ 胰岛素的副作用

胰岛素最大的副作用是严重低血糖。严重低血糖可在速效胰岛素注射 10 ～ 15 分钟内发生。当胰岛素与其他降糖药物联用时，更易发生低血糖。

胰岛素可以使体重增加，这甚至更常见于已经超重的 2 型糖尿病病人。规律运动可以使体重降低，此时胰岛素的用量也会下降。

其他副作用也可发生，包括注射部位脂肪组织减少。过敏反应比较罕见。轻微过敏反应可引起注射部位肿胀和瘙痒；严重过敏反应可引起皮肤红疹，甚至呼吸困难。

类型	举例	外观	起效时间	作用峰值时间	作用时间
超短效胰岛素					
	赖脯胰岛素	清亮	5 ～ 15 分钟	30 ～ 90 分钟	3 ～ 5 小时
	门冬胰岛素	清亮	5 ～ 15 分钟	40 ～ 50 分钟	3 ～ 5 小时
	赖谷胰岛素	清亮	5 ～ 15 分钟	30 ～ 60 分钟	3 ～ 5 小时
短效胰岛素					
	普通胰岛素	清亮	30 分钟	1.5 ～ 2 小时	6 ～ 8 小时
中效胰岛素					
	低精蛋白胰岛素	浑浊	1 ～ 4 小时	4 ～ 12 小时	14 ～ 24 小时
长效胰岛素					
	甘精胰岛素	清亮	1 ～ 2 小时	基本无峰值	达 24 小时
	地特胰岛素	清亮	2 小时	基本无峰值	达 24 小时

如何注射胰岛素?

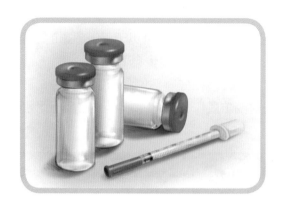

正常情况下，胰岛素由位于胃后部的胰腺分泌。而糖尿病病人胰腺不分泌或者无法分泌足够的胰岛素。缺乏胰岛素时，血糖会升高至危险水平。这种情况下，就需要注射胰岛素使血糖处于安全范围。

准备材料

把物品准备好。需要胰岛素注射器、瓶装胰岛素、酒精棉或已蘸好酒精的棉球。请把这些物品放在包里或物品箱内，这样无论去何处都能随身携带。胰岛素不能受高热，否则就会失效。

检查胰岛素瓶的标签和里面的胰岛素。首次使用胰岛素瓶时，记得在瓶上标注日期。胰岛素瓶使用 30 天后就得扔掉，因为胰岛素 30 天后也许会失效。

用肥皂和流动水洗手，烘干。

1. 双手轻柔地滚动胰岛素瓶，使胰岛素回温。双手滚动云雾状的胰岛素直至其变成白色絮状物溶解，此时胰岛素已被摇匀。

2. 用酒精棉或已蘸好酒精的棉球擦拭胰岛素瓶的橡胶盖（如果首次使用，则揭开橡胶盖上的保护膜），让酒精自然干。

3. 揭开胰岛素注射器针头上的橡胶帽。注意不要触碰针头。

4. 注射器回推，让与胰岛素剂量等量的空气进入注射器。

5. 把注射器针头插入胰岛素瓶的橡胶盖。推动注射器，使空气入瓶。这样的话，抽走胰岛素后瓶内依然可以保持相同的压力。

6. 拿起胰岛素瓶，注射器在下，回退注射器，使瓶内的胰岛素吸入注射器，注意让吸入注射器的胰岛素量稍大于所需注射的剂量。

7. 轻弹注射器外壁，使注射器中的气泡回到针头内，再把气泡推回瓶内，此时检查注射器内胰岛素的量是否为所需要量。

8. 将针头从胰岛素瓶上取出。现在就可以注射了。

> 如果视力欠佳，双手不灵便或无法准确抽吸胰岛素的剂量，需要提前找人帮助注射胰岛素。也可以使用特制的胰岛素笔，它不需要调配。这种笔需要在顶部安上一枚针头。可以根据所需的注射剂量转动胰岛素笔顶部的数值。胰岛素笔有各种类型，可能比瓶装胰岛素贵，但更便于使用。

❤ 如何注射

1. 清洁注射部位。如果注射前用酒精消毒皮肤，则让其自然干。让注射部位肌肉放松，以减少注射疼痛感。

2. 用拇指和另一只手指捏起注射部位的一小块皮肤。

3. 像握铅笔一样握住注射器，靠近注射部位，注射器与注射部位通常呈 90° 角。

4. 弯曲手腕，快速将针头全部插入注射部位。

5. 推动注射器，使胰岛素进入脂肪组织。

6. 针头从进入的角度拔出。如果稍有流血，不要揉，用棉球或纱布块按压注射部位。

7. 不要再次使用该针头。

❤ 注射部位的选择

胰岛素可以注入：

> ★ 腹部：距肚脐至少 5 厘米以外的部位。此为胰岛素最佳注射部位。
>
> ★ 大腿上部外侧：胰岛素在此部位吸收较慢，注射完毕立即运动则可以改善。
>
> ★ 上臂外侧：此部位注射常需要协助。
>
> ★ 臀部：此部位注射也常需要协助。

医生也许会建议每天在不同部位注射胰岛素，此被称为注射部位轮换。如果想轮换注射部位，请咨询医生，确保方法正确。可以更换部位，但每天的同一时间在同一部位注射。例如每天：

早餐时，在手臂上注射；

午餐时，在大腿上注射；

晚餐时，在腹部注射。

每次注射时，记得稍微调整注射点。每次在同一点注射可能会出现硬结或凹陷。比如，在右上臂选 5 个不同位置注射，再选 5 个左上臂的不同位置。

每次注射需更换胰岛素注射器和针头。

如何进行全面治疗？

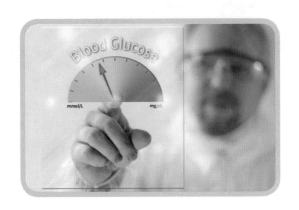

治疗糖尿病是一种挑战，特别是年龄增大时。为了正确护理，提前计划很重要。这可以帮助您安全、健康、独立地生活，如果有需要则及时求助他人。

> 糖尿病可以引起眼、心脏、血管、神经以及肾的病变。控制好血糖可以防止这些病变发生。您需要积极运动，健康饮食，按时用药，勤测血糖来做到这一点。

♥ 居家管理糖尿病

医生可以帮助您制订计划来治疗糖尿病，这个计划应该包括用药和用餐计划，血糖测试计划，同样应该包含高血糖或低血糖的应急处理，把计划书放在每日都能看到的地方。

居家安全

糖尿病可以引起周围神经病变和眼部病变，这可以让您变得容易受到外伤。高血糖以及循环不良可以让伤口变得更难愈合。

为了避免外伤需要做到：

> ★ 把家具、地毯和杂物收好，以防跌倒。
> ★ 热水器温度不宜过高，用淋浴温度测试计或者身体温度觉正常的部位来感知水温，比如肘部。
> ★ 烹饪时握好锅柄隔热布。
> ★ 穿尺寸合适的鞋袜，不要赤足行走。

如果视力不好：

> ★ 药盒上贴上可感知的标志，记录血糖测试结果。
> ★ 日常用品上都放上尺寸较大的容易看见的卡片或者标签。每周整理药盒很有帮助。
> ★ 使用视觉辅助设备，如使用放大镜或者显示屏较大的血糖仪。

健康饮食

摄入健康食品比如全麦、瘦肉或蔬菜，每餐都需要包括各种营养素，并且提供合适的热卡以及碳水化合物的量。

医生和营养学家可以帮助计划饮食，如果自己不能做饭，则让提供健康食物的机构给您送饭。

多饮水，使尿液呈淡黄色或清亮。如果您有肾病、心脏病或者肝病则需要限水，如果您想增加饮水量，提前咨询医生。

定期复查和体检

定期复查有助于防止糖尿病引发的问题，复查包括：

> ★ **足部检查**：每日检查脚部是否有水疱、老茧、疼痛、麻木和刺痛。
> ★ **请专科医生规律进行眼科检查**：用于检查可以导致失明的眼部问题，每次复查可能都会检查眼睛。
> ★ **每3～6个月检查1次糖化血红蛋白**：以判断血糖的控制情况。高血糖会导致糖化血红蛋白升高。
> ★ **每6个月进行1次牙科检查**：咨询牙科医生如何进行日常牙龈护理。
> ★ **尿检**：每年复查以发现肾损害的线索。
> ★ **胆固醇检查**：可以帮助预防心脏病。低密度脂蛋白胆固醇，俗称"坏胆固醇"，应该低于2.58mmol/L（100mg/dl）。咨询医生隔多久查一次。
> ★ **常规测量血压**：以发现心脏病的症状。大多数糖尿病病人血压需控制在130/80mmHg以下。医生可以帮助您设定最佳的血压控制目标。

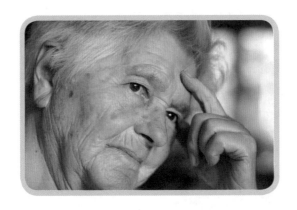

　　如果患有糖尿病，那么机体的其他疾病或心理压力可以使血糖升高，这很危险。身患流感或其他疾病时，身体会释放激素抵抗感染。而这些激素会升高血糖水平，使胰岛素或其他药物难以降低血糖。

　　与医生合作，制订一个生病时的病假计划。了解自己的血糖应处于怎样的水平，学会怎样在必要时调整胰岛素或降糖药物的剂量。如果查血糖或查尿酮体有困难，及时与医生联系。

　　把计划书置于就近的地点，计划中应包含联系或急救电话，以防夜里或周末需与医院联系。让家人也知道计划书的放置之处。

💓 生病了怎么办?

照常使用降糖药

★ 如果不能进食，或进食有困难，请与医生联系。

★ 生病也许会使血糖升高。如果呕吐无法服药，及时与医生联系。您可能需要调整胰岛素剂量。

★ 根据病假计划，把近期服用的降糖药以及是否调整药物剂量记录下来。必要时联系医生，可以将这些信息告诉他。

饮食

> ★ 进食种类和量应与平时相近。液体摄入量应增加，如水、肉汤、果汁等，以防脱水。
>
> ★ 如果血糖超过 13.3mmol/L（240mg/dl），多摄入无糖液体。
>
> ★ 如果不能正常进食，多喝液体，如汤、运动饮料、牛奶等。也可以摄入对胃刺激较小的食物，如香蕉、软米饭、薄饼干、苹果沙拉等。尝试每 3～4 小时摄入 50 克碳水化合物。比如，6 块薄饼干、1 杯（224ml）脱脂牛奶，半杯（112ml）橙汁，以上每种均含约 15 克碳水化合物。

测血糖

> ★ 每 3～4 小时测 1 次血糖。如果血糖上升较快，则测试频率需增加，包括夜间。如果血糖上升超过 16.6mmol/L（300mg/dl），则注射胰岛素（如果医生有交代）。如果和医生未商定病假计划中的额外胰岛素注射方案，及时与他联系以寻求帮助。

测酮体

如果注射胰岛素，每 4～6 小时测 1 次尿酮体，尤其当血糖超过 16.6mmol/L（300mg/dl）时。

医嘱外用药

若未得到医生许可，千万不要使用诸如镇痛药、减轻充血的药物、中草药或其他天然药物等一系列未经处方的药品。

♥ 何时与医生联系

如果认为需要急救，请拨打"120"或当地急救电话。比如下列情况：

> ★ 严重腹痛。
>
> ★ 呼吸困难。
>
> ★ 胸闷不适。

即刻就诊或寻求医疗救助，例如：

★ 根据病假计划已注射胰岛素但血糖仍高于 13.3mmol/L（240mg/dl）。

★ 口服降糖药，但餐前血糖仍高于 13.3mmol/L（240mg/dl），且持续时间超过 24 小时。

★ 呕吐，无法服药，致使血糖高于 13.3mmol/L（240mg/dl）。

★ 血糖低于 3.9mmol/L（70mg/dl），有低血糖症状，服含糖食品后症状无缓解。

★ 尿酮大于 2＋或中等量尿酮。

★ 不适、发热，数日症状无缓解。

★ 呕吐、腹泻超过 6 小时。

★ 呼吸急促。

★ 呼吸带有水果味。

★ 口干。

★ 尿色深。

★ 自己认为药物有问题。

糖尿病病人如何控制血压？

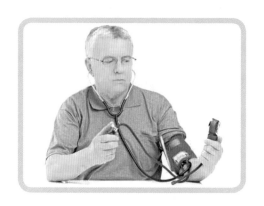

糖尿病病人患高血压很常见，高血压会损害心脏、血管以及身体的其他部分。

糖尿病病人罹患心脏疾病、卒中等其他疾病的风险显著提高。如果患有高血压，降压治疗可以帮助避免这些问题。控制血压是控制糖尿病的重要方式之一。

血压控制目标

即使血压很高也可以没有任何症状，所以一定要定期检查，医生可以帮助确定最佳和最安全的血压水平。

测量血压

定期测量血压可以帮助您和医生了解实际血压值与控制目标的差距。

如果您服用降压药，定期测量血压可以帮助医生判断是否需要调整剂量。

咨询医生隔多久测一次血压，您可以在看病时测量血压，医生也许也会让您在家测血压。许多药店都可以免费测血压。

健康的生活方式

健康饮食

健康饮食也可以帮助控制血压。咨询医生或者营养学家如何健康饮食。例如：

★ 吃低脂肉，并多吃水果、蔬菜、全麦、低脂制品，这叫做"用饮食方法停止高血压"。

★ 限盐。尽可能限制加工食品、咸的零食以及罐头汤。

★ 禁酒或限酒。

运动

适当运动有助于控制血压。

一周活动至少 2.5 小时，比如说一周内至少有五天每天保持 30 分钟的活动时间。可以做一些让心跳加快的活动，比如：

★ 散步或骑车。

★ 整理庭院，修剪草坪或花园。

★ 做家务劳动，比如扫地或除尘。

★ 游泳或者进行水中有氧运动。

控制体重

适当活动和健康饮食可以帮助控制体重，这有助于降低血压以及控制糖尿病。

❤ 降压药

除了生活方式的改变，有时也需要服用降压药来控制血压，包括：

★ **血管紧张素转化酶抑制剂**：这类药物可以降低血管紧张度，从而起到降压效果。

★ **血管紧张素 II 受体拮抗剂**：这类药物同样可以降低血管紧张度，如果服用血管紧张素转化酶抑制剂出现副作用，如咳嗽，则可以换用这类药物。

★ **利尿剂**：这类药物通过减少体内过量的盐和水起到降压效果。

★ **β 受体阻滞剂**：这类药物减慢心率，减少心脏的排血量，从而达到降压效果。

★ **钙通道阻滞剂**：这类药物通过降低血管紧张度和扩张血管达到降压效果。

您可能需要服用超过 1 种降压药物以达到目标血压值。您的医生可以根据血压情况调整药物种类和剂量。

糖尿病病人如何控制胆固醇?

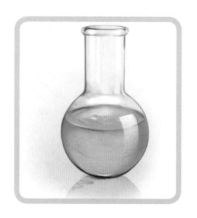

如果患有糖尿病，随着时间的推移，患上其他疾病，如心脏疾病和卒中的风险将会增加。

糖尿病病人胆固醇升高很常见。胆固醇升高容易使血管阻塞，从而让心脏病及卒中更易发生。若患有高胆固醇血症，降低胆固醇会让生命更健康、更长久。

> 如果您吸烟，同时有高血压、糖尿病、高胆固醇血症，那么心脏病和卒中的风险将会非常大。戒烟可使该风险降低。

♥胆固醇检测以及目标值

控制好胆固醇，很重要的一点就是明白自己的胆固醇水平是多高以及控制目标是多少。

胆固醇检测

即使血脂很高，也可以没有任何症状，所以定期检测胆固醇很重要。

医生根据抽血化验来确定胆固醇水平，这项检测可以验出不同种类的胆固醇的水平。

低密度脂蛋白胆固醇俗称"坏胆固醇"，水平越低越好；而**高密度脂蛋白胆固醇**俗称"好胆固醇"，水平越高越好；总胆固醇水平也需要降低。三酰甘油（甘油三酯）是另外一种脂质，同样需要降低。

胆固醇控制目标

可以咨询医生血脂的控制目标。糖尿病病人调脂治疗可能集中在降低低密度脂蛋白胆固醇，但医生可能会关注各项血脂水平。以下是一些基本原则：

胆固醇和三酰甘油（甘油三酯）目标	
胆固醇种类	目标
低密度脂蛋白胆固醇（坏胆固醇）	低于 2.58mmol/L（100mg/dl），或低于 1.81mmol/L（70mg/dl，若医生建议）
高密度脂蛋白胆固醇（好胆固醇）	男性高于 1.03mmol/L（40mg/dl），或女性高于 1.29mmol/L（50mg/dl）
总胆固醇	低于 5.17mmol/L（200mg/dl）
三酰甘油（甘油三酯）	低于 1.70mmol/L（150mg/dl）

♥ 改变生活方式

健康的生活方式有助于降低胆固醇水平。

咨询医生怎样实现健康的生活方式，内容包括：积极锻炼，低脂饮食，必要时减肥。

运动

运动可以帮助升高高密度脂蛋白胆固醇和降低低密度脂蛋白胆固醇，同时还可以帮助减肥。

★ 进行一项新的运动之前，咨询医生多大运动量是安全的。

★ 开始时慢一些，幅度保持于可承受范围之内。

★ 尽可能保证每周 2.5 小时的中等量运动时间。

★ 如果运动时出现胸闷和气短，即刻联系医生；有时气喘是因为您状态不佳，但也许是心脏病发作的信号。

★ 散步既简单又经济。找个同伴一同散步可以使您坚持下去。可以用计步器测步数，设定锻炼目标。

其他建议如下：

★ 做庭院或花园的修剪打理工作。

★ 和儿女或孙子（女）玩耍。

★ 骑车。

★ 有楼梯就爬楼梯（但老年人应注意膝关节受损问题）。

★ 游泳或进行水中有氧运动。

★ 加入健康俱乐部或散步俱乐部。

健康饮食

健康饮食对降低胆固醇非常关键。它也可以帮助减肥。治疗性饮食包括低胆固醇、低饱和脂肪酸和低反式脂肪酸饮食，包括：

★ 瘦肉、禽肉、鱼肉、干豆。

★ 蔬菜、水果。

★ 全麦、谷类。

可以和营养学家一起合作，共同制订健康饮食计划。

❤ 控制胆固醇的药物

他汀类药物可以降低胆固醇。这些药可以：

★ 减少体内胆固醇的生成。

★ 与生活方式的改变一起协助达到胆固醇控制目标。

★ 降低心脏病风险。

如果低密度脂蛋白胆固醇目标值是低于 2.58mmol/L（100mg/dl），医生也许会建议服用他汀类药物，以帮助达标。可以咨询医生其副作用。

同时医生也许会建议使用贝特类药物来降低三酰甘油（甘油三酯）水平。

按医嘱服药。如果认为服药出现问题，及时与医生联系，也许可以换药或减少服药剂量。

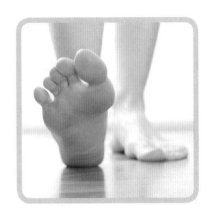

糖尿病可以损害身体的许多部位，包括贯穿至双脚的神经和血管。若能予以额外的呵护，就能防止外伤和感染。

不妨将检查双脚作为每日生活的必行之事。

为什么足部呵护如此重要?

因为随着时间的推移，糖尿病高血糖可以:

★ 损害足部神经，使得足部受到外伤时不容易被感知，这被称为糖尿病周围神经病变。

★ 损害全身血管，包括腿部和足部血管。小的割伤、溃疡，甚至嵌甲会使得愈合时间变长，更加容易感染。

如何呵护双足?

★ 至少每天一次检查您的脚，这是足部护理的最重要的部分。可以使用镜子来检查。如果视力不好，可以寻求别人的帮助。检查是否有颜色变化、水疱、脱皮或皮肤破损、鸡眼、老茧、疮和嵌甲。记录任何刺痛或麻木的部位。

★ 每天洗脚。用温暖但不烫的水洗脚。要洗脚的各个区域。轻轻拍干（而不要揉）脚，一定要把脚趾之间弄干。可以涂一薄层润肤液在脚上，但不是脚趾间。定期修剪趾甲，可以叫别人来帮忙，以免剪到趾甲周围的皮肤。

★ 穿合适的鞋和袜子。柔软的、有良好的支撑并且尺寸合适的鞋最佳，如网球鞋。带有更好的足弓垫的硬底鞋也可以买。可以先每天穿几个小时以慢慢适应新鞋。尽量穿无缝袜子。

★ 避免外伤。穿鞋之前，检查鞋子里是否有粗糙物。户外活动后检查双脚是否有水疱、割伤或刮伤。千万不要赤脚外出。

★ 每次复诊时让医生检查一下足部。医生也许会发现您所忽略的问题。

★ 每年请医生或足部专家进行至少一次全面的足部检查，这可以发现足部的感觉异常。

★ 早期治疗足病。即使足部仅有小问题，也要咨询医生，除非医生之前已经告诉您碰到这些问题时应该如何处理。如果需要特殊处理，医生也许会建议您行足部手术或矫形手术。有时表面看起来像小问题，也许会引发严重后果。

💓 如何避免外伤？

每次都穿合脚的没有损坏的鞋。如果不想把外面的鞋穿入室内，就在室内穿鞋底较硬的支撑较好的拖鞋。把鞋子或拖鞋放在床旁，下床后就穿好鞋。经常检查一下地板和行走区域有没有障碍物或容易引起跌倒的东西。

夜晚如果感觉脚底冰凉，就穿好袜子。

不要使用偏方来治疗足部问题，这也许会雪上加霜。

冰敷或热敷治疗脚伤时要小心。患糖尿病时脚感知温度变化的能力较差，可能会加重病情。

脚尖受阳光暴晒时请用防晒霜。

游泳时，请穿好海滩防护鞋或冲浪防护鞋。在公共浴室或浴池洗澡时请穿好淋浴鞋，以防止足癣（脚气）、跖疣和其他传染性问题。

如果您有神经病变，用身体温度觉较好的部位（如肘部）来试洗澡的水温。千万不要用足来试水温。

💓 咨询医生。

如果阅读以上信息后，您觉得自己有足部问题需要治疗，请预约医生。

 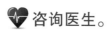

糖尿病病人如何治愈伤口?

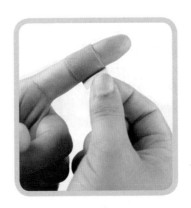

　　糖尿病病人处理好伤口特别重要。糖尿病病人伤口更难愈合，更易感染，因为高糖状态会使免疫系统受损。白细胞可以杀灭细菌和真菌等引发感染的因素，但高血糖会影响白细胞的正常工作。

　　如果受了外伤，请严格遵守治疗计划，并照顾好自己。这样可以使伤口尽快愈合，并抵御感染。

隔多久找医生复诊?

> ★ 首先按预约的计划复诊。
> ★ 如果对外伤有疑虑，随时与医生联系。

　　仅从外表观察往往很难估计损伤的严重程度。医生常常需要做全面检查来决定您需要接受怎样的治疗或者判断治疗效果如何。

如何促进伤口愈合?

> ★ 严格遵循医生的治疗计划，包括清理伤口的方式。如果有疑问，立即联系医生。
> ★ 把血糖稳定在控制目标以内。
> ★ 禁止吸烟。

★ 健康饮食。机体需要营养以促进伤口愈合。

★ 保持创面清洁，以避免感染。

★ 不要使用聚维酮碘或过氧化氢，它们能损伤和干燥受损组织。如果医生建议，可选择湿抗生素软膏代替。

★ 受伤时，尽量避免伤口负重。

如果在使用抗生素，请规律使用，不要随意断药，时刻遵医嘱用药。过早停止抗生素治疗可能会导致严重的问题。

❤ 何时联系医生？

如果有新发症状、改变或感染症状，联系医生。例如：

★ 损伤区域疼痛、肿胀、发红或发热。

★ 有红条纹从损伤区域延伸。

★ 有脓液排出。

★ 发热或寒战。

有些问题需要即刻处理，如感染。看似简单的问题可能很快变得非常严重，尤其是有足部损伤时。如果有感染，医生可能让您服用抗生素或通过手术清除损伤组织。

如果对治疗方案有疑问或遇到麻烦，联系医生。

如何应对胃轻瘫？

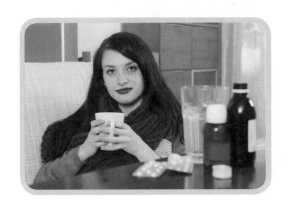

进餐后，胃一般在 1.5 ～ 2 小时后排空。患有胃轻瘫时，胃排空的时间将会延长，这会引起腹痛、腹胀、嗳气、打嗝、胃灼热、恶心、呕吐、食欲下降以及其他问题，这些症状也许会反复。它们通常发生于餐时或餐后。胃轻瘫时，也许只吃一点食物就有饱腹感。在家通常也能处理胃轻瘫。

胃石是一种与胃轻瘫相关的罕见情况。这种情况下，食物长期滞留于胃内，以致形成硬块。这会引起食物在胃内阻塞。

胃轻瘫的原因是什么？

胃轻瘫发生于胃神经作用异常时。糖尿病是这种神经损伤的最常见原因。胃轻瘫时，食物可以滞留于胃内很长一段时间。当食物最后进入小肠而被吸收后，血糖水平就会升高。您无法预测胃何时会排空，这就使血糖更难控制。虽然可能很难，但把血糖保持在控制目标以内可以帮助缓解症状。

得了胃轻瘫，您可能需要饭后服用降糖药，必要时可能需要饭后注射胰岛素。

可以在家做到的事：

把普通三餐改为少量多餐。

吃纤维素和脂肪含量较低的食物。

如果医生建议，服用促进胃排空的药物（促胃动力药）。

严格监测血糖。控制血糖水平可以缓解症状。

❤ 何种情况联系医生？

★ 严重腹痛，或腹痛持续 24 小时以上无缓解。

★ 消化道症状越来越严重或越来越频繁。

★ 血糖控制不佳时。

★ 吞咽困难，或有梗阻感。

★ 便秘超过 1 周，经过治疗也无缓解。

★ 有新发症状。

★ 对药物有疑问。

★ 有其他问题或疑虑。

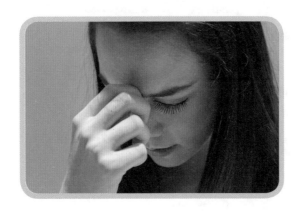

低血糖是指血糖低，机体（尤其是大脑）不能得到足够的能量。如果注射过量的胰岛素、误餐或者服用过量的降糖药物，血糖就会明显降低。

💜 低血糖的症状是什么?

警惕以下低血糖早期症状：

★ 恶心。
★ 饥饿感。
★ 感觉紧张、暴躁或不安。
★ 皮肤湿冷。
★ 未运动时出汗。
★ 心跳加速。
★ 思考有困难。
★ 焦虑不安。

倘若睡眠时出现低血糖，伴侣或其他亲属会注意到您出汗或行为异常。夜间低血糖症状包括：

★ 辗转反侧。
★ 发出怪异的声音。
★ 企图下床或不经意滚下床。

★ 梦游。

★ 梦魇。

★ 出汗。

如果出现夜间低血糖，晨起时可能出现头痛症状。

💓 如何预防低血糖？

★ 预防低血糖最重要的方法就是每日勤测血糖并且遵从医嘱。尤其当有低血糖史时测血糖显得极为重要。

★ 少量多餐，这样餐与餐之间不会感觉很饥饿。不要误餐。

★ 额外运动则要多进食。不是每个人运动后都会出现低血糖，因此可以在运动后测试血糖，看它如何变化。如果血糖仍保持在正常水平，则不必运动后进食。

★ 记录低血糖出现频率，包括上次进食的时间和食物，这有助于查明低血糖的原因。

★ 让家人、朋友、同事了解低血糖的症状以及使血糖升高的处理办法。

★ 穿戴医疗腕带，让他人知道您有糖尿病。

★ 如果体重下降或有肾脏问题，咨询医生用药是否需要改变。体重下降和肾脏问题会影响机体对药物的代谢，药物过量会导致血糖明显降低。

💓 如何应对低血糖？

如果感觉到低血糖发生，摄入 15 克碳水化合物。15 分钟后复测血糖。以下食物含有 15 克碳水化合物：

★ 3 ～ 4 片葡萄糖片。

★ 3 块糖果。

★ 0.5 ～ 0.75 杯（110 ～ 170ml）果汁或苏打水。

★ 1 汤匙糖或 1 杯 224ml 脱脂牛奶。

如果进食后血糖仍低，继续进食。吃含糖的食品。15 分钟后再测血糖，若血糖恢复到控制目标以内，则按计划正常进食。若血糖仍低，则即刻联系医生。

可以申请备用胰高血糖素以防低血糖紧急事件。胰高血糖素是一种让血糖迅速升高的激素。如果您有严重的低血糖问题，咨询医生，让家人或经常与您在一起的人学会如何在必要时注射胰高血糖素。注意，只有在紧急情况下才允许注射。

何时与医生联系

有下列症状时（让朋友和家人也了解这些症状）请拨打"120"或当地急救电话。

- ★ 低血糖突然发作。
- ★ 晕厥（意识丧失）。
- ★ 进食含糖食品后低血糖症状无缓解。
- ★ 注射胰高血糖素后。

即刻就诊或寻求医疗救助，倘若：

- ★ 意识模糊、眩晕、头痛。
- ★ 乏力、困倦。
- ★ 站立、行走、言语困难。
- ★ 思考有困难时。

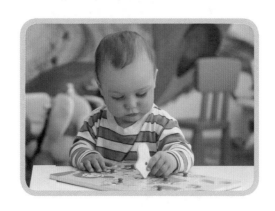

照顾糖尿病儿童有一定的困难。您需要实时关注很多方面，如提供健康的饮食、给予胰岛素、测血糖，并确保孩子保持活跃。考虑到这些，您就可能对送孩子到幼儿园有所顾虑了。

> 请记住，计划和沟通是关键。确保幼儿园老师了解如何管理您孩子的糖尿病。通过提前做好计划，就可以确保孩子保持健康。

❤ 制订治疗方案

您的医生可以帮助您给孩子制订出一个书面的糖尿病治疗方案。

确保所有照顾孩子的人都有这一方案。

治疗方案应包括：

★ 何时检查血糖和给予胰岛素。包括孩子的目标血糖范围和胰岛素的合适剂量。

★ 孩子低血糖和高血糖时通常会出现的症状。

★ 在高血糖和低血糖的紧急情况下如何处理，以及何时与您联系。

★ 何时给小孩喂食饭菜和零食，以及什么食物是最好的，包括参加派对和野营期间的说明。

★ 说明如何测试尿液酮体，以及如果尿酮体出现时如何处理。

★ 紧急联络电话号码，包括您的孩子的主要照顾者和医生的联系方式。

您需要向幼儿园员工提供所有照顾孩子所需的材料和设备，包括监测器和血糖测试用品、胰岛素、注射器、胰高血糖素（如果需要）以及测试尿酮体的用品。确保幼儿园员工知道如何使用它们。

当您留下孩子时，告诉幼儿园工作人员孩子之前的血糖读数和胰岛素剂量。当接到孩子时，工作人员应该告诉您孩子白天的血糖读数和胰岛素剂量。

确保您孩子的治疗方案中有糖尿病护理者及急诊护理者等看护者的名单及信息。您孩子的幼儿园应该配备一个成年工作人员及备用人员，该工作人员需具备以下条件：

★ 能够测试并记录孩子的血糖。

★ 知道如何处理高血糖和低血糖。

★ 接受过如何在需要时注射胰岛素和胰高血糖素的培训。

★ 可以测试孩子的尿液或血液酮体，并知道如何处理测试结果异常时的情况。

★ 了解孩子的膳食和零食时间表并可以提醒孩子及时进食。

您孩子应该有权限：

★ 在任何地方吃零食，包括教室。

★ 使用卫生间，并可及时饮用饮料。

★ 可以及时去看护士或其他医务人员。

★ 复查时可以不去幼儿园。

血糖紧急事件

高血糖或低血糖可能非常可怕，而且如果不及时治疗也可能是非常危险的。咨询您的医生，在高血糖和低血糖时如何处理。并将这个信息纳入到孩子的治疗方案之中。

高血糖的**预警症状**包括：

★ 视物模糊。

★ 小便较平时频繁。

★ 感觉非常口渴或饥饿。

低血糖**预警症状**包括：

★ 出汗。

★ 感觉摇摇欲坠、虚弱或头晕。

★ 感觉饿了。

年幼的孩子不像成年人，往往无法识别低血糖症状，这将使他们处于危险的低血糖紧急情况。在孩子血糖水平低的时候，应该避免独处。

为了防止血糖的紧急情况，经常检测血糖是非常重要的，并确保有可以快速转化为糖的零食。请确保孩子和工作人员在幼儿园环境中测血糖时都感觉舒适。

♥ 什么时候求救

在以下情况请拨打"120"或当地急救电话：

★ 您的孩子失去意识或者突然感到很困，这是一个低血糖的标志。
★ 您的孩子出现休克，他或她的口气闻起来有水果味，这是一个高血糖的迹象。

以下情况需即刻就医或立即寻求医疗护理：

★ 如果孩子低血糖，并且在吃过一些快速转化为糖的食物之后，血糖仍低于他或她的目标值范围。
★ 如果孩子高血糖，在进行过一系列的处理之后，血糖仍高于他或她的目标值范围。
★ 在护理者给您的孩子额外增加注射医生处方规定剂量的胰岛素之后，仍出现高血糖时。
★ 您的孩子出现高血糖，或者尿酮体检查显示多于2＋或出现中度或高度酮症表现。

糖尿病儿童的照顾——送孩子去学校的策略

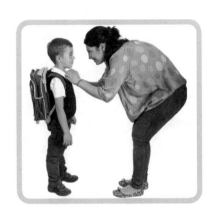

管理糖尿病是很难的，尤其是对儿童和青少年而言。在学校，有糖尿病可能会使您的孩子感觉自己与其他人不同或尴尬，尤其是在监测血糖和注射胰岛素时。

当孩子面临这些挑战时，尽您所能去帮助和支持他。提醒孩子糖尿病护理是非常重要的。让孩子向同学解释什么是糖尿病，为什么要注射胰岛素，血糖监测又是什么，这可能是有帮助的。

拥有一个良好的治疗方案可以使事情变得更容易。让孩子的老师、教练或者学校其他工作人员了解如何给予糖尿病治疗和如何处理血糖紧急情况。您可能要计划每年定期与学校的工作人员会面。

❤ 在校管理糖尿病

您的医生可以帮助您制订出一个书面的治疗方案。将这个计划给孩子的老师和教练或者学校任何一个与您孩子密切接触的工作人员。

该计划应包括：

★ 何时检查血糖和注射胰岛素。包括您的孩子的目标血糖范围和胰岛素剂量。

★ 孩子发生低血糖和高血糖时的症状。

★ 当发生高血糖和低血糖等紧急情况时，该怎么做，以及何时该联系您。

★ 什么时候可以给孩子进食或者吃零食，什么食物最好，包括进行校园活动或者外出游玩时应该注意的事项。

★ 测试尿液酮体时的注意事项，包括如果发生酮症应该怎么做。

> ★ 紧急联络电话号码，包括您孩子的监护人和医生的联系方式。

对于年龄较大的需要带胰岛素到学校注射的孩子，检查学校是否有关于学生携带自己的药品、针和血糖监测仪的规定。许多学校会使学生获得特别许可，或将物品存放在学校。

您的孩子应该有权限：

> ★ 在任何地方，包括教室、健身房，以及校车吃零食。
> ★ 使用卫生间，当需要时可以喝水或饮料。
> ★ 当需要时可以到学校护士或其他医疗人员处就诊。
> ★ 因预约医生复查而缺课。

给学校的工作人员所有材料和设备以便来照顾您的孩子，包括监测仪和血糖试纸、胰岛素、注射器、胰高血糖素（如果需要）和测试尿酮体的用品。确保学校工作人员知道如何使用它们。当您的孩子血糖偏低时可能需要他们帮助进行血糖和相关测试。

您孩子的治疗计划中应列出负责糖尿病护理和急诊护理的工作人员名单。学校应配备一个成年工作人员和备用人员，该工作人员需具备以下条件：

> ★ 能监测和记录孩子血糖。
> ★ 知道在高血糖或者低血糖时该做什么。
> ★ 培训过如何使用胰岛素和胰高血糖素。
> ★ 能测试尿酮体或血酮体，当结果不正常时知道该怎么做。
> ★ 知道您的孩子的膳食和零食时间表并可以提醒您的孩子何时吃零食。

血糖紧急事件

如果不及时治疗，高血糖或低血糖是非常危险的。当血糖非常高或者非常低时与您的医生谈谈。请确保这些信息在您孩子的治疗计划内。

高血糖的**预警症状**包括：

> ★ 视物模糊。
> ★ 尿频。
> ★ 感觉非常口渴或饥饿。

低血糖的**预警症状**包括：

★ 出汗。

★ 感觉摇摇欲坠、虚弱或头晕。

★ 饥饿感。

年幼的孩子往往无法像成人那样去识别这些症状，这使他们发生低血糖的风险更高。

当您孩子的血糖低时，学校工作人员应留在他或她身边，直到血糖恢复正常状态并且稳定后。

让您的孩子携带可快速转化成糖的食物，如葡萄糖片或果汁，在任何时候，都应防止低血糖的紧急情况。

❤ 何时寻求帮助

当出现以下症状时请呼叫"120"或当地急救电话：

★ 孩子无意识或突然很困，这是低血糖的征兆。

★ 孩子呼出的口气闻起来有烂苹果臭味，这是高血糖的征兆。

假如发生以下情况，立即带孩子就医或寻求医疗护理：

★ 食用一些快速转化成糖的食物后，血糖仍低于目标范围。

★ 按照解救步骤进行后血糖仍高于目标水平。

★ 孩子使用胰岛素后或者额外增加注射医生处方规定的胰岛素注射剂量后仍有高血糖。

★ 孩子出现高血糖，或尿检酮体显示多于 2 ＋或中度／高度酮症表现。

如何计算碳水化合物?

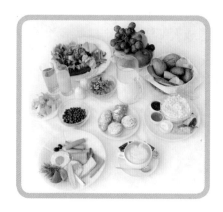

　　碳水化合物是对血糖影响最大的营养素。一次性食入碳水化合物越多，血糖就上升得越高。把碳水化合物平均分配于整日的饮食中有助于把血糖控制在正常范围之内。如果在使用胰岛素，可以学习如何使胰岛素剂量与碳水化合物摄入量相匹配。

　　计算碳水化合物的值是合理饮食以控制血糖的最佳方式。这可以使您感到一切尽在掌握，更加自信地管理糖尿病。

❤ 哪些食物属于碳水化合物?

　　碳水化合物包含两种形式:

> ★ *淀粉（复杂碳水化合物）：存在于面包、谷物，以及土豆之类的蔬菜中。*
> ★ *糖类（简单碳水化合物）：存在于水果、牛奶、酸奶以及糖果中。*

　　额外放入糖的食物通常比普通食物含碳水化合物的量更高。例如：罐头糖浆水果比新鲜水果碳水化合物含量高。即使您是糖尿病病人，您依然可以吃含糖食物，只要记录好摄入量，控制其在所需范围之内即可。

❤ 每日摄入量是多少?

　　注册营养师和认证糖尿病教育专家能帮您计划每餐和零食中碳水化合物的量。把碳水化合物平均分配于整日的饮食中有助于血糖的稳定。

★ 餐前和餐后都测血糖，这有助于了解食物对血糖有怎样的影响。
★ 记录好您吃了什么以及血糖如何变化。每次复查时，或者您自己认为饮食需改变时，带上记录本给营养师和糖尿病教育专家看。
★ 平衡膳食还包括蛋白质和低脂食品。富含蛋白质的食物包括：肉类、蛋类、豆类。可以咨询一下您需要的脂肪量是多少。

💗 如何计算碳水化合物？

大多数包装食品都标注含糖量。只要您知道了每次应食入的碳水化合物的量，可以从以下方法中选取一种计算一下。尽可能使用对自己而言最简便的方法。对于各种方法，食物都被分类，量也作了调整，这样每份食物都含有碳水化合物 15 克。

★ **按克数计算**：比如早餐您想要摄入 45 克碳水化合物，那么就可以选择 3 种食物各 1 份。例如选择一杯燕麦片、一杯脱脂牛奶和半根香蕉。或者可以选择 3 份相同的食物，如一大杯燕麦片，相当于 3 份燕麦片。或者您可以随意叠加食物直至碳水化合物达到 45 克。
★ **按一份量计算**：这种方法中，15g 相当于 1 份。早餐时，您应该计算 3 份碳水化合物的量，而不是 45g 碳水化合物。

💗 食物中含有多少碳水化合物？

知晓食物的标准份非常重要。刚开始学习碳水化合物计算时，这对于衡量食物很有帮助。

注意包装食物和罐装食物的外包装，上面会写该食物的碳水化合物含量。

以下每份食物都含有碳水化合物 15 克。当然，不是所有食物都正好含碳水化合物 15 克，一般，如果某种食物含有碳水化合物 8 ～ 22 克，那么就认为这等同于含碳水化合物 1 份。

面包、谷物、大米、馅饼以及含淀粉蔬菜（每份含碳水化合物 15 克）：

★ 1/3 个馅饼，1/3 碗米饭或其他熟谷物。
★ 1 片面包（30 克）。

★ 1/4 个面包圈，3/4 杯干麦片。

★ 1/2 杯熟麦片。

★ 1/4 杯熟干豆、扁豆或豌豆。

★ 1/2 杯熟玉米。

★ 1/2 杯土豆泥。

蔬菜（每份含碳水化合物 5 克）

★ 1 杯生的叶子蔬菜。

★ 1/2 杯其他蔬菜，无论熟的或生的。

★ 1/2 杯蔬菜汁。

水果（每份含碳水化合物 15 克）

★ 1 个小苹果、中等大小的橘子或半个香蕉。

★ 1/2 杯切碎的、煮好的或罐装的水果。

★ 1/2 杯果汁。

★ 1/2 杯干果。

牛奶和酸奶（每份含碳水化合物 15 克）

放了额外的糖的食品含碳水化合物更多，请注意包装。

★ 1 杯脱脂牛奶。

★ 2/3 杯普通酸奶。

糖果 不同的糖果含糖量不一，这取决于配料。请咨询注册营养师如何将糖果合理分配入每日的饮食中。

健康饮食的秘诀

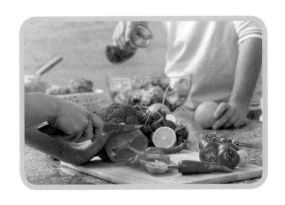

💜 为什么健康饮食如此重要？

健康饮食对控制糖尿病非常重要，它可以帮助减肥（如果需要的话）并保持体重。它可以提供机体需要的能量和营养，并且可以帮助预防心脏疾病。

糖尿病健康饮食并不意味着您需要吃特殊的食物。您可以和家人吃的差不多，包括偶尔吃些甜点，或者其他喜欢吃的东西。但是必须要注意进食特定食物的频率和量。正确的计划可以帮助您将血糖维持在正常范围。

💜 知道该吃什么？

尝试着饮食多样化，并且注意哪些食物含有碳水化合物。碳水化合物会比其他营养素更快、更高地升高血糖。

> ★ 营养学家和糖尿病教育专家可以帮助您学习摄入碳水化合物的量，以及您需要摄入多少。
>
> ★ 尽量把碳水化合物平均分配到整日的饮食中。各餐都摄入一些碳水化合物，但是不要一次性吃太多。糖果、面包、谷类、水果、含淀粉蔬菜（例如土豆）、牛奶、酸奶中都含有碳水化合物。
>
> ★ 蛋白质、脂肪、膳食纤维不会像碳水化合物那样使血糖迅速升高。如果一餐中您摄入这些营养素，您的血糖只会轻度上升。

★ 限制摄入饱和脂肪酸，像肥肉、全脂牛奶、黄油等，但可以摄入一些瘦肉、鸡肉以及鱼肉等。可以选择低脂或脱脂牛奶、酸奶以及奶酪等。用橄榄油等代替黄油或者人造黄油，减少摄入饱和脂肪酸对于降低心脏疾病风险非常重要，因为糖尿病病人患心脏疾病的风险较常人升高。

★ 咨询营养学家或糖尿病教育专家控制饮食中糖摄入量的方法。只要每日总的碳水化合物摄入量在正常范围以内，您就可以时不时地吃一些这类食物。

★ 如果有饮酒的习惯，女士控制在一天 1 标准杯，男士控制在一天 2 标准杯。

💓 如何计划饮食？

健康饮食强调食物的多样性，包括：

★ 谷类，像全麦面包、玉米饼、燕麦、米饭以及面食。尽量选择粗粮而不是细粮。细粮包括白米饭及面粉。

★ 水果，包括新鲜的、冷冻的、罐装的或者制作好的苹果、橘子、香蕉。

★ 奶类，像脱脂或低脂牛奶、酸奶、奶酪和干酪。尽量选择纯酸奶或无糖酸奶。

★ 蛋白质，包括牛肉、鸡肉、鱼肉、蛋类、干豆类以及花生酱。

★ 蔬菜，包括生的、冷冻的、罐装的或制作好的胡萝卜、花椰菜或者菠菜。

营养学家或者糖尿病教育专家可以帮助您学会如何将这些食物安排到各餐之中，以及每一餐要吃多少。对于饮食计划，有些人喜欢计算碳水化合物摄入量，也有人觉得板格式膳食计划更简便。

板格式膳食计划是一种快速制订平衡膳食的办法，它同样可以帮助将碳水化合物平均分配到整日的饮食之中。根据食物种类分割好板格，例如午餐或晚餐，蔬菜放入半个板格，肉放入四分之一个板格，谷物（如米饭）和含淀粉的蔬菜（如土豆）放入另外四分之一个板格，还可以增加一小份水果和一杯牛奶或者酸奶，量取决于每日碳水化合物的总量。

❤ 外出就餐时注意

评估含碳水化合物的菜的分量。如果您在家中就会评估的话，那么在饭店评估饭菜就会更加简单。

如果菜里面含有太多的碳水化合物（例如土豆、玉米或煎豆），可以要求换成低糖的食物。可以点沙拉或者绿色蔬菜。

如果吃了比原计划更多的碳水化合物，记得运动或者散步，这可以帮助降低血糖。

健康零食的秘诀

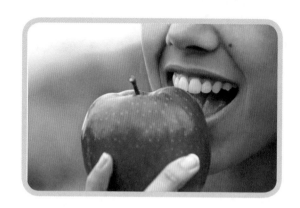

吃健康的零食是糖尿病饮食计划中一个重要的组成部分。与医生和注册营养师共同创建一个包含零食在内的饮食计划。您需要整日保持碳水化合物、蛋白质和脂肪的平衡。

知晓何时吃零食、吃什么样的零食有助于使血糖水平保持稳定。

何时吃零食？

请每天同一时间吃饭和零食。

如果很饿或存在餐与餐之间低血糖的问题，那么可以在三餐之间摄入零食。如果有夜间低血糖的问题，那么可以在睡觉之前吃点零食。如果没有低血糖的问题，则无需吃零食。

另外，如果存在餐与餐之间低血糖的风险，请咨询医生降糖药物是否需要调整。

应该吃什么？

总体来说，尽量吃得杂一些。把碳水化合物均衡分布到整日的饮食中。这可以给机体随时供能，同时有利于控制好血糖。

碳水化合物较其他营养素更快更高地提升血糖。碳水化合物存在于糖果、面包、谷物、水果、含淀粉蔬菜（比如土豆等）、牛奶和酸奶中。尽可能吃谷物、新鲜水果以及蔬菜，而避免吃面包、饼干、果汁或蔬菜汁等。

蛋白质和脂肪并不会把血糖升得很高，如果您饿了，可以选择一些含有糖、脂肪、蛋白质三种成分的零食。

每样零食都应该包含 15 克碳水化合物，例如一切片面包，5 ～ 6 块苏打饼干，1 个中等大小的苹果或橘子。

请尽可能这样吃：

> ★ 1 片中等大小新鲜水果，或用一小片水果蘸 1 勺花生酱。
> ★ 全麦面包和半块火腿。
> ★ 一小块玉米饼，上面撒有一两块切碎的低脂奶酪。
> ★ 一小份杏仁、核桃或胡桃。

吃零食，关键在于不能吃太多。不要一次性吃一大袋或一大盒的零食，用小碗或盘子装着吃，适可而止。这样有助于记录每次的摄入量。不要在看书、看电视或用电脑工作时吃零食，因为这时您会忽略自己的摄入量。

♥ 快速升糖的食物有哪些？

使用降糖药物就会有低血糖的风险。您需要时刻准备一些快速升糖食物带在身边，以防低血糖。

下面这些食物有助于迅速升糖：

食物	量
果汁或苏打汽水	1/2 ～ 3/4 杯
脱脂牛奶	1 杯
蜂蜜	1 勺
葡萄干	2 勺
橡皮糖	10 粒
硬糖	3 块
葡萄糖片	3 ～ 4 片
葡萄糖凝胶	1 管

如果您有低血糖的情况，不要忽略或延迟摄入零食。

规划膳食的秘诀

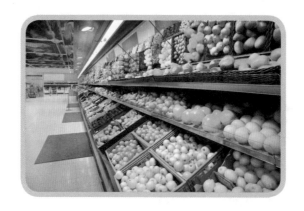

💓 为何要提前计划饮食？

如果患有糖尿病，制订正餐和零食计划，保证碳水化合物、脂肪、蛋白质的均衡分配有助于管理好血糖。

> 均衡的膳食可以为机体提供所需营养，并降低心脏病及其他疾病的风险。

💓 合理的计划是什么？

与营养学家和糖尿病教育专家共同制订一个适合自己的计划。他们可能会建议进行碳水化合物总量的计算或者使用板格式膳食计划。

★ 根据每种食物中碳水化合物的含量来进行饮食计划。把碳水化合物均匀分配到整日的食谱中有助于把血糖稳定在控制目标范围内。

★ 板格式膳食计划就是把不同种类的食物放入板格（可以形象化为盘子）中。例如，中餐或晚餐，把蔬菜放进半个板格，肉类放进四分之一个板格，剩下的四分之一个板格放入谷物（如米饭）或淀粉含量高的蔬菜（如土豆等）。

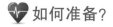 **如何准备**?

每周制订 1 次饮食计划。

在菜单计划后面列出餐点，然后列出购物清单。

★ 使用烹饪书或在线食谱来做一些正餐。定一些快餐以防夜晚事多忙碌时食用。也可以做 2 份适于冷藏的菜，把其中 1 份存起来，以备忙起来没时间做饭时食用。
★ 确保有调味料备用。如果有烹调料快用完，记得写入购物清单。
★ 把早餐、中餐、加餐的常用食物列出来；列出足够的蔬菜和水果。
★ 把列出的单子贴在冰箱上。
★ 带着单子去购物。回家后，把饮食计划贴到厨房。可以将烹饪书中感兴趣的页码记下来，以便速查。

饮食计划				
	早饭	中饭	晚饭	加餐
周日				
周一				
周二				
周三				
周四				
周五				
周六				

购物清单

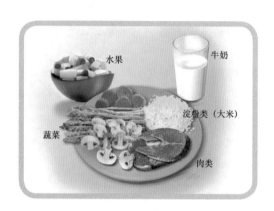

水果　牛奶

淀粉类（大米）

蔬菜

肉类

❤ 什么是板格式？

板格式是一种帮助管理饮食的简易方法，就是根据板格（可形象化为盘子）上每种食物各占据多少空间来计划饮食。

利用板格式膳食计划可以帮助把碳水化合物平均分配于整日的饮食中，这有助于血糖稳定在控制目标之内。

❤ 如何使用？

一般来说，把蔬菜放进半个格子里，肉类或其替代品放进四分之一个格子内，剩下的四分之一个格子内放入谷物（如米饭）或淀粉含量高的蔬菜（如土豆等）。还可以根据每餐碳水化合物的目标含量酌情增加一小片水果、一些低脂或脱脂牛奶或者酸奶。

板格式膳食计划使用贴士

注意不要使用过大的盘子，12.5cm 为佳。许多饭店都使用更大的盘子。

可以用拳估计菜的分量，1 拳相当于 1 个杯子或大约 1 个中等大小的水果。

一旦习惯了板格式膳食计划，就可以在外出就餐时使用。

如果对板格式膳食计划的使用有疑问，列出一张表来。咨询医生、营养学家或糖尿病教育专家。

❤ 您的选择是什么？

营养学家或糖尿病教育专家可以帮您学会计算每天每种食物需要多少量。请看下表的例子：

板格式膳食计划食物群	
非淀粉类蔬菜（1/2 盘）	选择其中一些（早餐可以不选）：1 杯新鲜叶子蔬菜；1/2 杯其他蔬菜，无论煮好的还是生的，完整的或切碎的
面包、淀粉、谷类（1/4 盘）	选择一种：1 片面包；1 个直径 15cm 的玉米饼；1/2 杯煮好的谷物、米饭或 1/2 个馅饼；1 个小土豆
精益蛋白（1/4 盘）	选择一种：60～80 克煮好的瘦肉、家禽肉或鱼肉；1 勺花生酱，1 个鸡蛋和 30 克奶酪
牛奶或酸奶（每餐）	选择一种：220ml 脱脂牛奶；170ml 无糖低脂酸奶
水果（每餐）	选择一种：1 份新鲜水果，相当于 1 个网球的大小；1/2 杯冰冻的、煮好的或者罐头水果；一小把干果或半杯（110ml）100% 纯果汁

糖尿病患者如何运动?

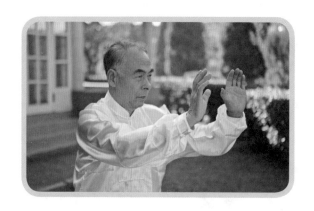

❤ 为什么运动对糖尿病有帮助?

您可能听说规律运动有助于控制血糖,为什么是这样呢?

您的身体将所吃的食物转化成葡萄糖(糖类的一种)。您需要这种糖来提供能量。

当您有糖尿病,糖积聚在您的血液。但是,当您运动时,您的身体使用葡萄糖。这有助于阻止葡糖糖在血液中积聚,使血糖降低,从而更好地控制糖尿病。

❤ 锻炼还能在哪些方面帮助您?

运动还可以在其他方面帮助您。它可以帮您达到并保持健康的体重。它还有助于改善血压和胆固醇,这将降低患心脏疾病的风险。

那些得到足够锻炼的人,甚至可以减少使用药物。向您的医生咨询关于运动的事情。

锻炼可以使您感觉更强壮和快乐。它可以帮助您放松,睡得更好,并可以提高您做其他事情的信心。

❤ 您将如何开始运动?

首先,咨询您的医生如何锻炼和何时锻炼。您可能需要有一个医疗检查和诊断，然后再开始锻炼。

当您的糖尿病引起了其他的问题，比如脚的问题时，某些类型的运动可能是有害的。您的医生会告诉您是否需要避免某些类型的锻炼。

在咨询过您的医生之后，您就可以准备运动了。

> 选择您喜欢的运动，并结合您的日程安排。
>
> 尽量保持每次运动量相同，这有助于保持您的血糖水平在相同的范围。
>
> 如果您增加运动量，不管是增加强度还是时间，都要逐步小量增加。

当您锻炼时，请穿合适的鞋子和袜子。尽量穿软接缝、无缝袜子。鞋底上尽量使用硅胶或气垫。

第一次运动，请不要过度。要逐步完善您的运动计划。尝试至少每周 2.5 小时中等强度的运动，或尝试每周做剧烈活动至少 1.5 小时。每周，甚至每一天，保持 10 分钟或更长时间的活动是非常好的。

❤ 有哪些注意事项？

这里有一些事情要记住。

注意低血糖

问问医生需要多长时间监测一次您的血糖。如果采取一定的药量或使用胰岛素，您可能需要在运动前或者运动后，监测您的血糖水平。

> ★ 如果您的血糖低于 3.9mmol/L（70mg/dl），请不要运动。
>
> ★ 如果您的血糖在 3.9 ～ 5.5mmol/L（70 ～ 99mg/dl），锻炼之前吃些含碳水化合物的零食。

如果您在逐步提高运动强度或运动时间，请更加经常监测血糖。当您逐步增加运动量并且出现 2 ～ 3 次 / 周低血糖，请与您的医生保持沟通。您的医生可能需要改变您的用药方案。

注意高血糖

如果您有 1 型糖尿病，您需要注意高血糖和高酮血症。尿液中有酮体可能预示糖尿病酮症酸中毒，这将是一个危险的问题。

★ 如果在用餐 8 小时之后，您的血糖超过 13.9mmol/L（250mg/dl）并且尿液中有酮体，请勿运动。

★ 如果您的血糖超过 16.6mmol/L（300mg/dl）且无尿酮体，慎运动。

肌肉力量

做任何增强肌肉力量的运动前须向您的医生咨询。当您的糖尿病引起了其他的问题时，这些练习可能是有害的。

如果您的医生同意，尝试每周至少做 2 次这类运动。这些练习包括俯卧撑和重量训练。您还可以使用橡胶管或拉伸带来增强肌肉的力量。保证锻炼主要的肌肉群：腿、臀部、背部、腹部、胸部、肩膀和手臂肌肉群。

♥ 准备事项

★ 跟别人一起运动。如果您的血糖水平下降低于一定的范围，您可能需要帮助。

★ 在运动前、运动期间和运动之后喝适量的水。

★ 每次运动时穿戴医疗识别标示。您可以在药房或互联网上得到可作为医疗识别标示的手镯。

★ 当您运动的时候，随身携带可快速糖化的食物，如葡萄糖片或葡萄干。在您运动及之后的 24 小时内，可能有低血糖的症状出现。

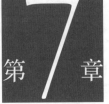

第7章

与运动有关的知识

慢性疾病病人运动有哪些好处？

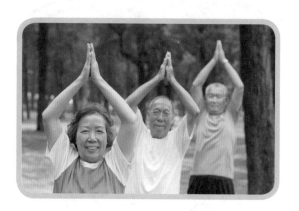

运动对所有人都有好处，但运动对于慢性疾病病人的益处更大。如果您的目标是生活更有活力、更独立或让自我感觉更好些，运动应该成为日常生活的一部分。

什么样的运动对您来说是安全的，取决于您的健康状况和疾病程度，即使小运动量的运动也比没有运动强。

💜 规律运动有哪些好处？

★ 运动降低胆固醇。

★ 运动降低血压。

★ 运动使心脏更强壮、健康，从而能输送更多的血液和氧气。

★ 运动可帮助控制体重。

★ 运动使肌肉更有力，从而让您更有活力。

★ 运动可减少药物剂量，从而可以降低用于疾病治疗的花费。

★ 运动可以缓解压力，改善心情。

★ 运动还可以控制糖尿病病人的血糖水平。

💜 运动之前是否需要医生指导？

答案是肯定的，您应该接受医生的全面体检。医生可能会做一些试验，以指导您运动的频率和持续时间。您可能需要检查运动时的心率，医生会告诉您在运动时最快心率应控制在什么水平。

下面简易方法可知道运动时心率是否处于正确水平：

> ★ 如果您不能一边运动一边说话，说明运动量大了。
> ★ 如果能边说话边运动，说明您运动量正好。
> ★ 如果能边唱歌边运动，说明您运动量不足。

什么运动最好？

最基本的三种运动是：

> ★ 伸展运动。伸展运动对所有人有益，可增强柔韧性并预防损伤。
> ★ 力量训练。举重物可使肌肉强壮，医生会建议哪种力量训练适合您，哪种力量训练应该避免。
> ★ 有氧运动。提高心率的运动是有氧运动，大多数人都可进行某种形式的有氧运动。

三种运动中有氧运动最为有益。医生会告诉您什么水平的有氧运动是安全的。中等强度有氧运动对多数人来说安全有益。例如：

> ★ 快走、徒步旅行和爬楼梯。
> ★ 慢跑、骑自行车、划船和游泳。
> ★ 网球、足球和篮球运动等。

低强度有氧运动受伤风险较低，适合于有多种健康问题的人群。低强度有氧运动包括：

> ★ 行走。
> ★ 于花园或庭院劳作。
> ★ 做家务。
> ★ 跳舞。
> ★ 水中有氧运动。

所有训练项目均应该包括：

> ★ 热身运动（如短距离行走）让肌肉作好运动准备。然后做一些伸展运动。

★ 有氧运动。

★ 身体冷却阶段，让身体恢复。

如何保证运动安全？

★ 慢慢开始，这样在整个过程中就能做得更多。

★ 警惕运动过量。如果运动时不能讲话，说明您运动过于剧烈。如果感到气短、恶心、头晕或胸痛，应该停下来，坐下休息。如果这些症状不消失，立即联系您的医生或就医。

★ 如果锻炼后您感到几乎崩溃了，应该放慢锻炼速度或缩短时间，直到您能调整到更好的节奏。

★ 如果您服药有调整，向医生咨询是否应坚持运动计划。新药会影响您运动时的感受。

★ 如果锻炼已经中断了几天，应调整计划，慢慢增加运动量至平常水平。

★ 向医生或有资质的健身专家咨询运动进展情况，他们在您遇到问题时可给予帮助。

采取以下安全措施

★ 很冷、很热或很潮湿时不要在户外锻炼。天气不好时在室内或购物中心活动。

★ 熟知新开始的运动有哪些风险，采用正确的运动形式，必要时接受培训课程。

★ 做俯卧撑或仰卧起坐时避免屏气，避免举重物。

★ 刚结束运动后不要进行冷水或热水浴以及桑拿，温度过冷或过热对您可能有危险。

★ 疾病尚未控制期间不要运动，除非得到医生的允许。

什么是适合您的运动?

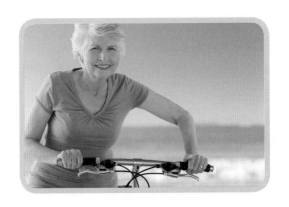

♥ 您喜欢什么样的运动?

人们可能喜欢跑步、在健身房上课或打篮球。但别人坚持的运动可能并不适合您。也许您难以支付健身房费用、不愿意室内运动或者可能身体有伤难以进行某些运动。

养成一个终身受益的健身习惯的关键是找到一个您喜欢的运动,因为您越喜欢就越容易坚持。

♥ 什么样的运动符合您的生活方式?

选择一种运动的重点是您有想动起来的理由。将运动作为日常生活的一部分并不容易。仔细考虑什么能激励和鼓励您,这有助于坚持下去。

您愿意和别人一起运动吗?

参加小组或俱乐部有助于坚持运动。当然,也有人喜欢独自进行运动或锻炼。

您喜欢竞争吗?

有些人同人竞争时做得更好,即使这个人是他自己。而有些人在没有人竞争时做得更好。假如您不喜欢竞争,您可以选择诸如修理花园或跳舞等运动,而不是团队运动或打网球。

您希望在运动的同时锻炼大脑吗？

团队运动既可锻炼身体也可锻炼大脑。骑自行车需要同时注意行进方向和周围环境。如果您更愿意只动身体而不动大脑，可以尝试清扫落叶。

您对运动开销有要求吗？

您可以散步，这样并不需要花钱。可以花一点钱买锻炼用光盘（DVD）或去图书馆借用。参加社区组织的瑜伽或太极班，这样所花费的费用也较少。

您需要多大运动量？

每周至少需要 2.5 小时中等强度运动才会令人感觉较好。快走是项很好的运动，其他任何提高心率的活动包括家务活动都可以。每天、每周在街区完成 10 分钟以上时间的行走是不错的选择。

运动项目	中等强度	剧烈强度
一般项目	★ 快步行走 ★ 轻中度健身操（家庭健身操、后背运动） ★ 低强度舞蹈 ★ 举重、健美	★ 慢跑或跑步 ★ 步行登山 ★ 高强度健身操（俯卧撑、仰卧起坐、跳跃运动） ★ 高强度舞蹈
水中项目	★ 中等强度踩水 ★ 水中有氧健身 ★ 皮划艇、独木舟、划桨 ★ 跳板或跳台跳水	★ 快速、高强度游泳 ★ 快速、高强度踩水 ★ 水中慢跑 ★ 轻装潜水或戴自携式水下呼吸器潜水
户外活动	★ 钓鱼、狩猎 ★ 儿童游戏如跳房子、躲球游戏 ★ 滑雪 ★ 铲雪	★ 骑马（小跑或奔驰） ★ 橄榄球、曲棍球、足球运动 ★ 山地自行车 ★ 越野滑雪
住宅和庭院工作	★ 扫除、吸尘、擦地 ★ 修剪、整理草坪 ★ 在花园挖掘	★ 提货物上楼 ★ 搬动家具 ★ 将干草打捆或清洁牲畜棚

如何将运动积极融入家庭生活?

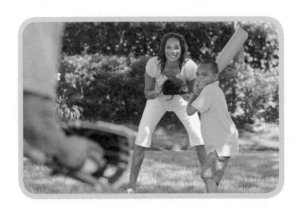

💓 怎样做到全家一起运动?

全家一起进行体育活动会使孩子们体会到运动的快乐并感觉良好。忙碌的父母们可以将家庭共处的时间和运动安排在一起。可以尝试一下小窍门:

> ★ 列出全家都喜欢做的运动清单。
> ★ 确定这些事情全体家庭成员都能做到并且喜欢。
> ★ 坚持家庭运动日志或日历。

争取每周进行一次或两次家庭运动,可参考以下建议:

> ★ 每月进行一次特殊活动,如动物园之旅、一日郊游或野营。
> ★ 使用安全背包手推车或儿童座,以便带上幼儿进行家庭运动。

💓 行走

> ★ 行走是最容易一起进行的运动。
> ★ 先从短程行走开始以便所有成员都能适应,以后逐渐增加距离。可以携带小推车以便小孩疲劳时使用。
> ★ 行走中如儿童感到无聊时可进行寻宝游戏,记住他们能找到的宝藏清单:如一片红叶、一所小蓝屋、一个美少女战士或一辆装有外省车牌的车。

> ★ 给每人配上计步器，努力增加家庭行走的步数。检查每个家庭成员能否始终佩戴计步器，坚持记录每人的步数。成人每日至少 1 万步，6 ~ 12 岁儿童应更多：女孩至少 12 000 步，男孩至少 15 000 步。

💓 户外活动

带领全家到户外，可进行以下活动

> ★ 骑自行车。
> ★ 让孩子们参加跳房子游戏、跳绳、捉迷藏等。
> ★ 进行适宜家庭运动的项目如滑雪、滑冰、游泳和打网球。
> ★ 放风筝或扔飞盘。

💓 室内活动

如果天气情况不佳，可进行室内活动

> ★ 举办家庭舞蹈晚会。为喜欢的乐曲创作新的舞蹈或运动，每周更换乐曲。
> ★ 全家去购物中心，并计算全家人能走多远。
> ★ 举行呼啦圈比赛。
> ★ 在客厅、车库或地下室进行趣味越障训练。
> ★ 去健身房或社区中心活动。

💓 制定规则

> ★ 限制每天看电视的时间。
> ★ 限制电脑游戏和上网时间（家庭作业除外）。
> ★ 体力活动优先，家庭运动途中不安排其他事情。

如何开始运动?

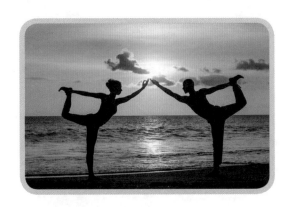

　　坚持运动是保持良好健康状况的关键。即使您是老年人或好多年没有锻炼过，多运动对您来说也是一件非常好的事情。

　　坚持锻炼对您有以下好处：

> ★ 保持心肺健康。
> ★ 减轻体重或保持健康体重。
> ★ 年纪变大时仍保持强壮、灵活、有活力。

制订计划

　　一旦开始运动，您就会想坚持健身。虽然只要增加运动量就可获益，但应尽量每周至少进行 2.5 小时的中等强度运动。可以每天运动 30 分钟，每周至少 5 天；或者每周至少进行 1.25 小时的剧烈运动。可以每天或每周坚持多在街区进行 10 分钟以上的运动。

　　很多人把健身班或慢跑、打网球当做运动方式，但还有很多其他方式增加运动量。其实任何增加呼吸或心跳负担的活动都是锻炼，以爬楼梯代替乘电梯、修剪草坪或进行清洁活动都是锻炼。不论选择哪种运动，使其成为您生命的一部分是最重要的。

❤ 开始运动计划的窍门

★ 开始运动计划前听听医生的意见，确保安全。

★ 一定要慢慢开始运动，逐日增加运动量。切记完成一个运动计划需要时间，一定以感觉舒适的步调开始。

★ 如果您自己难以规律进行锻炼，就请别人和您一起锻炼。或者，参加锻炼小组或健身俱乐部。

★ 不要过于劳累。从简单运动开始，比如步行、骑自行车、慢泳或者能让呼吸负担加重的家务劳动。

★ 运动前几分钟需要预热肌肉，结束活动后冷却几分钟。您可以行走、慢慢活动上肢和下肢，或者做简单的肌肉伸展动作。

★ 运动前、运动中或运动后都要喝足够的水。这在炎热的天气或运动量大时尤为重要。

★ 避免睡前 3～4 小时进行高负荷锻炼，否则很可能入睡困难。慢走或其他放松的运动，比如瑜珈或伸展运动有助于入睡。

★ 运动可改善糖尿病病人胰岛素敏感性并降低血糖水平，但要确保运动期间血糖水平不能过高或过低。向医生咨询运动期间如何保证血糖水平处于安全范围。

★ 如果您运动时感觉疼痛或严重呼吸困难，停止运动并马上求助医生。

❤ 运动监测

运动时有几种方法监测运动量和效果。

★ 心率：您可以用电子心率监测器或秒表数脉搏。检查脉搏可以知道运动是过量还是不足，也可以知道健身水平是否提高。如果您在服用心血管药物，咨询医生脉搏应控制在什么水平，因为有些药物可影响心率。

★ 呼吸频率：数每分钟吸入、呼出的呼吸次数能反映运动时身体的负荷。身体越健康，在进行相同水平体力活动时的每分钟呼吸次数越少。可采用 **"谈话 - 唱歌试验"** 来评估运动量是否适合您。如果您运动时可以说话，说明您运动量正好。如果运动时能唱歌，提示运动可以再快些或剧烈些。如果运动时不能说话，说明可能运动量大了，应该减少一些。

★ 体重和脂肪：随着身体越来越健康，您的运动量能够越来越大，就可以燃烧更多身体脂肪。首先，您会注意到苗条些了，随之体重开始减轻。随着时间推移，测量体重可提示健康状态的改善，测定身体脂肪是判断运动效果的最佳方法。

♥ 向医生咨询

如果您有任何健康问题，或者您有多年未锻炼，应向医生咨询以下问题：

★ 什么运动对您来说是安全的。

★ 您的运动量和运动频次应该是多少。

★ 您的目标应该是什么。这一目标在您体型改善后可以调整。

♥ 问医生的问题

在下表中列出您的问题和想法，下次见医生时带上。

有关开始运动的问题

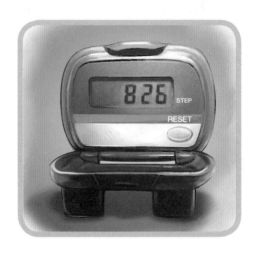

什么是计步器?

计步器是计数步数的小装置。有的计步器还能告诉您走了多远或消耗了多少热量,但只是估测,并不精确。由于步幅的变化,计步器在爬山或跑步时不准确。不过,使用计步器评估一天的活动量还是一个不错的选择。

计步器有哪些帮助?

计步器至少在三个方面有帮助:

★ 计步器能告诉您走了多少步,激励您步行。

★ 计步器能帮助您设定步行的目标。例如,可以设定一次运动时或每天的步行目标步数,可使您容易完成目标或调整目标。

★ 计步器可以提醒您走得更多。

如何有效使用计步器?

养成使用计步器的习惯。早晨穿好衣服后,从做第一件事起就佩戴计步器,直到就寝时摘下。计步器佩戴于身体侧方髋部以上或膝盖正上方时最为精确。确保计步器牢固佩戴并朝上。如果计步器倾斜或不紧贴身体，其结果将不准确。

可以走50步来评价计步器是否准确。如果走几步就关闭，把它放在腰的不同部位再试一次。

按照以下几点来最佳使用计步器

确定自己的运动量

> ★ 第一周跟随自己的日常活动节奏，不要改变运动量。
>
> ★ 在步数记录表中记下每天行走的步数，这可以作为您运动量的初始记录。
>
> ★ 从第一周的记录中可以知道日常活动中哪个环节可以增加步数。

设置并完成第一个目标

> ★ 设定第二周的目标。例如，争取每天或每隔一天增加300～500步，或较第一周增加10%，从中选择对您最有效的目标。
>
> ★ 在日志中记录下每天完成的步数。

坚持运动

> ★ 检查每一周自己做得如何。
>
> ★ 每周设定一个新目标。一种设立新目标的方法是采用自己所走过步数最多一天的记录，将其作为下一周每天的目标。
>
> ★ 定期每次增加2000步（大概相当于增加1千米），或者延长20分钟。
>
> ★ 好的长期目标是每天至少步行10 000步。

增加步数的小窍门

> ★ 停车时尽量远离工作地点或商场，也可以提前一站下公共汽车或地铁。
>
> ★ 爬楼梯而不是坐电梯。
>
> ★ 购买食物前先在食品店里面转转。
>
> ★ 短途旅行步行而不开车。步行去上学、上班或者去食品店、访友、去餐馆吃饭。

步数记录表			
日期	目标	步数	怎样增加步数
星期日			
星期一			
星期二			
星期三			
星期四			
星期五			
星期六			

如何进行运动强度评估？

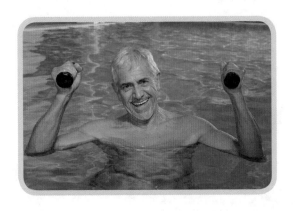

💗什么是运动强度？

运动强度是运动的剧烈程度，常用于评价有氧运动。任何使心率增加的运动即为有氧运动，如步行或跑步。有氧运动有益于健康。

锻炼或体力活动越强烈对健康益处越大。健身对心、肺、骨骼和关节都有好处，并且可以降低心脏病发作、糖尿病、高血压和某些癌症发病率。

💗什么最重要？

如果知道自己的运动强度应有多大，就能够知道您的运动是否符合指南中专家的建议：

★ 每周至少进行 2.5 小时的中等强度有氧运动。
★ 或者每周至少进行 1.25 小时的高强度有氧运动。

可通过谈话试验、运动种类和目标心率来检测自己的运动强度，记住对您来说最好的方法。

💗谈话试验

谈话试验是最简单的评估运动强度的方法：

> ★ 运动时能进行谈话但不能唱歌说明您处于中等强度有氧运动。
>
> ★ 运动时只能说一些词语说明您处于高强度有氧运动。
>
> ★ 运动时不能谈话说明您在进行超强度有氧运动。
>
> ★ 运动时能唱歌说明您的运动强度不够。

♥ 运动种类

通过所进行的运动种类也可间接了解您的运动强度：

中等强度运动

> ★ 快走。
>
> ★ 快速骑车。
>
> ★ 投篮球。
>
> ★ 慢泳。

高强度运动

> ★ 慢跑或跑步。
>
> ★ 徒步旅行。
>
> ★ 踢足球。
>
> ★ 越野滑雪。
>
> ★ 中速 - 快速游泳。

中等强度运动对绝大多数人来说是安全的。但是，增加运动强度之前最好还是征求一下医生意见，尤其是当您好久没有剧烈活动或有健康问题时。

♥ 目标心率

另一种评估运动强度的方法是使用目标心率。目标心率是最大心率的百分比，最大心率可用220－年龄来获得。中等强度和高强度有氧运动的目标心率如下：

> ★ 中等强度有氧运动的目标心率为最大心率的 60% ～ 70%。
>
> ★ 高强度有氧运动的目标心率为最大心率的 80% ～ 90%。

每分钟心跳次数测定

运动10分钟后停下来，将两个手指（示指和中指）放在拇指近端手腕内侧，不要使用拇指触摸。数脉搏15秒，数值乘以4即为每分钟心率。使用每分钟心率调整运动强度。

发现您的目标心率		
	举例	您的实际情况
年龄	50岁	我的年龄：　岁
最大心率	220－50＝170（次/分）	220－我的年龄＝我的目标心率
中等强度运动	60%最大心率＝170×0.60，即102次/分 70%最大心率＝170×0.70，即119次/分 目标心率为102～119次/分	我的最大心率×0.60＝　次/分 我的最大心率×0.70＝　次/分 我的中等强度运动目标心率是： 　至　次/分
高强度运动	70%最大心率＝170×0.70，即119次/分 80%最大心率＝170×0.80，即136次/分 目标心率为119～136次/分	我的最大心率×0.70＝　次/分 我的最大心率×0.80＝　次/分 我的高强度运动目标心率是： 　至　次/分

如何设定和达到运动目标？

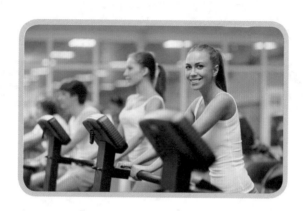

♥ 为什么运动起来很重要？

健身会让您看起来和自我感觉良好，也可以降低疾病风险甚至延长寿命。您应该让体育活动成为日常生活的一部分，就像刷牙和上班一样。

健身要重点关注三个方面：

★ 伸展运动：提高柔韧性和平衡能力。

★ 有氧运动：如行走、骑自行车或游泳，这些使心脏、肺和肌肉强壮。

★ 肌肉力量和耐力训练，有助于强壮肌肉和骨骼。

听医生建议

中等强度运动对绝大多数人来说是安全的。但是，增加运动强度之前最好还是听一下医生意见，尤其是当您好久没有剧烈活动或有健康问题时。

♥ 什么步骤可让您运动起来？

以下步骤可让您成功改变自己，使自己运动起来：

★ 找出自己运动的理由。知道您为什么如此强烈想运动，这样能让自己改变。

★ 设定目标，包括长期目标和短期目标，而且容易评估。

★ 考虑一下可能会遇到什么困难，怎样克服这些困难。

★ 获得他人支持，自己也要支持自己。

❤ 怎样设置目标？

知道为什么自己想要改变时便是设定目标的时机。

> ★ **短期目标**：从小目标开始，让自己能够容易达成。当您早期、经常达标时便容易坚持下去。
> ★ **长期目标**：是指 6 ～ 12 个月内要达成的目标。

如果计划进展顺利、目标不断达成，这将有助于坚持下去。

❤ 怎样克服困难？

想一想您通向成功的途中可能会遇到哪些困难，提前作好准备应对困难，以下建议有助于克服困难：

> ★ 如果您感到想要放弃，那么想想您想要改变的理由和已经取得的成绩。
> ★ 缩短运动的时间并分散到全天，比如一天进行几次 10 分钟的步行。
> ★ 不要忘记小奖励，有所期盼有助于您坚持运动。
> ★ 遇到困难时可以请家人和朋友帮助。

❤ 怎样获得支持？

获得支持可以让生活方式更容易改变。有个锻炼伙伴可使锻炼更加有趣。同时，知道有人在经受同样的挑战也是一种鼓励。伙伴可以帮助您持之以恒。健身小组成员也能在您不想坚持完成计划时给予支持。

> **通过以下窍门获得支持**：
> ★ 请家庭成员、朋友和同事参与运动，一起制定目标。
> ★ 与某个朋友、邻居或伙伴搭伴每天散步。
> ★ 每天遛狗，使您坚持日常运动。
> ★ 参加有组织的健身行走或其他运动。

♥ 运动计划表

去见医生时带上这张表，并用它来规划您的运动。私人教练或健身专家可以帮您设定目标。

运动计划表
我喜欢的运动：
我想尝试的运动：
刚开始时我的锻炼计划：
我要做的有氧运动（频率和时间长度）：
我要做的力量和平衡训练（频率和时间长度）：
我要做的柔韧性训练（频率）：
短期目标，今后几周我要做的：
完成短期目标后，增加新的目标：
长期目标，今后 6 个月我要做的：

如何持之以恒保持动力？

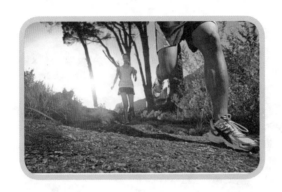

如何坚持运动？

如果您已经制订了进行运动的计划但有些事情可能使其中断，明确究竟是何事妨碍了运动计划有助于处理这些障碍：

患病、旅行、工作等可能会使计划中断，您的目标是回到习惯中去并想办法使体力活动成为生命的一部分。

> 记住从接受到形成习惯至少需要 3 个月。因此，每天只要坚持计划多活动，您就向目标迈进了一步。

如何维持运动成为习惯？

找到理由：

想一想为什么坚持运动对您来说重要，例如：

> ★ 您是否想锻炼保持健康？
> ★ 您是否喜欢锻炼带给您的体验？
> ★ 您是否享受和家人、朋友一起运动的时光？
> ★ 您是否认为运动有助于控制体重？

设定目标：

设定容易评估的短期和长期目标，例如：

★ 您的长期目标是恢复健康体重还是能完成 5 千米步行或跑步?
★ 您的长期目标是降低血压还是胆固醇?
★ 可否设定短期目标,如本周遛狗 3 次或参加舞蹈课?

想想会遇到什么困难,正确对待错误

当犯错误时,不要生气或内疚。分析错误,从中吸取教训,设定容易评估的短期和长期目标,例如:

★ 您是否觉得没有时间锻炼?那么看看周围那些繁忙但运动的人,与他们交流如何安排体育运动。
★ 天气影响了运动吗?那么尝试各种室内活动。
★ 日常锻炼感觉无聊吗?可在家进行锻炼同时看电影,或在散步、跑步时听广播,或者参加舞蹈班、瑜珈班。

♥ 制订计划使您专注于运动

按如下栏目写下原由和目标,处理可能妨碍您运动的事情。写下您的想法有助于专注于目标。

您坚持运动的理由是什么?

您的短期和长期目标是什么?

什么妨碍您坚持运动? 您如何克服?

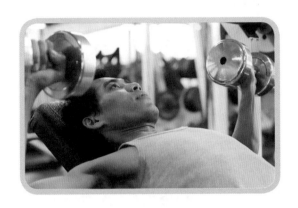

使用重物或拉力带进行力量（耐力）训练可以改善力量和耐力，包括抵抗自身重量的俯卧撑。力量训练能够改善总体健康状况和进行日常活动的能力。通常要与有氧运动相结合，例如行走、跑步，可以改善心脏健康、降低健康问题的发生风险。

每周至少两天进行力量训练并且锻炼所有大肌肉群可以有最大获益，包括上肢、脊柱、臀部和下肢。

可以在健身俱乐部、家里或健身房使用重物进行力量训练。可以使用免费的重物（杠铃、哑铃）、耐力训练机或自身体重。弹力拉力带成本低廉，在家中使用方便。

怎样开始力量训练？

★ **接受专业课程培训**：在健身俱乐部或从有经验的专业教练处接受专业课程培训。

★ **需求他人帮助**：告诉您的教练或教师您想集中精力干什么。比如，您想对某个部分进行健身或塑形。

★ **获得书籍、手册或 DVD**：这些有助于您学会正确的力量训练方法以防受伤。

向医生咨询

中等强度运动对多数人而言是安全的。不过，增加运动量之前还是要听一听医生的意见。如果您有心脏病或心脏病风险、高血压、糖尿病或其他健康问题，医生会帮您找到安全的运动。

如何保证运动安全有效？

为保证训练安全有效，应慢慢开始并使用正确技术。

> ★ **学会每种运动的正确方法**并坚持使用，这可以令您发挥每种运动的最大作用并可预防受伤。如果您有教练陪同，可向他询问正确方法，也可利用其他资源，诸如书籍或 DVD。
>
> ★ **用至少两周时间**让肌肉和其他组织适应新的重力训练负荷。从举轻的重物开始以便您能容易应对。
>
> ★ **缓慢运动肌肉使其充分舒展。**缓慢、少重复从而充分舒展肌肉的动作比快速、频繁重复的肌肉动作更为有效。
>
> ☆ 通常做一至两组动作，每组有 8～12 次重复动作。
>
> ☆ 老年人或身体脆弱者可用较轻的重物重复 10～15 次。
>
> ★ **使用重物时学会正确呼吸。**推重物时呼气，阻力变小或消失时吸气。任何时候都不要屏气。

改变运动规律

运动变异性有助于保持兴趣并预防受伤。将力量训练、伸展训练和有氧运动交替进行。可以尝试以下变换方式：

> ★ 上身运动和下身运动交替。
>
> ★ 自由重物与机械、拉力带和体重锻炼交替。
>
> ★ 重物、少重复和轻物、多次重复交替。
>
> ☆ 从能举起 8～12 次但最后一次吃力的重物开始。
>
> ☆ 当不再费力时，增加一点重量，减少到重复举 8 次，然后逐渐增加至重复 12 次。

运动时的安全技巧

进行任何新的运动时都要确保安全。

★ 知晓新运动的风险，必要时接受课程培训。

★ 穿适合该运动的衣服和能够对脚提供良好支持的鞋。

★ 适应安全装置。

★ 循序渐进地进行运动直到相适应水平。

★ 不要过量运动。最初轻微疼痛或僵硬是正常的，但疼痛是停止运动的警告症状。

♥ 向医生提出的问题

在下表中列出问题或想法，下次去见医生时带上。

有关力量训练的问题：

如何提高重心的稳定性？

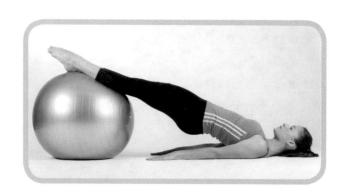

什么是重心稳定性？

重心稳定性是指您的躯干即您的重心稳健，足以在运动时支持其余部分肌肉。重心不稳容易在运动时失去身体平衡，在做突然动作或不习惯的动作时容易受伤。

维持重心稳定的肌肉主要是腹部和盆腔的深层肌肉。这些肌肉在其他肌肉完成运动动作时起到支持脊椎和身体的作用。浅层肌肉如后背和臀部肌肉也有助于维持重心和运动。

怎样增强维持重心稳定的肌肉的力量？

稳定重心的训练很简单，经常做比大量做更为重要。最好找理疗师或教练评估您是否会使用正确的肌肉群。重心训练时以下技巧可供参考。

确认您运动时可以正确呼吸

运动时尽量用膈肌呼吸。膈肌较大，可以帮助空气进出肺部。学习膈肌呼吸如下：

1. 仰卧位，手置于腹部。

2. 气体呼入呼出时手部应该上下移动。注意体会以这种方式呼吸时的感受。

3. 运动时尽量像上面体会到的那样用胸腹部呼吸，而不是胸部和肩膀向颈部方向上下运动。

确保脊柱处于中立位

中立位可保持脊柱的三个生理弯曲：第一个在颈部、第二个在后背上部、第三个在后背下部。重心训练时要保持脊柱处在这个中立位置上。可通过以下方法找到中立位：

1. 站在镜子前，将手放在髋部。令后背下半部呈弓形，使腹部前凸、臀部后翘，手转向前。

2. 收紧腹部和臀部肌肉，使背部变平直，手转向后。

3. 然后使背部处于上述前、后两个位置中间，这就是中立位。

4. 让骨盆处于中立位，挺胸直立，保持耳朵、肩膀和髋部在一条竖线上。

5. 尝试在站立、坐位和屈膝仰卧位三个体位保持脊柱中立位。如能做到，就可以在日常活动和锻炼时保持正确姿势了。

增强重心训练有助于您开始运动前使用深部肌肉。例如，举起东西时收紧腹部。增强重心能使您运动时更加强壮有力。

重心训练 1

收腹动作

可以随时随地进行这项训练，如办公桌前、开车时或在商场站立时。

1. 收腹并想象肚脐收向后背方向。注意做这个动作时保持中立位，不要让后背向前弯曲。

2. 保持这个姿势 6 秒，注意维持正常呼吸。

3. 休息 10 秒。

4. 重复 8 ~ 12 次。

重心训练 2

双腿肩桥动作

1. 上身平躺，双腿弯曲双脚撑地。找到中立位并在练习时保持住。向其他练习时一样收腹。

2. 双脚用力使臀部离开地面数厘米。

3. 保持 6 秒，维持正常呼吸。

4. 慢慢恢复原状休息 10 秒。

5. 重复 8 ~ 12 次。

如何做到步行有益于健康？

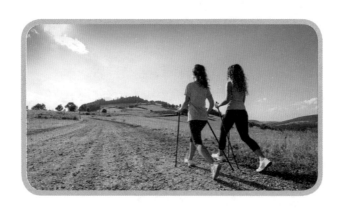

💗 为什么步行？

步行是有氧运动，足够时间的步行增加心率，有益于健康。规律的有氧运动降低心脏病、糖尿病和某些癌症风险，还可以缓解压力并改善睡眠。

💗 如何开始？

找一个理由开始步行。 如果您有一个理由，您会更容易步行。

设定一个容易实现的目标。 设定日目标或周目标可使您更有动力，使用下面的表格列出您的理由和目标。

每日递增步行距离。 力求每周至少步行 2.5 小时，要求至少每日步行 30 分钟。如果做不到，每次在街区步行 10 分钟或更多。

步行速度要足够快以有益于健康。 快走足可以提高心率和呼吸频率，没有必要过快地竞走或跑步而令您感到不适。

💗 个人运动计划

制订个人运动计划可使您写下运动的理由和目标。例如，您可能想通过步行减轻几千克体重，或参加社区步行活动。目标可设置为每日步行 15 分钟或每周步行上班 3 次。

个人运动计划
我想步行的原因是：
我的目标（日、周或月）是：

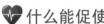 什么能促使您坚持步行？

一旦开始步行，您应该持之以恒。下面一些方法可帮助您不半途而废。

结伴步行

★ 邀请家庭成员、朋友或同事参加，商量好去哪里、走多远。

★ 会见朋友时出去行走而不是在家里聚会。

★ 参加步行小组或俱乐部。

★ 参加组织良好的健康行走活动。

★ 每天遛狗。

★ 筹划家庭步行郊游。当孩子们长大后他们将会以您为榜样。

尽量随时步行

★ 日程表中列入步行。

★ 出门散步取代看电视或上网。

★ 工作中每小时起来走动一次。时不时走动起来，而不是一直在给同事发电子邮件或打电话。

★ 步行上班、上学或出差。

★ 购物前围绕百货店或商场步行。

★ 把车停在离工作地点或目的地较远的地方。

★ 电视播放广告期间步行。

步行时保证安全

★ 步行计划开始前应接受医生体检，明确有无心脏病或其他健康问题，已长时间没有进行运动时亦应如此。

★ 熟悉周围环境。在照明充足、安全的地方步行。

★ 携带手机以备紧急情况。

★ 穿舒适的鞋和袜子以保护足部。

★ 如果担心绊倒或身体失衡，可选择人行道或平坦道路。

★ 步行前、步行过程中或步行后要喝足量的水，步行时随身携带水瓶。

使用计步器

计步器可计数您走了多少步，有以下帮助：

★ 使您更有动力。如果知道自己走了多少步，您就想走得更多。

★ 用计步器可以设定每周或每日步行目标，很容易监测并调整目标。

★ 使您走得更多。计步器可提醒您需要走更多步才能达到目标，从而促使您增加步数。

老年人如何运动？

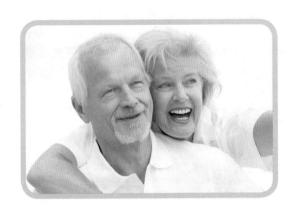

无论年龄多大，积极运动都是保持健康的重要因素。随着年龄增长，运动使您保持活力、体力和平衡感、好的心情和独立性。

对您来说，"运动"或"保持活力"意味着什么呢？答案取决于您目前的感觉是强壮且健康，还是虚弱，还是介于二者之间。在医生的帮助下，您可以选择适合您的运动。

♥ 规律运动的益处

规律运动使您的心脏和肌肉变得更加强壮和健康，您还会注意到运动可以改善您的心情、降低压力且帮您控制体重。

锻炼为您带来健康获益。规律运动降低早期死亡、心脏病、卒中、代谢综合征、2 型糖尿病、高血压、血脂异常和某些癌症的风险。

如果您已经有这些疾病，运动可以帮您更好地控制疾病，使您感觉更好和长寿。

♥ 如何能更加积极地锻炼

咨询医生

在更加积极锻炼或尝试新运动之前，请咨询医生哪种类型的运动对您是安全的。如果有多名医生为您诊治多种疾病，选择其中一个作为您的"主治医生"。确保这位主治医生了解您所有的医疗信息。

提前计划

★ 设定长期目标。列出每日目标有助于您完成长期目标。

★ 考虑到可能的障碍。然后写出在达到目标后如何奖励自己。

确保您制订的目标是可以完成的。选择您喜欢做的事情，散步、登山、游泳、水中有氧运动、骑车和跳舞都是较好的选择。

在您没有疾病症状且遵守医生为您设定的运动限度前提下，遵循健康专家对成人运动的建议：

★ 每周至少2天进行加强主要肌肉群的锻炼，这包括您的胳膊、腿、腹部和背部肌肉。

★ 每周至少进行2.5小时以上的适度运动。一种方法是每天30分钟，每周至少5天。将每周和每天的锻炼时间分割为数个10分钟或者更长的时间段也是可行的。

开始运动

★ 开始新的运动时，从容易的项目入手且慢慢进行。每天稍微增加您的运动时间和强度。

★ 如果您发现自己很难坚持运动，寻找团体、组织或您喜欢与之在一起的朋友一起运动。

★ 不要让自己锻炼得太辛苦。

安全运动

★ 运动时避免憋气，如俯卧撑和仰卧起坐时。还要避免任务繁重。

★ 不要在非常寒冷、炎热和湿度较大时进行户外运动。天气不好时进行室内运动。

★ 在运动后不要马上进行冷水或热水淋浴或者蒸桑拿。温度太高或太低都很危险。

★ 注意过度运动的迹象。初期有轻微疼痛或僵硬是正常的，但疼痛是需要停止运动的迹象。

灵活掌握运动量

★ 如果您即将开始服用新的药物或剂量，询问医生是否需要改变运动计划。新的药物可能影响您运动时的感觉。

★ 如果在运动后感到十分劳累，更加缓慢运动或缩短运动时间直至您恢复正常。

★ 如果您的日常运动已经被中断 2 天以上，少做一点运动，然后逐渐增加至您平时锻炼的水平。

★ 与您的医生讨论您的进步。如果有问题，他或她可以帮助您。

避免运动过度

留意您身体的迹象。如果发生以下情况，停止锻炼：

★ 您认为您可能有心脏突发事件：您的胸部、背部、颈部、下颌、上腹部、胳膊或肩部出现疼痛、压迫感或奇怪感觉，立即拨打"120"或当地急救电话。

★ 您气喘吁吁或严重气短。

★ 您感到胃部不适。

★ 您有疼痛、关节不适或持续肌肉痉挛。

★ 出现其他困扰您的症状。

运动时如何挑选合适的鞋子？

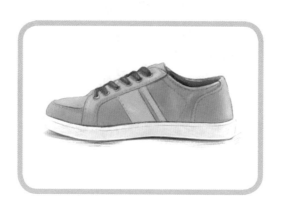

❤ 鞋子合适为什么重要？

保持脚的健康与舒适非常重要。是否穿合适的鞋会令结果大不相同。一定要穿着适合运动的鞋，尤其是进行有氧运动时。跑步、步行、徒步旅行或其他运动专用鞋可在运动时提供支持并让足部舒适。长期坚持运动时应经常换鞋。

❤ 怎样正确选鞋？

鞋子合适对于足部保护非常关键。以下几点可以预防脚趾、足或踝部损伤。
如何挑选？

★ 挑选形状尽可能和自己足尖形状一致的鞋。足尖是前面最宽的部位。
★ 挑选宽大的鞋，尤其是前部宽大，这样保证足尖和足跟有足够的空间，要让足尖能够在鞋内活动。
★ 选择有弹性或延展性的鞋，这样的鞋对足尖和足部是最为舒适的。
★ 选择无缝设计的鞋，可以预防摩擦或刺激皮肤。
★ 选择透气吸汗的鞋。

试鞋的技巧

★ 试穿时确保足跟舒适并且滑动性最小。
★ 由于站位时足部变大，试穿过程应保持站立。最长的脚趾尖距离鞋子前端应有一指距离（1.2 厘米）。

★ 穿着您经常穿的袜子试鞋，确保袜子和鞋子适合。

★ 穿着鞋子走动，确保感觉舒适。

★ 如果某个鞋子穿着合脚，穿久后会因伸展而更加合适。

★ 选择在一天结束时试鞋，这时脚是最肿胀的。早晨和晚上或白天工作结束时脚的大小可能差半号。

★ 定期测量脚的大小。随着年龄增长脚的大小会变化。

★ 两个脚都要测量。通常一只脚大一只脚小。应该用大脚试鞋。

★ 不要仅根据鞋里面写的号码买鞋。

★ 不同品牌和设计的鞋之间号码大小不一致，要选择试穿合适的鞋。

♥ 避免什么

购买日常穿用的鞋时要注意以下几点：

★ 避免高跟、窄面和尖头鞋。高跟鞋增加脚尖的压力。

当您不能避免穿高跟鞋时：

★ 挑选一双足尖宽松的鞋。

★ 挑选鞋跟不高于 3 厘米的鞋。

★ 和平跟、宽松鞋交替穿，使脚尖有自由活动的机会。

第8章

健康饮食与控制体重

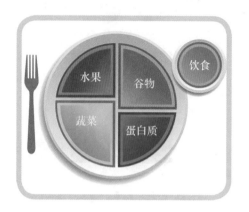

在美国，"我的餐盘"计划是美国农业部倡导的一个计划。健康饮食包括食用各种各样的基本食物：

> ★ 全谷类食物，比如大米、面食、面包、麦片粥。
>
> ★ 瘦肉、家禽、鱼、干豆类、鸡蛋、瓜子和坚果。
>
> ★ 牛奶、酸奶和奶酪，最好是低脂或无脂的。
>
> ★ 水果和蔬菜。

这听起来简单，但要得到您需要的健康食品并不是很容易。在吃同一个食品组的食品时，您可能吃更多您喜爱的，而避开其他食品。而当您饥饿的时候，您可能会吃最简单，而不是最好的食物。

建议是什么？

一天均衡的饮食：

> ★ 140 ～ 170 克的谷物，如大米或面条、谷类、面包、饼干。30 克相当于大约 1/2 杯煮熟的大米、麦片粥或面食。一半的谷物应该是全麦。
>
> ★ 2 ～ 3 杯蔬菜，特别是深绿色蔬菜、橙色蔬菜、豆类和扁豆。
>
> ★ 1.5 到 2 杯新鲜或冷冻水果。1 杯等于一个小苹果、一个大香蕉或 2 个大李子。
>
> ★ 3 杯脱脂或低脂奶制品。一杯等于 225 克牛奶或酸奶、40 克硬奶酪或 55

克加工干酪。

★ 140～185克的蛋白质类食物，如去皮的鸡肉、鱼、瘦肉、豆类、坚果和瓜子。一个鸡蛋、1/4杯煮熟的豆子、15克坚果或瓜子、1匙花生酱相当于30克。

注意食物量的大小。每一个食品组都要食用。记录整个星期所食用的每一个食品组的做法可能有所帮助。然后您可以将每组的量平均到每天。如果某个食品组摄入较少，下周可以多吃一些。

如果您需要帮助改变饮食方式，请咨询您的医生。他或她可能将您转诊到健康饮食专家——注册营养师那里。

❤ 如何改变您的习惯？

健康饮食不是节食，它是一个改善健康的方法。

不要试图一步到位的改变饮食方式。如果您觉得错过了最喜欢的食物，其结果更可能会失败。慢慢开始，逐步改变。尝试以下建议：

★ 吃糙米代替米饭，吃全麦面食代替白面面食。
★ 三餐中添加更多的水果和蔬菜，同时将它们作为零食。
★ 尝试脱脂或低脂牛奶、奶酪和酸奶。
★ 三明治中添加蔬菜。
★ 酸奶中添加水果和谷物。
★ 限制在餐厅吃饭的次数。大多数餐厅的食品都是高脂肪、盐和热量且没有足够的膳食纤维。

如果食用适量，所有的食物都是健康饮食的一部分。如果您喜欢的食物富含脂肪、盐、糖和热量，要少吃、吃小份，或者寻找健康的替代品。

吃各种各样的食物，特别是那些高营养物质，如谷物、水果、蔬菜、低脂乳制品、鱼、瘦肉类和家禽。

❤ 健康饮食能在哪些方面帮助您？

健康饮食不仅可以预防疾病，也可以帮助您控制已有疾病。

★ 足够的钙和维生素 D 可以预防随年龄的增长导致的骨质变薄变脆。如果您已经有骨质疏松，钙可以阻止它的进展。钙存在于乳制品和某些绿叶蔬菜（萝卜、芥菜、甘蓝、白菜和花椰菜）中。维生素 D 存在于蛋黄、油性鱼像金枪鱼和鲑鱼以及添加（强化）维生素 D 的食物中，如牛奶和其他牛奶产品、橙汁和早餐麦片。

★ 低脂饮食包括大量的五谷杂粮、水果、蔬菜和低脂乳制品，它可以降低心脏病、高血压、卒中和糖尿病的发生率，也可以预防某些类型的癌症。

★ 鱼、坚果、大豆、亚麻籽可以预防心脏病。因为它们含有 ω-3 脂肪酸，对身体有好处。

★ 食用大量的水果和蔬菜可以降低心脏病、癌症和高血压的发生风险。

★ 怀孕之前和期间吃富含叶酸的食物（比如绿叶蔬菜或富含叶酸的谷物）能预防婴儿出生缺陷。

★ 限制脂肪或高脂肪的肉类、奶酪、奶油、黄油可以降低胆固醇水平，从而降低心脏病和高血压的发生率。

★ 使用橄榄油、花生油和油菜籽油可以帮助您降低"坏"胆固醇水平。

如何控制进餐量?

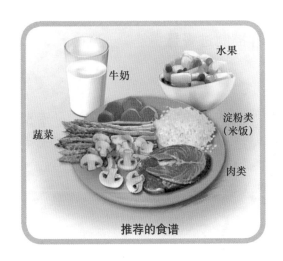

水果

牛奶

淀粉类
(米饭)

蔬菜

肉类

推荐的食谱

💜 为什么进餐量很重要?

目前中国的饮食文化很容易造成暴饮暴食。快餐店或一般餐馆的供餐分量较大,以至于人们只要吃一顿饭就可以摄取一整天所需的热量。研究表明,供餐的分量越大,人们就会吃得越多。减少进餐量无疑是一种既不需要我们放弃心爱的食物又能维持健康体重的好办法。

饮食模式是指人们摄取主要食物的种类和数量的相对构成,随社会经济发展水平以及人们长期的饮食习惯而有所不同,所以很难在短期之内改变。但只要我们尽量选择健康食品,并减少进食的次数和分量,那么不用刻意限制喜欢的食物,不用专注一种特定的饮食模式,也可以做到健康饮食。

💜 怎样才是合适的进餐量

本页的图画展示了一餐的营养配比。可以将盘子分成四部分以确定每种食物约占多大量:

> ★ 淀粉类食物和谷物,也就是我们俗称的主食占盘子的1/4量。
> ★ 肉类和其他蛋白质类也应占1/4量。
> ★ 盘子剩下的一半都应该是蔬菜。

> ★ 除此之外还可以添加少量水果。
>
> ★ 另外也可以添加一杯牛奶或酸奶，或者半杯布丁或冰激凌。

💗 外出就餐时怎样控制进餐量

外出之前

> ★ 尽量明智地安排一天的计划，外出就餐之前也不要刻意漏掉哪顿饭。
>
> ★ 尽量别在太饿的时候才去餐厅，过度饥饿会让您更容易暴饮暴食。
>
> ★ 如果去不提供饭后水果的地方用餐的话就自带一点吧，给您的快餐食物增加一个苹果或者一小袋胡萝卜。

杜绝大餐

> ★ 不要将点餐升级为大份装。
>
> ★ 只点半份的量，或询问餐厅是否会提供小份的食物。
>
> ★ 尽量别吃自助餐。

其他方法

> ★ 与朋友分享一顿饭或将一部分食物打包带回家。
>
> ★ 让服务员上菜时将快餐盒一起端上来，把一半食物放到快餐盒里，这样在吃饭前就已经把餐量减少了。
>
> ★ 少吃甜食。
>
> ★ 多吃水果、蔬菜和以燕麦为主的食物。
>
> ★ 选择肉类作为配菜而不是主食。
>
> ★ 尽量少用酱油调味酱、肉汁和沙拉酱。

💗 怎样避免吃得过饱

尽量在感觉饱了之前停下来。过饱会很不舒服，意味着您吃得太多了。好好体会一下进餐适度的舒适感觉是怎样的。

试试这些方法：

> ★ 开始吃饭之前休息放松一下，然后慢慢吃。
>
> ★ 当用餐达 1/4 时停下来检查一下饥饿水平，仍旧很饿时再继续进食。用餐到 1/2 时再次停下来重复上述过程。
>
> ★ 记住不需要把盘子里的食物都吃光。

只吃您现在需要的量

不要因为觉得自己晚些时候可能没时间吃饭而一餐吃得过多，只吃身体现在需要的量就够了。

做一个日程表

有些人喜欢每天少食多餐，有些人则青睐传统的一日三餐。不管您选择哪种方式，尽量根据个人习惯保证每天规律进餐，规律的进餐能让您更好地体会饥饿和饱腹感。

抵挡食物诱惑

当您想吃东西的时候，用 1 ～ 10 的标尺来衡量您的饥饿程度。1 表示很饿，10 表示过饱。5 或 6 表示既不太饿也不太饱的舒适状态。

当饥饿程度达到 3 或 4 的时候可以选择一点健康食品或点心，到达 5、6 时就别再吃了，也不要等饥饿指数降到 1 或 2 时才吃饭，太饿很容易导致暴饮暴食。

如果对照饥饿量表发现自己并不真饿时，去做点别的事情分散一下注意力吧，比如散散步。

咨询医生

在这张表上记下您的问题和想法，下次去看医生时带上它。

有关控制进餐量的问题：

如何减少热量?

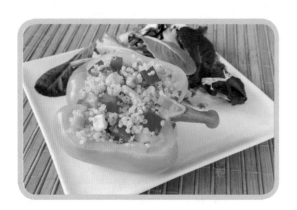

♥ 热量是怎样影响体重的?

机体每天都需要一定量的能量来维持功能和日常活动，正常需要量满足后，多余的能量就会以脂肪的形式储存起来。当我们摄入和消耗的能量保持平衡时机体就达到了稳态。想要减肥的话就应保证热量的消耗大于摄入。

♥ 我们每天需要多少热量?

运动越多需要的能量就越多，反之亦然。另外能量的日需要量还与年龄和性别有关。下面是成人热量需求量的一般标准:

★ 运动较少的女性或老年人能量日需要量为 6694.4 ～ 8368 焦耳（1600 ～ 2000 卡）。

★ 运动较多的女性或者运动较少的男性能量日需要量为 8368 ～ 10 041.6 焦耳（2000 ～ 2400 卡）。

★ 运动较多的男性能量日需要量为 10 041.6 ～ 12 552 焦耳（2400 ～ 3000 卡）。

♥ 怎样才能做到健康饮食并减少能量摄入?

限制脂肪的摄入是减少饮食中总热量的好办法。

动物性食物比如肉或者乳制品是隐性脂肪的重要来源。应尽量选择精瘦肉或低脂产品，另外要减少诸如黄油、人造奶油、沙拉酱、蛋黄酱等含脂产品的食用。在食物中增加新鲜大蒜、柠檬或者醋，既可以调味又不会增加脂肪。

全麦、蔬菜、水果和干大豆是很好的低脂食物，它们可提供丰富的营养和膳食纤维。

糖果和苏打水都是高热量的食物，仅含少量营养且不含纤维素。尽量以白开水来代替苏打水和果汁饮料并查看果汁的标签以保证您饮用的是 100% 纯果汁。

> 如果您酷爱富含脂肪、盐、糖或热量的食物，选择小份的或者寻找其健康替代品。尽量减少吃的次数，代之以水果、蔬菜和全麦食品。

家庭用餐技巧

在家用餐时可以尝试以下健康饮食的方法：

> ★ 把肉类作为一餐中的配菜而不是主食。
> ★ 用全麦面、糙米、干豆类和蔬菜做主菜。
> ★ 寻找无需油类的烹调方法，例如烘烤或蒸。
> ★ 如果要用油的话尽量使用不饱和性的，例如菜籽油或者橄榄油等，也可用烹饪喷雾剂（是一种可防止食物与厨具粘在一起的厨房日用品，里面的主要成分一般是食物油和蛋黄素，有的可以直接用做低脂调味剂）来代替油。
> ★ 烹饪时去掉肉类中的脂肪，在肉类快熟时或烧烤过程中去掉肥的部分。
> ★ 做熟之后将汤类和炖菜类晾凉，待稍微凝固时撇去表面的油及脂肪。

> **脱脂食物**
>
> 脱脂的点心、糖果、薯条和速冻食品仍含大量糖分及热量，甚至一些脱脂食物比普通食物含更多的热量，所以吃脱脂食物也应像其他食物一样有节制。

外出就餐建议

如果您经常在外面吃，可能很难避免不健康的高热量饮食，尝试一下这些方法吧：

> ★ 注意您点餐的分量。分量过足的话可以跟别人共享主菜或者甜点，也可以打包带回家一部分。
> ★ 不要将食物升级为大份装，只要半份就可以了。
> ★ 点餐时选择烘烤或水煮而非油炸食物。
> ★ 减少面包上涂抹的黄油或奶油，用少量的橄榄油代替。
> ★ 将酱油、调味酱、肉汁或沙拉酱单点并尽量少用，选择低脂沙拉酱。
> ★ 如果点了意大利面的话选择番茄酱而不是奶油酱。

如何减少脂肪？

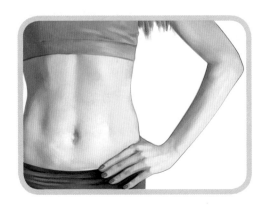

您吃进去的食物中几乎都含有各种各样的脂肪。有些脂肪有益于健康，而有些是有害的。单从量上每天要尽量减少饮食中的脂肪摄入。

脂肪的主要类型有哪些？

饱和脂肪

在室温下，饱和脂肪呈固态，例如肉油脂、黄油、起酥油和人造黄油。饱和脂肪会升高胆固醇。动物性脂肪，例如肉类和奶制品来源的脂肪，大多数是饱和脂肪。家禽肉比红肉的饱和脂肪含量低，但是家禽皮肤含有饱和脂肪。鱼肉饱和脂肪的含量最低，并且含有健康脂肪。椰子油、棕榈油和可可黄油中也含有饱和脂肪。您每日不到10%的热量来自于饱和脂肪。20克的脂肪大约提供8368焦耳（2000卡）的能量。

多不饱和脂肪

在室温下，多不饱和脂肪呈液态。这种脂肪要好于饱和脂肪。多不饱和脂肪主要见于向日葵和玉米油脂。海产品中也主要含有这种脂肪，例如 ω-3 和 ω-6 脂肪酸。ω-3 脂肪酸可能会降低患心脏病的风险。富含脂肪的鱼类，如鲑鱼、鲭鱼含有健康的 ω-3 脂肪酸；碎亚麻籽和亚麻籽油、大豆、坚果和种子也是如此。您每日不到10%的热量来自于多不饱和脂肪。20克的脂肪大约提供8368焦耳（2000卡）的能量。

单不饱和脂肪

单不饱和脂肪在室温下呈液态，放进冰箱则变成了固态。多摄入这类脂肪可以降低您的"坏"胆固醇水平，升高"好"胆固醇水平，降低患心脏病的风险。单不饱和脂肪常见于菜籽油、橄榄油、花生油、橄榄和鳄梨。单不饱和脂肪远优于饱和脂肪，占到每日 15% 的热量。25～30 克的单不饱和脂肪大约提供 8368 焦耳（2000 卡）的能量。

反式脂肪

反式脂肪是一种不饱和脂肪，是饱和脂肪经过加氢合成的。这样做是为了延长脂肪的保质期，并使其在室温下呈固态。更坚固的脂肪适于做酥脆的饼干和馅饼皮，而且易于涂抹在吐司上。反式脂肪又被称为氢化脂肪或氢化油。同饱和脂肪一样，反式脂肪也是不健康的。包装零食如薯片、咸饼干和饼干都含有这种脂肪。

♥ 推荐每日摄取的脂肪

每日摄取的热量 1/3 来自于脂肪，但是每日总脂肪中饱和脂肪的摄入量应当仅占 1/3，也应尽量减少反式脂肪的摄入。

不同食物种类的脂肪含量对比		
食物种类	高脂肪含量的食物	低脂肪含量的食物或健康替代品
肉类、家禽和鱼类	普通的碎牛肉 高脂肪的或带花纹的坚果、排骨或内脏 家禽的皮、炸鸡、炸鱼、午餐肉、意大利香肠、热狗	低脂的碎牛肉（97% 的瘦肉） 去皮的鸡肉、鱼肉
乳制品和鸡蛋	全脂牛奶、2% 的牛奶、全脂酸奶、奶酪、酸奶油、冰淇凌、奶油、半脂奶油、鲜奶油、脱脂奶油、奶油浇头 蛋黄	低脂（1%）或无脂牛奶或奶酪、低脂或无脂酸奶和冰激凌 人工鸡蛋
脂肪和油	椰子油和棕榈油 黄油、猪油、起酥油 硬植物油和某些调料 含氢化植物油的花生酱	菜籽油、橄榄油或花生油 不含反式脂肪的人造奶油 饱和脂肪酸的含量不超过 1/3 的脂肪
面包和谷物	鸡蛋面包、脂肪或以黄油为主要成分的糕点 咸饼干和松饼	普通面包、谷物、煮熟的谷物，如水稻、玉米饼和低脂饼干
水果和蔬菜	黄油煮的、加奶酪或奶油的蔬菜	所有不添加脂肪的水果和蔬菜
糖果和甜点	牛奶巧克力、冰激凌、饼干、用椰子油和棕榈油烘焙的食品	冷冻酸奶、低脂替代品和水果

如何避免情绪化进食？

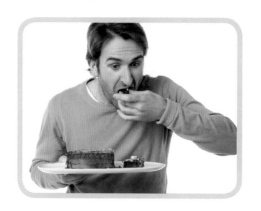

❤️ 什么是情绪化进食？

情绪化进食是指不是因为饥饿而是由于悲伤、疲惫、压力过大或感到孤独等原因而进食，也或者把进食当做一种奖励，因为食物常常可以舒缓情绪并将您从烦恼中解脱出来。

❤️ 怎样避免吃得过多？

如果您是一位情绪化进食者，请不要受控于身体的自然信号。饥饿量表可以帮助您区分真正的躯体上的饥饿和情绪化的进食欲望。

想吃东西的时候，用 1～10 的标尺来评价自己的饥饿程度。1 表示很饿，10 表示过饱，5 或 6 表示既不太饿也不太饱的舒适状态。

等饥饿程度达到 3 或 4 的时候再进食，如果很想吃东西但是饥饿程度在量表的 6 以上水平，那么就要停止进食并梳理一下情绪。

问问自己是由于饥饿还是诸如厌倦或者不安之类的其他原因而进食。

对诱因作出反应

当您开始察觉到诱发情绪化进食的原因时，尝试着改变应对策略。别再用糖果或者薯片来抚慰情绪了，尝试一下这些方法吧：

> ★ 给自己一个短暂的放松或休息。
>
> ★ 想一想困扰您的是什么问题以及怎样处理。
>
> ★ 停下正在做的事，到大厅或街道上散散步。
>
> ★ 给朋友打个电话。

如果真的饿了，就吃一些健康食品。

♥ 饮食情况对照表可以起到怎样的帮助？

饮食情况对照表将帮助您分辨出导致情绪化进食的原因。

饮食情况对照表				
天 / 时间	食物 / 总量	饥饿程度（1 ～ 10）	地点	感觉

记下 1 ～ 2 周内您吃的所有东西，记录进食的时间和进食前的感觉。

找到您的进食模式，留意会导致您情绪化进食的东西并弄清楚情绪化进食的次数和当时的感觉。

寻求帮助

营养师或咨询师可以帮您了解自己的情绪和进食习惯。

为什么要多吃水果和蔬菜？

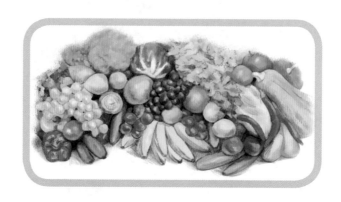

♥ 为什么要吃更多的水果和蔬菜？

水果和蔬菜是健康饮食计划的重要部分。健康的饮食计划能提供给您的身体所需要的营养，使您保持强壮，正常工作。

♥ 怎样开始呢？

从您能接受的小目标开始，然后逐渐加大目标。例如，刚开始您每天可以多吃一份蔬菜或者水果。当您达到目标的时候，您的下一个目标可以是在每餐都多吃一份蔬菜和水果。

记录您每天吃了多少水果和蔬菜是有益的，这样您会更愿意吃更多的水果和蔬菜。

♥ 怎样吃更多的蔬菜和水果？

从这五条意见开始：

★ 在您触手可及之处准备一碗水果，这样在您饿的时候可以随时吃。

★ 买包装好的即食的新鲜蔬菜和水果，这样可以减少准备时间。

★ 当您出门的时候准备一些容易携带的干果作为小吃。

★ 用微波炉快速煮蔬菜。

★ 将未加工的蔬菜切碎存放在冰箱中，这样当您想吃的时候，您会轻而易举地拿到它们。

一些小技巧

★ 将水果片和浆果与酸奶或者谷类混合起来。在燕麦片、煎饼和松饼中加入干果或者新鲜水果。

★ 在金枪鱼或者鸡肉沙拉中添加苹果块、菠萝、葡萄或者葡萄干。

★ 通过混合新鲜或者冰冻的水果、水果汁以及酸奶制作水果沙拉。

★ 在沙拉中加入各种蔬菜，如卷心菜、胡萝卜、甜椒。也可以在沙拉上覆盖蔓越莓干或葡萄干或水果片如橘子或草莓。

★ 在面酱和汤中添加南瓜和菠菜等蔬菜。在三明治中加蔬菜，生菜、西红柿、黄瓜、鳄梨片都是美味的选择。

调味

★ 将生蔬菜蘸低脂酱油汁、沙拉酱、豆沙、花生酱。可以试试红色、黄色或者橙色的柿子酱。西兰花和小西红柿也是不错的选择。

★ 用醋、柠檬汁和少量的橄榄油给煮熟的蔬菜调味。

★ 试试将蜂蜜覆盖在烘烤的苹果和梨上制作美味的甜点。

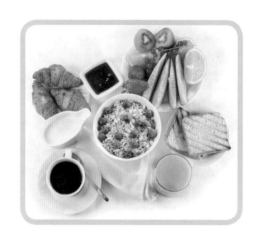

❤️ 什么才是健康的早餐？

如果您事先储备一些健康的食材和现成的配料，那么即便在匆忙的早晨也可以享用一顿包括水果、燕麦、坚果和低脂牛奶在内的营养早餐。它不仅可以为您提供充足的能量，而且能避免在饥饿时吃得过多。理想早餐由此而来。

时间仓促时的早餐准备

★ 提前准备一些燕麦片存放在冰箱里，微波加热一下再添加一些低脂牛奶和香蕉片即可。（燕麦：是整粒小麦在磨粉时，仅仅经过碾碎，而不经过去除燕麦皮的程序，含有极高的纤维素成分，包含燕麦皮和胚芽的全部营养成分。）

★ 用橘子瓣、葡萄干、新鲜的葡萄和草莓做一道水果沙拉存放在冰箱里，在吃早餐之前可以再加上一把坚果。

★ 在低脂酸奶中加入新鲜草莓或水果干，最后添加一些杏仁或高纤维谷物。

★ 在全麦面包圈上撒一些低脂奶酪，加一点葵花子或葡萄干也别有一番风味。

★ 用蜂蜜调一瓶花生酱或杏仁酱并存放在冰箱里，吃全麦土司时可以加上一点。

★ 把新鲜或冰冻的水果、果汁、酸奶一起放入搅拌机里搅拌，就可以做出一道鲜果奶昔。

时间充裕时的早餐准备

★ 尝试着用全麦面包来做法式吐司。在面糊中混合脱脂牛奶和鸡蛋（如果你的体检化验单显示胆固醇偏高，可以用两份蛋清搭配一份蛋黄的方法代替整个两个鸡蛋，来解决蛋黄中胆固醇含量过高的问题），用面包蘸取面糊后以少量油煎熟。做好之后在表面点缀上香蕉片和一点花生酱。

★ 做一份全麦或荞麦煎饼，加上水果。

★ 做一道配以大量蔬菜的炒蛋，加上红辣椒或青椒、洋葱、新鲜或冷冻豆子、西兰花或菠菜。

★ 在玉米饼上搭配大豆、荷包蛋、青椒、脱脂酸奶。

★ 自制燕麦麸松饼并在烘烤之前加入核桃和蔓越莓干。

什么是理想的午餐?

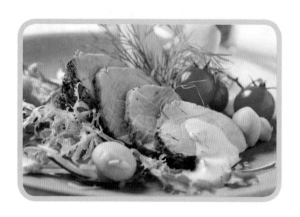

💓 什么是健康午餐?

健康午餐包括各种各样的谷物、水果、蔬菜和低脂牛奶产品。选择瘦肉蛋白质，比如烤鱼、鸡肉、豆类或豆腐；和健康脂肪，比如橄榄油或菜籽油。

自己制作午餐固然有助于您控制食物总量和摄入更多的健康食品，但是如果选择在外面吃，您也可以拥有享受健康午餐的方法。

如果您在餐馆就餐

★ 通过分享或打包的方式只吃午餐的一小部分。餐馆通常给的量比您所需要的多。

★ 购买素食食品。

★ 如果您在快餐店吃汉堡，要最小的汉堡，如儿童汉堡，而不是要两份或三份汉堡。找一个餐馆，能让您选择有益于健康的食物如水果、沙拉或牛奶而不是薯条和汽水。

试着提前计划午餐

在您罗列每周购物清单时制订午餐计划。

如果可能的话，准备双份健康食物并且冷冻一部分，带着去单位吃或在家吃。

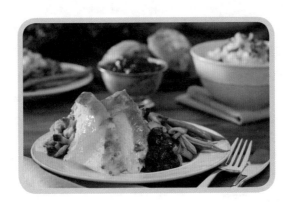

💓 怎样才是健康的晚餐？

如果您的盘子里充满了五颜六色的蔬菜，那么您已有了一个好的开始，再加上一种全谷物食品，例如糙米、全麦面包、全麦玉米饼。蛋白质类食品最好选精瘦肉，例如鸡、鱼、瘦猪肉、大豆及豆腐等都是不错的选择。最后烹饪时选用橄榄油或菜籽油，用香料或柠檬代替部分盐来调味，这样才是健康的晚餐。

💓 健康与速度可以兼得吗？

如果您的厨房里准备好了各种健康的食材，就可以在时间紧迫时迅速做好一顿饭。以下是一些可以常备的食物材料：

> ★ 冷冻鸡肉和生鱼片。
>
> ★ 蔬菜。
>
> ★ 水果。
>
> ★ 豆类，比如黄豆、黑豆。
>
> ★ 低盐的鸡汤。
>
> ★ 番茄酱。
>
> ★ 全麦面食和糙米。
>
> ★ 大蒜和洋葱。

也可以在便利店找到包装好的、洗过的即食食品，比如：

★ 包装好的新鲜蔬菜，比如小胡萝卜、菜花、紫甘蓝、花椰菜等，这些都是做速食沙拉、汤、砂锅、炒菜的绝佳材料。

★ 包装好的切片水果，例如甜瓜或菠萝。把它们加入低脂酸奶中就做成了简单的水果沙拉。

★ 预先切好的去膘肉，脂肪含量较少且可以节省再切片或切块的时间。

★ 预先做好的鸡肉。许多便利店的熟食区都出售烤鸡，可以把它剁碎或切块做成肉卷、汤或者砂锅。

有些切好的食品会比较贵，想要省钱的话可以买未加工的食物，烹饪或切好后把暂时不吃的那部分冷冻起来。比如买来冷冻鸡胸肉，全部都切好、剁好后把一部分冻起来下次食用。

💓 外出就餐怎么办?

几乎所有的餐馆甚至快餐店中都能找到健康食品。点餐之前弄清菜品的烹饪方法，烘烤或蒸的食物通常比油炸食品脂肪含量要低。点餐时要求把肉浇汁和酱汁、黄油等与食物分开放，便于您控制添加的量。

★ 别等到太饿时再去餐馆，这会让您更难选择健康的食品。外出就餐前2～3小时可以提前吃一点小点心。

★ 让服务员帮您拿一个快餐盒，这样开始吃之前就可以分出一部分。或者跟别人共享一份食物。

★ 选择含有水果蔬菜和全麦的菜品，点披萨和三明治时多加一份蔬菜。

★ 尝试一下素食。

★ 找一些供应对心脏健康有益菜肴的餐厅，并尽量在外出时选择在那里就餐。

★ 尽量别去吃自助餐，可再续的美味听起来很不错却很容易吃得过饱。

何时可以选择快餐

大部分快餐店在网上或店面内都会有食物的营养成分表。利用这些信息挑出低脂、低热量、低盐的食物。

去那些提供分放的沙拉，并以牛奶或水代替薯条和饮料的快餐店。

在快餐店里一定要选择小份装，拒绝大份食品。

如何在超市购买健康食品？

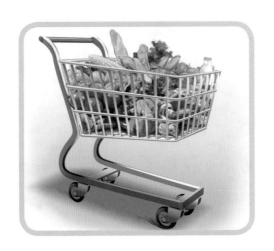

💓 正确买才能正确吃

如果您想吃健康食品，那您得先从购买健康食品开始。这看起来简单，但如果您没有习惯购买健康食品，则意味着您平常的购物方式要有一些改变。

💓 先做计划

在超市健康购物的关键是先制订计划。这可能会花费一些时间，但之后就容易了。

> ★ 列一个主要菜单。可以制订三天或者一周的清单，这取决于您，哪个适合您就选择哪个。
> ★ 根据您愿意花费的时间来制订食谱。选择适合做饭时间长短的食谱，例如，您能花30分钟做饭，那就找一个需要差不多时间的食谱。
> ★ 不要忘记准备小吃。如果您的清单里面包含新鲜水果或低脂酸奶，那您购买高脂小吃的可能性会降低。
> ★ 为您所要买的东西列个清单，把该清单随身携带去超市。

您也可以购买双份的食品，将它分成现用以及冰冻两部分。

♥ 买什么以及怎样购买您需要的东西呢？

选择含脂肪、热量、钠较低的食品。例如，如果您需要买奶酪，请买低脂或无脂的。白奶酪含脂较低。如果您要买肉，腰部的肉脂肪较少。

少喝加糖的饮品，例如苏打饮料和甜冰红茶。可以多喝水或者无糖、低糖的饮料。

在您的购物单中加入一些健康方便的食品和小吃。当您很忙或者不想烹饪的时候，这些很有用。

小窍门

★ 买包装好的规格量的蔬菜或者沙拉，您可以煮熟来当晚餐或者当成小吃生吃。

★ 当您没有时间烹饪的时候，吃健康的冰冻的主食。确保它们低脂、低热量、低钠。餐后吃沙拉或者水果以及一杯牛奶。

★ 试着将坚果和干果混在一起吃。少量食用时它们是健康、令人满意的小吃。

★ 买方便吃的水果，例如苹果、葡萄、橘子。您所要做的仅仅是将它们洗干净。

★ 将低脂奶酪和全麦饼干或水果结合起来食用。

♥ 购物的建议

在您购物前先吃饭和吃小吃，那样您在购物的时候不会饿，因此您不会那么倾向于购买不健康的食品，譬如糖果、薯条、快餐来充饥。

注意食品店的分区。食品店较外面的分区经常是新鲜食品例如肉、农产品以及奶制品。这些比起中间的分区中的食品所经过的加工较少，中间分区的食品包括包装饼干、薯条以及苏打饮料等。

试着只买您的购物单上的东西。打折的食品看起来是很划算，但如果您开始并没有计划买它们，那么它们实际上也是不适宜购买的。

一些健康的食品		
面包和谷类	肉、鱼、家禽肉	脂肪和油
全麦面包和全麦饼干	新鲜的鱼类和贝壳类	菜籽油或者橄榄油
燕麦片和其他高纤维低糖的谷类	白肉鸡或者火鸡（吃之前去皮）	已降脂的蛋黄酱
低脂面粉玉米饼，全麦玉米饼	腰部的瘦肉、里脊肉	不含反式脂肪或只含1/3的饱和脂肪的人造黄油

什么是对心脏健康的脂肪？

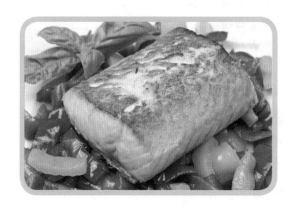

💜 什么是对心脏有益的脂肪？

食用对心脏有益的脂肪可以降低心脏病的风险。例如鱼肉优于猪、牛、羊肉，橄榄油优于黄油。

健康饮食计划应当包括这些脂肪：

> ★ **ω-3脂肪酸**：是油性鱼类产生的，例如鲔鱼、鲑鱼、马鲛鱼、鳟鱼、鲱鱼、沙丁鱼。其他的有益的脂肪包括亚麻籽油、大豆油、核桃油、瓜子油。ω-3脂肪酸可以降低三酰甘油（甘油三酯），后者可以造成动脉阻塞。
>
> ★ **单不饱和脂肪**：包括菜籽油、橄榄油、花生油。其他好的脂肪来源包括橄榄、鳄梨和坚果。这些脂肪可以帮助降低"坏"胆固醇（低密度脂蛋白胆固醇），增加"好"胆固醇（高密度脂蛋白胆固醇）。
>
> ★ **多不饱和脂肪**：包括植物油如向日葵油、芝麻油、大豆油和玉米油。这些脂肪可以帮助降低低密度脂蛋白胆固醇。

💜 什么是不健康的脂肪？

如果您吃太多不健康的脂肪会增加高胆固醇血症和心脏病的风险。您应当尝试限制少吃这类脂肪：

- ★ **饱和脂肪**：大多见于动物性食品，如肉类和奶制品。热带油脂，如椰子油、棕榈油和可可黄油也是饱和脂肪。
- ★ **反式脂肪**：包括部分氢化植物油和氢化植物油。反式脂肪在许多加工食品，如咸饼干中含有。
- ★ **胆固醇**：只能在动物性食品中获得，如鸡蛋、全脂乳制品和肉类。

健康饮食的建议

- ★ 把水果、蔬菜和全谷类食品当做主食。
- ★ 把肉当做配菜而不是主餐。
- ★ 尝试使用全麦面食、糙米、干豆或者蔬菜作为主菜。
- ★ 摄入更多的 ω-3 脂肪酸，每周吃两次鱼。在谷物和汤中添加亚麻籽。在沙拉中添加核桃。
- ★ 采用烘焙、蒸或烧烤的方式烹饪食物。用烹饪喷雾代替食用油。如果使用食用油，选择菜籽油或橄榄油。

♥ 如何摄入有益于心脏的脂肪？

按照以下表格进行规划。

有益于心脏的脂肪的转换对照表		
食物种类	不健康脂肪含量高的食物	更健康的食物
肉类、家禽和鱼类	普通的碎牛肉 高脂肪的或带花纹的坚果、排骨或内脏 家禽的皮、炸鸡、炸鱼、炸贝类 午餐肉、香肠、热狗、培根	低脂的碎牛肉（97% 的瘦肉） 去皮的鸡肉、烤鱼 低脂或无脂的午餐肉
脂肪和油	椰子油和棕榈油 黄油、人造黄油、猪油、起酥油 培根熬的油 含氢化植物油的花生酱	菜籽油、橄榄油或花生油 不含反式脂肪的人造奶油 天然花生酱
乳制品和鸡蛋	全脂牛奶、2% 的牛奶、全脂酸奶、大多数奶酪、松软干酪和奶油奶酪、酸奶油、冰激凌 奶油、非奶奶油、半脂奶油、鲜奶油、奶油浇头 鸡蛋	低脂（1%）或无脂牛奶或奶酪 低脂或无脂酸奶、人工鸡蛋、蛋清

怎样吃到对心脏健康的饮食？

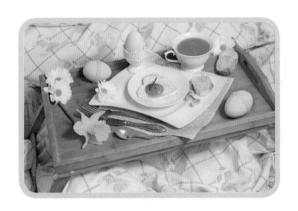

💓 什么样的饮食对心脏是健康的？

对心脏健康的饮食包括多种蔬菜、水果、坚果、干豆类、全谷类食物，以及低盐的食物。尽量减少富含饱和脂肪、反式脂肪和胆固醇食物的摄入。

您并不需要对饮食进行大的调整，甚至微小的改变就可以降低心脏病的风险。

💓 如何开始更健康的饮食？

学习什么是食用分量

> ★ 向医生或营养师咨询食用分量。确保您的饮食不要超过建议的分量。例如，一份肉为 50 ~ 85 克（1 克 = 0.02 两）。
>
> ★ 一份 85 克的食物相当于一副扑克牌的大小。
>
> ★ 不断练习计算食用分量的大小，直到您可以熟练地"目测"。应记住，通常餐馆的食用分量是实际人体所需分量的 2 ~ 3 倍。
>
> ★ 饱和脂肪含量高的食物包括肉类、奶酪和油炸食品。饱和脂肪也见于椰子油、棕榈油和可可黄油。饱和脂肪会升高您的胆固醇水平。

食用更多的水果和蔬菜

> ★ 水果和蔬菜有很多营养，可以预防心脏病，基本不含脂肪，即使有也很少。深绿色、深橙色或黄色的水果和蔬菜尤为健康。

- ★ 将胡萝卜、芹菜等蔬菜当做零食吃。买时令水果，并将其保存起来，这样您看到它就会吃掉。
- ★ 烹饪含蔬菜多的食物，如炒菜和汤。

限制饱和脂肪和反式脂肪的摄入

- ★ 学会阅读食品标签，尽量避免饱和脂肪和反式脂肪的摄入。这些脂肪会增加您患心脏病的风险。食物标签上会列出是否含有反式脂肪和饱和脂肪，常见于饼干、薯片等零食。
- ★ 使用健康脂肪，如橄榄油或菜籽油烹饪。尝试降低胆固醇的食物，如植物甾烷醇酯。
- ★ 采用烘、烤或蒸的烹饪方法，而不要油炸。
- ★ 每周至少吃两次鱼，以获取 ω-3 脂肪酸。所有的鱼含都有 ω-3 脂肪酸，但某些鱼类，如鲑鱼、鲭鱼、裸盖鱼、凤尾鱼、鲱鱼、沙丁鱼、金枪鱼、湖红点鲑，含有大量的 ω-3 脂肪酸，可能有助于降低心脏病的风险。较大的鱼（方头鱼、剑鱼、大西洋马鲛和鲨鱼）含有较高剂量的汞，如果大量食用会有害。孕妇、哺乳期妇女、可能怀孕的妇女和孩子不要食用这些更大的鱼类。
- ★ 食用鱼肉、去皮的家禽和豆制品（例如豆腐），来代替高脂肪的肉类。大豆可能对心脏尤其有益。
- ★ 限制高脂肪的肉类，包括热狗和香肠的摄取。当您准备肉类时，应当剔除所有可见的脂肪。
- ★ 饮用脱脂的或低脂的乳制品。

食用富含纤维的食物

- ★ 富含可溶性纤维的食物可能会降低您的胆固醇水平，并能提供重要的维生素和矿物质。富含可溶性纤维的食物包括大麦、燕麦、黑麦、干豆类、种子、蔬菜、柑橘类水果、梨和苹果。
- ★ 每天食用不同种类的谷物食品。购买全麦面包和谷类食品，而不是白面包或糕点。食用每一食用分量至少有 2 克纤维的食物，并将全麦面粉或其他全谷物作为第一要素。

限盐和低钠饮食

★ 限制盐和钠的摄入。过多的钠会导致或加重某些疾病，如高血压或心力衰竭。

★ 烹饪加盐前应当先尝一下味道。当您认为需要盐时，加一点点盐。随着时间的推移，您会适应少盐。

★ 少吃小吃、快餐食品和其他高盐的加工食品。检查包装食品标签上的钠含量。

★ 选择低钠的罐头食品，如汤、蔬菜和豆类。更好的选择是吃新鲜的或冷冻的蔬菜。

★ 烹饪时尽量不要用盐。使用醋、香草作为调味料。

★ 比较食物（例如汤、面包和冷冻肉类）中钠盐含量的高低，选择低钠的食物。

限制饮酒

★ 男性每天饮酒不超过 2 标准杯，女性不超过 1 标准杯。过多的酒精会导致各种各样的健康问题。

如何吃低盐饮食?

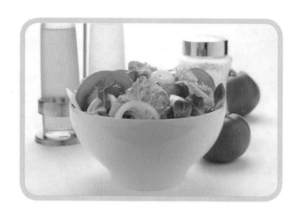

几乎所有食物都含有钠或者盐，或者本质上由钠组成。减少饮食中的盐摄入量可以预防高血压。如果您有高血压，减少盐的摄入有益于降低血压。通过减少盐摄入，可以减少降压药的剂量。

💓 什么是低盐饮食?

如果您有高血压、糖尿病，或者慢性肾脏疾病且您的年龄大于 50 岁，那么一定要限盐至每天 1.5 克以下。如果您不属于以上情况之一，应该限盐至每天 2.3 克以下。大部分人都摄入了过量的盐。其中摄入的钠很多来自加工的食品，而不是直接加入的盐。

您可以通过计算您摄入的每样东西的钠含量来限制饮食中的钠盐摄入量。学会通过查看食物标签来选择低钠食品。例如：

> ★ 1/2 杯罐装西红柿包含 220 ～ 350 毫克钠。
> ★ 1/2 杯低钠罐装西红柿包含 15 ～ 30 毫克钠。

如果您选择了罐装的无钠的食品，那么您就有空间在您的饮食中选择其他含更多钠的食品。在上面的例子中，如果您选择新鲜的西红柿，那么摄入的钠量会更低（一个中等大小的西红柿含有 11 毫克钠）。

中国是一个"重口味"的国家，很多人选择在烹饪时放更多的盐，所以对于有高血压的中国病人，医生对他们的推荐是每天摄入 5 ～ 6 克盐。

🫀 摄入更少的钠是否有益于健康?

★ 如果您有高血压, 严格限盐会降低血压, 这会降低得心脏病、卒中、肾病的风险。

★ 如果您有心脏病, 那么您需要降低血压, 控制血压能够减少卒中和心脏损伤的风险。减少钠摄入有益于降低血压。此外, 盐会导致机体循环中的水增加, 从而使得心脏收缩的负荷增加, 也会使腿和手变得水肿。

★ 如果您有肾脏疾病, 减少盐摄入会有益于降低血压, 预防或延迟肾衰竭。随着时间的推移, 高血压会逐渐损坏肾中的微小血管。

🫀 避免摄入的食物

富含盐的食物包括:

★ 烟熏、腌制、盐腌及罐装的肉类、家禽等。

★ 火腿、培根、热狗和午餐肉。

★ 普通的、硬的、加工的奶酪, 普通的花生黄油。

★ 饼干。

★ 冷冻的速食饭菜。

★ 普通罐装的汤。

★ 普通罐装的蔬菜。

★ 含盐量大的零食如薯片和花生。

★ 薯条、披萨、其他快餐。

★ 酸黄瓜、橄榄、酸菜等腌制或熏制的蔬菜。

★ 番茄酱等佐料, 尤其是盐含量高的酱油、辣酱油、牛排酱和调味料。

★ 餐馆中的食物通常含盐多, 尤其是快餐和中餐。

🫀 什么是隐藏的钠

钠在很多您不知道的东西中存在, 譬如非处方药或很多罐装的加工食品中都含有钠。

查看食品标签, 钠有很多不同的名字。

注意包含以下内容的产品也含有钠：

★ 味精，也叫 MSG。

★ 柠檬酸钠。

★ 亚硫酸钠。

★ 酪蛋白酸钠。

★ 苯甲酸钠。

★ 氢氧化钠。

★ 磷酸二钠。

检查您的药物，钠可能是药的组成成分之一。

★ 处方药：需要询问您的医生或者药剂师您的药物中是否含钠。

★ 非处方药：很多非处方药含钠。阅读标签，如果您不确定，询问药剂师。在服用任何新的非处方药之前先询问您的医生。

💜 用什么代替盐？

用大蒜、柠檬汁、洋葱、醋、香草以及香料代替盐来做调味品。您可以加入食谱要求的一半的盐而不损失饭菜的风味。米饭、面食以及小麦不需要加盐。

如果您有心力衰竭并且您想使用钠盐替代品，请先询问医生。钠盐替代品含钾，可能会影响心力衰竭药物的效果。

如何让您的饮食富含纤维?

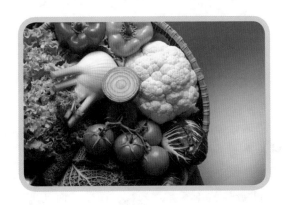

💗 如何从饮食中摄取更多的纤维

纤维是水果、蔬菜以及谷类的组成部分,人体无法消化并且吸收,但是纤维对于肠道的健康有重要作用。因此,每日推荐摄入的纤维量是 20 ～ 35 克。

💗 哪些高纤维饮食有益于健康?

高纤维饮食能够预防结肠憩室的形成,也可以预防憩室炎。如果已经有了憩室,高纤维饮食可以减少腹胀和便秘。高纤维饮食也有益于预防结肠出血、堵塞。

纤维有益于健康的肠道运动。来自食物的纤维优于刻意补充的纤维。不推荐用保健产品代替食物作为纤维来源。

💗 可溶性纤维和非可溶性纤维的区别?

可溶性纤维

"可溶性"是指在水中变软或者变成胶体状。可溶性纤维有益于降低胆固醇,也有益于控制糖尿病病人的血糖水平。可溶性纤维含量高的食物有燕麦麸、燕麦片、豆类、豌豆、米糠、大麦、柑橘类水果、苹果和草莓。

胆固醇高的人可能可以通过富含可溶性纤维的饮食来降低胆固醇水平。这可以降低患心脏病的风险。

非可溶性纤维

非可溶性纤维不能降低血液胆固醇水平，但它对保持肠道健康很重要。它能预防便秘和腹胀性疾病。富含非可溶性纤维的食物有全麦面包、全麦谷物、麦麸和蔬菜。

❤ 如何从饮食中获取纤维

★ 在每次饮食中选择含有至少 2 克纤维的全麦面包和谷物。
★ 买主要材料为全麦、磨碎的小麦或者破裂小麦的面包。
★ 用糙米、小麦片或小米代替白米饭。
★ 每天吃 6 ～ 11 份谷物（谷类、米饭、面食、面包）。其中一份指的是一片面包，一杯盒装麦片或者半碗米饭、面食、煮熟的谷物。
★ 每天吃几次蔬菜和水果。包括树莓、苹果、橙子、梨、李子、青花菜、胡萝卜、玉米、豌豆和蚕豆。
★ 吃煮熟的干豆类和豆类。
★ 查看食品包装以及纤维补充剂标签中的纤维含量。每份中至少有 2 克纤维才算高纤维。麸被广泛认为是纤维的良好来源之一，但是商店中的很多麸类食品譬如松饼和华夫饼实际上仅含有非常少的麸皮，它们往往富含脂肪和糖。

一些医生推荐增加饮食中的麸来促进纤维摄入。如果您这样做，那么请逐渐增加，例如先每天增加 1 茶匙的量，而后逐渐增加至每天几茶匙。胃只能适应缓慢增加的纤维量，增加过快会引起胃功能紊乱以及产生气体。

喝更多的水

每天喝大量的水以保持大便的柔软度。高纤维饮食需要大量的水才能适当地起作用。如果饮食中含有足够的纤维，那么您的大便会变得更软并且容易通过肠道。

如何获得适量的钾？

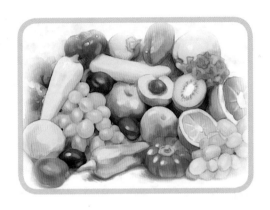

💜 如何达到钾的适量范围

钾是维持细胞、神经和肌肉正常工作的一种必需物质。钾的平衡能保持您的心跳速度稳定。钾存在于牛奶、肉类和各种新鲜的食物中。

一些疾病和药物可以导致血钾水平过高或过低。过高或过低的血钾是非常危险的，如果您的血钾水平过高或过低，治疗的同时，您可能需要改变饮食方式。

💜 什么问题会影响钾的水平？

★ 肾脏问题。

★ 体内激素水平。

★ 大量呕吐。

★ 腹泻。

★ 癌症治疗。

★ 某些药物作用。

★ 服用过多的钾作为补充。

💜 富钾食物

均衡的饮食通常包含足够的机体所需钾。如果钾水平较低，您可能需要吃更多的高钾食物。如果钾水平较高，您可能需要避免食用它们。

所有未经加工的天然食品含有大量钾。任何破坏细胞的加工（混合、捣碎）都会导致钾的流失。

高钾食物		
水果	蔬菜	其他
番茄和番茄产品	甜菜叶	白豆
橙子	土豆	甜炼乳
大枣	南瓜	大豆
葡萄干	菠菜	青豆
葡萄柚	白薯	比目鱼
芭蕉	卷心莴苣	无糖炼乳
李子	扁豆	栗子
木瓜	豌豆	岩鱼
橘子	胡萝卜	焗豆
哈密瓜	洋蓟	斑豆
香蕉	白菜	半甜的巧克力
杏	洋大头菜	燕麦麸
桃子	洋葱	酸奶
猕猴桃	牛油果	花生

如果您有肾病，要限制钾的摄入。如果您想要吃一些高钾蔬菜，但您有肾病，可以通过透析滤出钾，这是一种除去部分钾的方法。同时可咨询您的营养师或肾科医生，高钾蔬菜经过一定的浸洗处理，可控制钾含量，从而安全食用。例如浸泡土豆、红薯、胡萝卜、甜菜和大头菜的方法：

> ★ 蔬菜去皮，然后在大量水中浸泡几个小时。
> ★ 烹饪以前，倒掉水，漂洗蔬菜。

营养成分

每份 (228g)
含量

热量（卡路里）250	来自脂肪的卡路里 110	
	占每日总量的% *	
总脂肪 12g		18%
饱和脂肪 3g		15%
反式脂肪 3g		
胆固醇 30mg		10%
钠 470mg		20%
钾 700mg		20%
总碳水化合物 31g		10%
膳食纤维 0g		0%
糖 5g		
蛋白质 5g		
维生素A		4%
维生素C		2%
钙		20%
铁		4%

*每日总热量的百分比以2000卡路里为标准
您实际的每日总热量可能高于或低于以上
标准

卡路里（每日）		2000	2500
总脂肪	少于	65g	80g
饱和脂肪	少于	20g	25g
胆固醇	少于	300mg	300mg
钠	少于	2400mg	2400mg
总碳水化合物		300g	375g
膳食纤维		25g	30g

　　已包装、罐装和冷冻食品上的标签，可以告诉您很多该食品的信息。学会使用它们来选择那些应该多吃和避开那些应该限制的食物。

　　营养成分标签列出了食物中的热量（卡路里）、脂肪、钠、碳水化合物、蛋白质和其他营养成分的含量。标签上告诉您所有用于生产食物的成分。阅读更多内容，让您在吃上作出更健康的选择。成分列表列出了成分含量的高低，成分在列表上越靠前的，在食品中的含量就越高。例如，如果糖在列表中为第一个成分，这意味着食品中主要是糖。

一般来说，应选择低钠、低胆固醇、低饱和脂肪和反式脂肪的食物。如果您在理解食品标签方面需要更多的帮助，请到健康饮食专家——注册营养师那里咨询。

❤ 正确使用食品标签

当您第一次检查标签时，先看食物量的大小。所有标签上的成分都是基于一份食品的量。但是一份包装可能有多份食物。一份大小通常不够一个人吃的。

检查热量

根据一份食物里热量（卡路里）的总量，试着判断是否值得吃、它是否会让您摄入太多热量。

检查每天营养百分比

营养百分比帮助您了解一份食物有多少营养，它是每天应该摄入的某些营养成分的比例。例如，每日需要钙的量是 1000 毫克。如果一份食物包含 260 毫克的钙，标签会标注食物有 26% 的钙量。这意味着这份食物给了您一天需要钙总量的 26%。

学习区分脂肪的差异

寻找饱和脂肪、反式脂肪和胆固醇含量低的食物，这些脂肪增加心脏病的发生风险。尽量多吃单不饱和脂肪和多不饱和脂肪。

寻找钠（盐）

许多袋装和罐头食品含有大量钠。尽量做到一天摄入钠不超过 2300 毫克。如果您有高血压、心脏病或肾脏疾病，您可能需要更少量的钠。与您的医生进行沟通。大多数人摄入的钠来自加工食品，而不是餐桌上所添加的钠盐。

注意添加糖

糖给您热量而不是维生素和矿物质。选择添加糖含量低的食物和饮料。蔗糖、葡萄糖、玉米糖浆、果糖均是糖。如果糖是成分表列中的第一个成分，则意味着糖是食品的主要成分。

营养成分

每份 (228g)
含量

热量（卡路里）250	来自脂肪的卡路里 110
	占每日总量的% *
总脂肪 12g	18%
饱和脂肪 3g	15%
反式脂肪 3g	
胆固醇 30mg	10%
钠 470mg	20%
钾 700mg	20%
总碳水化合物 31g	10%
膳食纤维 0g	0%
糖 5g	
蛋白质 5g	
维生素A	4%
维生素C	2%
钙	20%
铁	4%

*每日总热量的百分比以2000卡路里为标准
您实际的每日总热量可能高于或低于以上
标准

卡路里（每日）		2000	2500
总脂肪	少于	65g	80g
饱和脂肪	少于	20g	25g
胆固醇	少于	300mg	300mg
钠	少于	2400mg	2400mg
总碳水化合物		300g	375g
膳食纤维		25g	30g

阅读食品标签将有助于您减少钠的摄入。食品标签列表里的钠是每份食物的钠含量。

除非医生给您一个特定的限制，每天摄入钠应不超过 2300 毫克，包括您吃的所有食物中含有的钠。如果您有心力衰竭，每天钠摄入应不超过 2000 毫克。列一个食品清单。确保考虑食品分量。如果您吃两份，您将摄入标签上列出钠含量的两倍。例如，样品标签标明 1 杯该食品含有 470 毫克钠。如果您吃两份（2 杯），就是 940 毫克钠。

♥ 高钠食物

经过包装和加工的食品含有大量钠。要少吃或不吃这些食物：

★ 烟熏、腌制和罐头肉、鱼和家禽。

★ 火腿、熏肉、热狗和午餐肉。

★ 硬奶酪和加工过的奶酪。

★ 普通花生酱（您可以买无盐花生酱）。

★ 饼干（除非它们是低钠的）。

★ 冷冻即食饭菜。

★ 汤粉和肉汤。

★ 蔬菜罐头。

★ 薯片等零食和椒盐卷饼。

★ 泡菜和橄榄。

★ 番茄酱、芥末和牛排酱。

★ 酱油。

★ 沙拉酱。

★ 加作料的米饭、面食或其他配菜。

♥ 低钠食物

有些加工食品添加很少量的钠。

寻找贴有"不加盐"标签的食品。标记为"无钠"的食品每份含钠少于 5 毫克。一份"低钠"食物中钠含量少于 140 毫克。食品标签上标记"少钠"指钠含量不到正常食物的一半。标签上标记"减钠"的食品可能仍然含有太多钠。选择这些食物：

★ 新鲜或冷冻水果。

★ 新鲜或冷冻蔬菜。

★ 无盐干果。

★ 无盐熟干豆类或扁豆。

★ 无盐面食、米饭或其他谷物。

★ 全麦面包。

★ 无盐鱼、肉、家禽。

★ 无盐饼干和薯片。

使用大蒜、柠檬汁、洋葱、醋、草药和香料代替盐来给食物调味。

自己做不加盐的沙拉酱和调味料。

在不会丢失太多味道的时候，您可以放食谱所要求盐用量的一半。

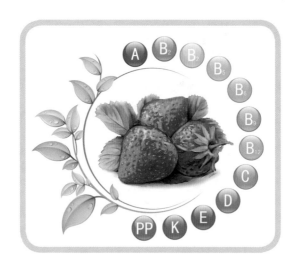

　　膳食补充剂可以是维生素、矿物质、草药或其他植物，可以是一种氨基酸或一种膳食的食品成分，膳食补充剂可以制作成胶囊、片剂或饮品等剂型。吃这些补充剂可以增加膳食营养或强身健体，就如有的人在饮食中加入维生素从而加强营养，或是服用有利于睡眠的草药。

　　诚然，膳食补充剂是无法代替健康饮食的，然而有时即使是饮食习惯很健康的人都很难获得人体所需的全部营养物质，这时膳食补充剂就可以拾遗补漏。

♥ 膳食补充剂可用做什么？

　　人们普遍因为健康相关的原因而选择膳食补充剂，但如果生产者宣扬此类补充剂可以治愈、治疗或者预防疾病的话，这将是违法的，即便这些产品确实对健康有利。

♥ 膳食补充剂安全吗？

　　总体来说，绝大多数膳食补充剂都是安全的，但是政府对这些补品的管理并不像药品那样严格。在相关安全或疗效的研究很少甚至没有的情况下也可以上市出售。

就像药品一样，膳食补充剂也有副作用。它有可能导致过敏或与其他药物或补品发生相互作用，这些副作用可能使原本不明显的健康问题显现出来，从而导致机体的不良状况。

> 让医生检查一下您的膳食补充剂以避免与您正在服用的其他药物冲突，医生需要查看它们的配方以确定是否会引发副作用。

外出就餐时如何作出更好的选择?

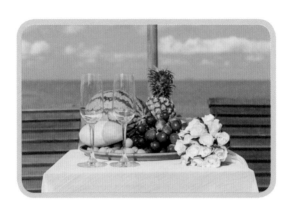

♥ 外出就餐的建议

当您外出就餐时参考这些建议:

★ 餐厅提供食物的量往往比您需要的多。要一份孩子的食物量,或者将用餐量的一半带回家。

★ 要一份蔬菜。

★ 尝试烧烤或水煮的食物而不是油炸或裹粉食物。

★ 要蔬菜汤,而不是奶油汤。

★ 在沙拉吧选择各式的蔬菜。

★ 减少面包上的黄油或人造黄油,或者直接以面包蘸少量的橄榄油代替。让服务员在您的餐桌上放一片面包,而不是一篮子面包。

★ 只要一些酱、肉汁和沙拉酱,这样可以控制您的摄入量。不要大量食用,因为它们往往是高脂肪和高钠的。

★ 和他人分享开胃菜、甜点,甚至是主菜。

★ 选择水或其他不含咖啡因和热量的饮料。

★ 不饮酒或适量饮酒。

★ 就餐订单不要点大份的。

★ 选择全麦面包和谷类食品,如全麦面食、糙米、豆类,它们能增加您的纤维摄入量。

★ 保持订餐灵活性。餐厅经常会根据您的要求改变分量和修改菜单。例如，您可以要蔬菜或烤土豆而不是薯条或薯片。可以的话，要求不加黄油或盐。

快餐食品和餐厅食物含有大量脂肪和盐。但如果适度，这些食物也可以是健康饮食的一部分。

而且现在餐厅的菜单里通常包含低脂和一些健康食品。

什么是健康的膳食计划?

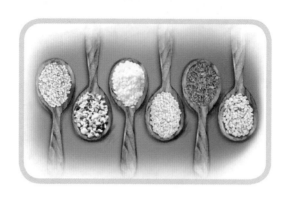

💜 为什么有计划地进餐是有益的?

提前规划您的餐点,可以帮助摄入健康的食物和零食。一旦您养成习惯,您也可以减少去餐厅的次数,从而节省时间和金钱。

> 试着计划和一次性购买一周的食物。做晚饭的食材已经在您的厨房时,您出去吃饭或买昂贵现成食品的可能性就会减小。

💜 您如何开始?

在周末留出一些时间来计划下周的食物。复印下列的膳食计划表格,每星期填写一份。然后在去商店或超市前列出一个单独的购物清单。

试试这些小窍门:

★ 使用食谱或网上食谱计划几个主餐。买一本好用、常用的食谱书。

★ 为忙碌的晚上计划一些快餐。

★ 在没有时间做饭的繁忙夜晚,多准备一些冷冻食物,可以为您省一半的时间。

★ 用健康食材计划正餐和零食。尽可能尝试使用新鲜或冷冻水果和蔬菜、瘦肉(比如去皮鸡)和鱼。

★ 周末自己做饼干、蛋糕或松饼,而不是购买现成的甜点,并冷藏一部分以后食用。

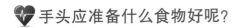

手头应准备什么食物好呢？

厨房囤积一些食物，这样您就能很快地做好饭。一些基本的食物材料包括：

> ★ 冷冻鸡胸肉和鱼片。
>
> ★ 冷冻水果和蔬菜。
>
> ★ 罐头和干豆类，如斑豆、白扁豆和黑豆。
>
> ★ 蔬菜或鸡汤。
>
> ★ 番茄酱和番茄罐头。
>
> ★ 全麦面条和糙米。
>
> ★ 洋葱和大蒜。
>
> ★ 燕麦片。
>
> ★ 花生酱、坚果和干果。

一周膳食计划	
日期	列出早餐、午餐、晚餐和零食
周一	
周二	
周三	
周四	
周五	
周六	
周日	

食用健康小吃的秘诀是什么？

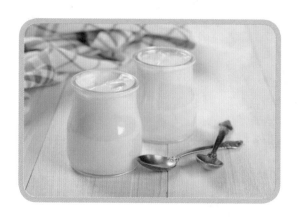

零食技巧

怎样吃零食才健康？当您在两餐间感到饥饿时，选择有营养的食品，如水果、酸奶、坚果来消除饥饿感。尝试以下建议：

寻找替代食品： 如果您喜欢高脂零食，如薯片和蘸酱，可以用烤玉米片和豆酱或豆沙代替。

提前备好： 在单位或学校内、车内和家里准备健康零食。如果您有方便可及的健康零食，您选择糖果或薯条的概率就会降低。

让零食更加诱人： 如果普通的一片水果不能吸引您，尝试将水果切片蘸着低脂酸奶吃。

美味的食品做法有哪些？

用不同的方法将健康的食物放到一起。发挥您的想象力做出美味食物。

★ 将蜂蜜和花生酱或杏仁酱混合作为富含蛋白质的蘸酱，用苹果、胡萝卜、芹菜和饼干棒蘸着吃，也可将其涂抹在玉米饼、年糕和全麦饼干上，味道同样可口。

★ 将新鲜或冷冻浆果混合低脂酸奶食用。上面撒上杏仁片或燕麦。

★ 制作您自己的健康组合，如酸奶搭配高纤维谷类混合干果（如小红莓、蓝莓和枣），以及坚果（如杏仁）。这样的搭配也使得酸奶更美味。

★ 多彩蔬菜切片蘸低脂沙拉酱或豆沙。尝试使用西兰花、菜花、西红柿和彩椒。

什么是 DASH 饮食？

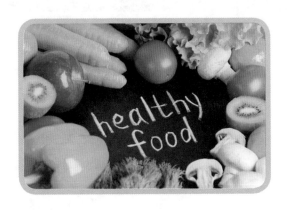

　　DASH 饮食是一个可以降低血压水平的饮食计划（见第 1 章）。有了这个计划，您将专注于吃水果、蔬菜、健康脂肪和低脂或无脂奶制品。DASH 是 Dietary Approaches to Stop Hypertension（降低血压的饮食方式）的缩写。

♥ DASH饮食是如何降低血压的？

　　DASH 饮食中的水果、蔬菜和奶制品富含钙、钾和镁。大量摄入这些矿物质，而只少量摄入不健康脂肪和加工食品能够降低血压水平。

　　加工处理可以让食物有更长的保质期，从而使它们便于在商店里出售。许多受欢迎的食品都是经过加工处理过的，如薯条、饼干、奶酪酱、快餐食品、罐头汤，以及其他罐头食品。食用过多的加工食品通常会导致钠的摄入过多，钾、钙和镁的摄入不足。这样就导致了高血压。而钾、钙、镁来源于水果、蔬菜和奶制品中。

　　每天食用 8～10 份水果和蔬菜，以及 2～3 份低脂或无脂的奶制品可能有助于降低您的血压。而只靠单纯增加钙、钾、镁补充剂并不能降低血压。

遵循这些准则，以降低您的血压	
种类	建议每日摄入量
低脂或无脂牛奶和奶制品	每天 2～3 份（一份是指 225 克牛奶，1 杯酸奶或 40 克奶酪）
水果	每天 4～5 份［一份是指中等大小的 1 个水果，半杯切碎的水果，110 克（半杯）果汁，或 1/4 杯干果］。尽量选择水果而不是果汁

遵循这些准则，以降低您的血压	
种类	建议每日摄入量
蔬菜	每天 4～5 份［一份是指 1 杯生菜或未经烹调的叶菜，半杯切碎或煮熟的蔬菜，或 110 克（半杯）蔬菜汁］，尽量选择蔬菜而不是蔬菜汁。
五谷杂粮	每天 6～8 份（一份是指半杯米饭、面食或熟麦片，30 克干麦片，或 1 片面包），尽可能选择全麦制品。
瘦肉，家禽，鱼	每天少于 2 份（一份是指 85 克，相当于一副扑克牌大小）
豆类，坚果，种子	每周 4～5 份（一份是指 1/3 杯坚果，2 汤匙种子，或者半杯煮熟的干豆或豌豆）
脂肪和油	每天 2～3 份（一份是指 1 茶匙软人造黄油或植物油，1 汤匙蛋黄酱，或 2 汤匙沙拉酱）
糖果和补充糖	一周少于 5 份［一份是指 1 汤匙糖或果酱，15 克糖豆（大约 20 个），或 1 杯柠檬水］

什么是烹调健康膳食的秘诀？

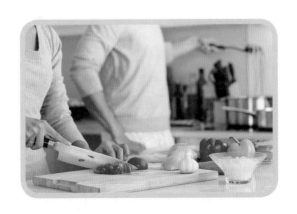

💓 健康膳食的烹饪技巧

许多人通过吃更少的快餐或更多的健康食品来改变饮食方式。另外还可以采取改变烹饪方式的方法来改变饮食。您或许还不了解，烹饪也能影响您的饮食方式。

健康饮食主要包括摄入更多的谷类、水果和蔬菜。做到这一点首先要避免"肉为主餐"的想法。相反，将肉作为饭的一部分。例如，至少一周一次做一顿以全麦面食、糙米、干豆类和蔬菜为主的菜肴。如果您想吃肉，将少量肉混入这些食材中。

💓 低脂烹饪

不要在猪油、酥油、黄油或者大量的油中油炸食品，尝试用低脂的方法做美味食物。

> ★ **铝箔中烘烤：** 在烤箱中使用铝箔是一种可以保持食物多汁、风味十足的简便方法。将肉用调料调好，可以加入少量酒或无脂肉汤，最后用铝箔包好，以450℃、15分钟烤鱼，350℃、30分钟烤肉或直到您认为做好为止。
>
> ★ **煮：** 煮是一种做美味的鱼和去皮鸡肉的方法。将鸡肉或鱼放到锅中，用水或者低钠肉汤覆盖。加入调料或少量红酒调味。中火将水煮沸。然后降低火候小火煮约 10～12 分钟。食物将会吸收汤内的味道。

★ **煸炒**：煸炒时，肉或鸡都切成薄片所以会很快做熟。使用不粘锅或炒锅，中火烹饪。放入食物，并快速翻炒。如果食物粘锅，加入少量菜籽油或橄榄油，或使用烹饪喷雾、水、酒、低钠肉汤。

♥ 其他建议

您可以采取以下做法降低肉类、鸡肉中的脂肪：

★ 选择瘦肉。尽量选用经过卫生检疫的新鲜肉类、里脊。

★ 选择名字中有"里脊"或"腿"字样的猪肉切片。

★ 修剪肉中的脂肪，在吃鸡肉前去皮。

★ 排掉棕色肉类中的脂肪。最好烘烤肉类，并且使用烘烤架使脂肪从肉中流出。

★ 将汤和炖菜冷冻，然后在加热或食用前撇去油脂，即白色的固体层。

★ 当您使用脂肪类时，使用菜籽油或橄榄油而不是黄油或猪油，并且还要控制量。

★ 使用不粘锅和烹饪喷雾而不是向锅内加油或其他脂肪类。

★ 用热水冲洗煮熟的牛肉来降低其脂肪含量。

您可以采取下列方法降低食物中的钠：

★ 选择冷冻或新鲜蔬菜。

★ 用醋、柠檬汁或其他香料而不是盐来给食物调味。如果您需要限制钾的摄入，在使用盐替代品前咨询您的医生。

♥ 成分替代

您也可以通过使用其他食材降低脂肪含量从而吃得更健康。

避免选择	应选择
1 杯起酥油或猪油	3/4 杯油
1 杯油（烘焙甜品时）	1/4 杯油和 1/2 杯苹果酱
2 汤匙油（炒菜时）	2 茶匙红酒或肉汤
1 杯全脂牛奶	1 杯脱脂牛奶

避免选择	应选择
1 杯鲜奶油	1 杯蒸发脱脂牛奶
1 杯酸奶	1 杯脱脂酸奶或低脂酸奶
1 杯切达奶酪（是天然奶酪，10 千克鲜奶可制成 1 千克奶酪）	1 杯低脂切达奶酪
226 克奶油奶酪	226 克淡奶油奶酪
450 克碎牛肉	450 克碎鸡胸肉（不带皮）或瘦的碎牛肉（93％瘦肉）
170 克金枪鱼油	170 克金枪鱼水
2 个鸡蛋	4 个鸡蛋蛋白

对儿童和青少年饮食的建议

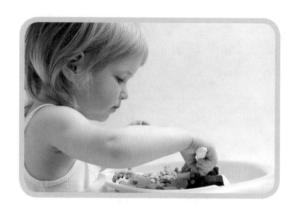

💜 健康饮食对于儿童和青少年为什么重要?

摄入多种健康食物可帮助孩子获得正常生长所需的蛋白质、碳水化合物、脂肪、维生素和矿物质。健康饮食还能帮助孩子维持正常体重和提供上学和玩耍所需的能量。

儿童期是学习健康饮食习惯并终身坚持的最佳时期。

鼓励孩子吃以下食物:

> ★ 水果和蔬菜。
>
> ★ 瘦肉、豆制品、豆类等蛋白质。
>
> ★ 脱脂和低脂奶制品。
>
> ★ 五谷杂粮。

限制以下食物的摄入量:

> ★ 甜的饮料,如苏打水、果汁和运动饮料。
>
> ★ 脂肪。
>
> ★ 糖。
>
> ★ 高度加工食品。
>
> ★ 快餐食品。

♥ 如何教孩子吃健康食物？

您不必马上改变一切。下面这些做法既可以让您的孩子吃某些事物，又可以帮助您避免可能发生的争吵。

从小的、容易实现的改变开始：

> ★ 在就餐时和吃零食时提供更多的水果和蔬菜。
> ★ 慢慢地减少汽水及其他高糖饮料。
> ★ 就餐期间，为 1～2 岁的孩子提供全脂牛奶，因为全脂牛奶中的必需脂肪酸是大脑生长和发育所需要的。为 2 岁以上的孩子提供脱脂或低脂牛奶。12 个月内的孩子不能饮用牛奶。
> ★ 在一天中的其他时间，给孩子喝白开水解渴。

保证食物多样性： 健康且孩子喜欢的快餐包括：

> ★ 奶酪条。
> ★ 全麦饼干和花生酱。
> ★ 低脂微波爆米花。
> ★ 100％的水果制成的水果杯。
> ★ 水果和干果。
> ★ 小胡萝卜蘸豆沙或黄豆酱。
> ★ 含新鲜水果的低脂酸奶。

全家人尽可能多地一起就餐： 保持家庭就餐轻松愉快，不要评论孩子所吃食物的数量或类型。迫使孩子吃某些食物效果适得其反。

> ★ 为全家人选择健康食物。孩子注意到您的选择且会照您的做法去做。
> ★ 用餐时间相对固定。每天都在同一时间吃饭。
> ★ 饭菜足够保证您的孩子不会太饿（例如，幼儿约每 3 小时进食一次）。
> ★ 吃饭时除聊天和互相享受之外什么都不做。例如，不让孩子边吃饭边看电视。

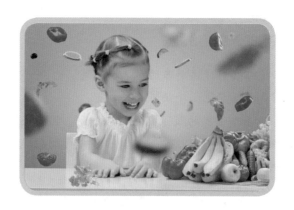

与您的孩子分享健康饮食是您的职责。您应当为您的家人什么时候、什么地方以及吃什么作出决定。您的孩子从您提供的选项中选择是否吃以及吃多少。

第一个变化是什么?

采用以下的一些方式开始改变。如果您有其他的想法适用于您的家庭,将它们添加进来。

★ **制订一张正规的零食和正餐的饮食表。** 每日三餐和 2～3 次的零食对大多数的孩子是适宜的。当您孩子的身体适应了这一安排,饥饿和食欲就会更有规律。

★ **从每种食物组中找到至少一种您孩子喜欢的食物,** 并确保大部分时间都可以获得。不要担心您的孩子只喜欢一种蔬菜,或者一到两种肉类或水果。孩子们会逐渐地接受新的食物,随着时间的推移,他们的偏好范围会扩大。

★ **提供健康的早餐。** 健康的早餐可以帮助您的孩子保持健康的体重,成为每天所需热量(卡路里)的开始。快速、健康的早餐应当包括高纤维素的谷物、牛奶、水果、脱脂或低脂酸奶以及全麦面包。

★ **尽可能在家里吃饭。** 保持家庭聚餐时的愉快和积极。

★ **不买垃圾食品。** 为您的孩子选购健康的零食,并放在他们很容易拿到的地方。

❤ 有指南可以遵循吗？

★ **提供适度的食物。**例如，2～8岁的儿童每天应该食用55～110克的肉或其他豆腐或豆子等蛋白质。年龄在9～18岁的孩子每天应该食用140～170克的肉或其他蛋白质。记住85克肉的大小相当于一副扑克牌。

★ **限制甜饮料。**让您的孩子每天喝不超过1小杯果汁、运动饮料或汽水。鼓励您的孩子口渴时喝白开水，吃饭时喝汤或牛奶。

★ **每天提供大量的蔬菜和水果。**2～8岁的孩子每天应该食用1～1.5杯的蔬菜和1～1.5杯的水果。年龄在9～18岁的孩子每天应该食用2～3杯的蔬菜和1.5～2杯的水果。这些食物看起来似乎很多，但达到这一目标并不难。例如，在您孩子早餐的麦片粥里添加一些水果，在您孩子的午餐里添加一些胡萝卜条。

❤ 如何保证您的计划顺利实施？

★ 智慧地添加新的食物。在某顿饭中尝试一种新的食物时，一定要包括您孩子已经喜欢的食物。不要放弃提供新的食物，孩子在接受新的食物之前需要许多次尝试。

★ 不要说"把你盘子里的饭吃干净"这样的话。不要管理您孩子的饮食，也不要说例如"吃干净你的饭"或"再吃一口"这样的话。您的孩子有能力知道自己已经饱了。如果您的孩子忽略了这些身体内部的信号，那么他或她将无法知道什么时候该停止进食。

★ 允许时不时地吃些快餐。如果可以尽量订最小的分量。让您的孩子学会分享食物，例如一份小薯条。

★ 不要将食物作为孩子在学校或运动会上成功的奖励。不要将孩子喜欢的食物作为良好表现的奖励。不要对所必需的进餐进行奖励（如吃完一盘食物或尝试一种新的食物）。不要让孩子把甜点当做是主餐后的奖励，如果真的需要，把它作为这顿饭的一部分，同时计算分量。

★ 做一个好榜样。如果您想让您的孩子少吃缺乏营养的食物（例如那些含有大量的脂肪或糖），那么不要把这类食物放在家里。如果您想吃，也要尽量使您的孩子远离这些食物；孩子们可能学会偷偷吃这些食物，乞求吃这些食物，或者眼巴巴地望着这些食物。

健康的饮食生活

帮助您的孩子养成终身健康饮食的习惯。

★ 在您的后院或走廊的花盆里种植自己的食物。让您的孩子学会照顾植物。

★ 让您的孩子从感兴趣开始就帮助您做饭。教会他们简单的、健康的食谱。

★ 让年长的孩子帮您购物。将其作为教会孩子们关于食品标签知识的一个机会，通过阅读标签培养他们发现低脂或低糖食物的能力。

如何选择健康饮品?

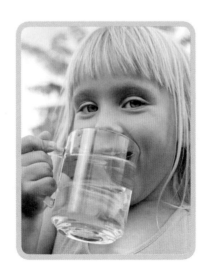

您最经常选择哪种饮料?

在您感到口渴或在进餐时如果经常饮用软饮料、果汁或运动饮料,您可能摄入了过量的糖。含糖饮料包含添加糖和糖浆。

一瓶340克的软饮料含8茶匙糖和约585.7焦(140卡)热量。果汁通常不含有水果成分但含有大量糖分。运动饮料含有糖和钠,而后者只有在长时间运动或大量出汗的情况下才需要。

哪种饮料更好?

对于成年人来说,白开水、不加糖的花草茶、脱脂或低脂牛奶都是不错的选择。如果想要比自来水或瓶装水有更多的味道,加入切片柠檬或酸橙,或尝试一种天然的调味矿泉水都可以。查看标签确保没有添加糖。避免含添加糖的维生素强化水。

无糖汽水没有任何热量,所以它们比普通汽水更好。但与含有营养元素的牛奶相比,无糖汽水不是最佳选择。限制无糖汽水的饮用量,用白开水或牛奶替代。

天气炎热时,在活动前、活动中和活动后大量喝水。它能预防脱水和热相关疾病。如果您运动不足一小时也需喝白开水。

对于更长时间的活动，可以选择运动饮料，因为您的身体利用饮料中的糖分提供能量，利用钠来补充汗液中钠的丢失。

❤️ 儿童饮料

就餐期间，为 1 ~ 2 岁的孩子提供全脂牛奶。因为全脂牛奶中的必需脂肪酸是大脑生长和发育所需要的。

为 2 岁以上的孩子提供脱脂或低脂牛奶。12 个月内的孩子不能饮用牛奶，母乳喂养是他们的最佳选择。

在一天中的其他时间，给孩子喝白开水来解渴。

每天果汁饮用量限制在 110 ~ 170 克。检查果汁标签，并选择 100％的水果果汁。

许多在售果汁的主要成分是水和糖。即使在富含果汁的饮料中，也不具有新鲜水果中所含的有价值的纤维素成分。

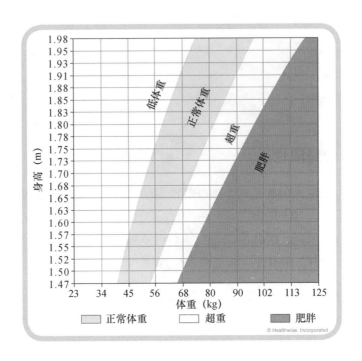

身体质量指数（BMI）又称体质指数，可以帮您发现体重增加所带来的健康问题。它采用一个计算公式对比身高和体重的关系。

为得到精确的 BMI 数值，将您的体重和身高代入下述等式：BMI ＝体重（kg）/ 身高的平方（cm²）。

您也可以从上方的图中找到相应的身高和体重从而了解体重状况。

还有哪些其他因素影响您的健康？

一般来讲，BMI 越高，发生高血压、心脏病、卒中、关节炎、某些癌症、糖尿病和其他疾病的风险越高。如果您合并腰围过大，这些风险可能会进一步增加。

如果您具有下述问题，极有可能发生疾病：

> ☆ 男性，腰围大于 100 厘米（cm）。
>
> ☆ 女性，腰围大于 90 厘米（cm）。

★ 已经患有某些疾病，如高血压或糖尿病。

★ 近亲亲属中有高血压、糖尿病、心脏病等病史。

如果您合并以下情况，患病的风险也会增加：

★ 不爱运动。

★ 饮食方式不健康。

★ 喝酒或吸烟。

使用BMI的局限性

对大多数人来说，BMI 是一个很好的预警信号，它告知由于体重增加所带来的疾病风险，但是这一方法并非完美无缺。

对于大多数人来说，BMI 值高是身体有过多脂肪的表现。但对于肌肉发达或几乎没有肌肉的人来讲，BMI 不能很好地发挥作用，肌肉重量高于脂肪。所以：

★ 一个肌肉发达的人可能有较高的 BMI 但仍有健康水平的脂肪含量。

★ 一个体弱、年纪大或不活动的人可能 BMI 较低但仍有过多的脂肪含量。

因此，BMI 只是衡量您健康的一个方面：

★ 如果根据 BMI 您体重正常，却不锻炼或饮食不健康，您可能没有那么健康。

★ 如果根据 BMI 您稍微超重，但您健康饮食且经常锻炼，您可能仍然是健康的。

BMI 只是告诉您是否处于正常体重的一个方法。测量腰围是另外一种判断体重是否正常的方法。在髋骨上方（通常在您的肚脐水平），将卷尺围绕身体一周进行腰围测量。

如果BMI较高，怎么办？

如果您的 BMI ≥ 25，让医生测量您的腰围，从而判断因体重导致的疾病发生风险。

您的医生可帮您制订计划，使您保持健康。您可能需要改善生活方式如改变饮食和经常锻炼。

值得注意的是，对于亚洲人来说，即使处于较低 BMI，也可能处于疾病风险增高的状态。

如何对待身体脂肪?

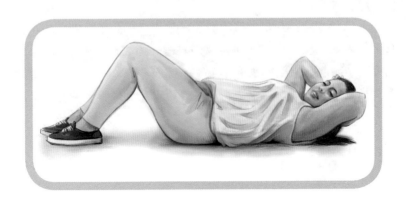

💜 **测量体脂有很多种方法，例如：**

> ★ 水下称重：它也被叫做水下称重法。它是基于脂肪密度小于肌肉和骨骼密度这一原则来进行的。
>
> ★ 皮褶厚度：使用卡尺测量身体一个或者多个部位的脂肪厚度。
>
> ★ 生物电阻抗法：让一小股电流通过身体，测量身体的电阻。这种阻力连同您的身高和体重用于计算您的体脂百分比。

💜 **结果有什么意义?**

体脂过高或过低会让您的健康处在风险中。关于健康的体脂百分比，专家有不同的观点。通常认为，成年男性的健康的体脂百分比为 10% ～ 25%，成年女性则为 18% ～ 32%。超过或低于这个水平都被认为是不健康的。咨询医生或专业人员有关体脂结果的意义。

体脂只是判断健康体重的一种方式。其他测量方法包括体重和身高的关系（体质指数或 BMI）和腰围。

💜 **如何达到和保持健康的体脂百分比?**

保持健康的方式，包括：

★ 定期进行锻炼。任何程度和持续时间的锻炼都会有帮助。定期锻炼有助于减肥和组建肌肉，肌肉比脂肪燃烧更多的热量（卡路里）。

☆ 一般的健身，最好是每周进行至少 2.5 小时能让您感到呼吸困难的运动。

☆ 一天进行 60～90 分钟的活动可以帮您减肥和保持体重。

★ 每天摄入的热量（卡路里）不要超过身体所需。吃健康的食物，包括低脂食物、粗粮、大量水果和蔬菜。

★ 与您的医生谈谈。您可以选择用最好的方式让体脂保持在健康范围。

如何达到健康的体重？

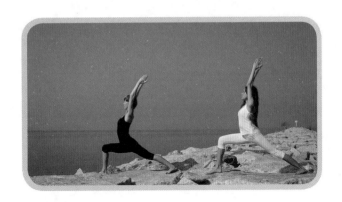

如果您想要达到并保持健康体重，健康的生活方式会比节食效果更好。三个步骤可以帮助您。

> ★ **改变您的饮食习惯**：欲速则不达，做这些的时候最好慢一些。在一段时间里致力于改变一个饮食习惯会更加成功。
>
> ★ **参加锻炼**：规律锻炼能让您感觉更好，更有力量和燃烧更多的热量（卡路里）。
>
> ★ **改变您的思想**：您的思想、感受与您所做的十分相关。如果您首先改变想法，您将在生活习惯改变上更加成功。

体重只是健康的一部分。即使您已经超重，健康的饮食习惯和更多的锻炼会让您感觉很好，更有力量，同时也降低疾病发生风险。

💓 改变您的饮食习惯

改变健康习惯并长期坚持而不是持续节食。健康饮食联合锻炼比节食更有利于您达到并且维持健康体重。吃各种健康食物要比节食更加令人满足并且避免让您觉得被剥夺和饥饿。

听从身体感觉

年轻的孩子擅长听从他们的身体感觉，他们在自己饿的时候吃并且在感觉饱的时候停止进食，但是成年人可能忽视这些信号。您可能在感觉饱了的时候继续吃，或者在感到无聊和沮丧时吃东西。

注意身体的信号，它们告诉您什么时候吃和吃多少：

> ★ **饥饿**：是正常的让您想吃东西的感觉。您的身体告诉大脑您的胃已经空了。
> ★ **饱腹感**：是被满足的感觉。您的胃告诉大脑您吃饱了。
> ★ **食欲**：是一种对食物味道和进食乐趣的渴求。

当您并不是真的饥饿时，有些事情会让您想要吃东西。如果您知道让您吃东西的诱因，您可以避免它们。

压力是一种常见的诱因。您可以学习管理压力和饮食的方法。另一些常见的诱因包括特定的气味或景点，社交场合和情绪（如厌倦或者孤独）。

控制您的食物分量

餐厅提供的菜量通常要比您实际需要的多。减少食物分量有助于达到并且保持健康体重，并且不会让您放弃喜爱的食物。

明智地选择食物

如果食用适量，所有的食物都可以成为健康饮食的一部分。吃各种各样不同种类的食物，包括谷物、蔬菜、水果、牛奶、肉类及其他蛋白质（包括豆类）。记住：

> ★ 限制高脂肪、高糖和高热量的食物。
> ★ 吃大量的水果及蔬菜。
> ★ 提前计划您的餐点种类。您将会更少地选择不健康的方便食品。

❤ 更多地锻炼

试着开始规律锻炼，让它成为您生活里有趣的一部分。锻炼可以帮助您燃烧更多的热量（卡路里）。

专家建议每周进行至少 5 小时的适度锻炼来减重。如果在过去您没有锻炼，医生会首先建议您每天进行少量的有氧运动。一点一点地建立您的锻炼计划，达到每天锻炼 60 ～ 90 分钟，一周至少锻炼 5 天的目标。这样可以帮助您减重并且保持健康体重。

生活中有很多锻炼方法：

- ★ 步行或者骑车去商店。
- ★ 遛狗或者约朋友散步。
- ★ 在健身自行车上阅读报纸。
- ★ 修建草坪、铲雪或者做一些园艺工作。
- ★ 至少有几层楼走楼梯而不是坐电梯。

咨询医生

适度的体育活动对大多数人来说是安全的。但是对于一个以前从来没有运动过或者本身就有健康问题的人来说，在开始运动以前向医生咨询是一个好主意。

❤ 改变想法

当您尝试着达到健康体重的时候，改变您的一些想法是有帮助的。这里有一些建议：

- ★ 不要和别人比较。健康的体型可以有各种各样的尺寸和大小。
- ★ 注意您饥饿或者饱的感觉。当您吃的时候，要知道您为什么吃和要吃多少。
- ★ 不要注重节食。节食不能长期有效。
- ★ 应该注重改善您的健康而不是单纯减轻体重或节食。

在改变生活方式上找到成就感：

- ★ **有自己的理由。** 如果您是因为别人要求而改变，您不太可能成功。
- ★ **制定目标。** 包括长期目标和短期目标，目标要易于衡量。
- ★ **衡量健康改善情况。** 例如，记录您的血压、血脂和血糖。或者看看您步行1千米的时间是否有所缩短。
- ★ **考虑可能会面临的阻碍**并且有所准备。
- ★ 向您的家人、医生和朋友寻求支持，同时相信自己。

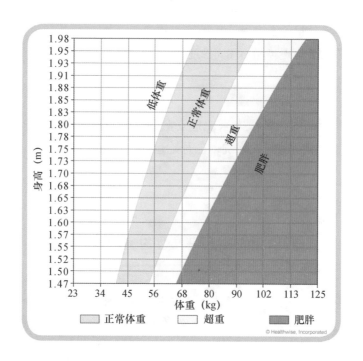

健康体重可以降低您患病的风险，也不会让您处于与体重相关的疾病风险中。

如果不知道您的体重是否让您处于危险中，可以使用体质指数（BMI）来衡量。另外一种方法是测量您的腰围。了解您的 BMI 和腰围有助于发现您的体重是否会增加您的患病风险。

如何利用BMI？

BMI 是体重与身高平方的比。如果您的体重超出或者低于一个正常的 BMI 范围，您患与体重相关疾病的风险就会增加。使用上面的图表定位您的身高和体重。对于一个超过 20 岁的成年人来说：

★ BMI 低于 18.5（白色部分）为体重过轻（低体重）。

★ BMI 在 18.5 到 24.9（绿色部分）之间为正常的体重。

★ BMI 在 25 到 29.9（黄色部分）之间为超重。

★ BMI 在 30 以上（红色部分）为肥胖。

如果 BMI 发生很大的改变（无论上升还是下降）都应该找出原因。让医生了解您体重的任何较大变化。

单纯 BMI 不是一个测量患病风险的好工具。腰围是另一重要部分。其他一些因素也会增加您患病的风险，如吸烟、缺乏锻炼、高血压和高胆固醇血症等。

腰围为什么重要？

脂肪存储在身体的不同部位对健康有不同的影响。有些人的脂肪大部分存储在臀部周围，所以他们被称为"梨体型"；另外一些人的脂肪存储在腹部，他们被称为"苹果体型"。这两种体型的人里，脂肪大多集中在中部的"苹果体型"的人，更容易患上与体重相关的疾病。

测量腰围是发现脂肪是否让您处于患病危险中的一种方法。用卷尺围绕您的髋骨上一圈，这通常是在与肚脐平齐的位置。如果您是下面的情况则有很高的患病风险：

★ 男性，腰围超过 100 厘米。

★ 女性，腰围超过 90 厘米。

什么是与体重相关的疾病？

与超重和大腰围相关的疾病包括：

★ 2 型糖尿病。

★ 心脏病和卒中。

★ 代谢综合征，这是一组合并存在的健康问题，包括腰部聚集太多脂肪、高血压，高三酰甘油（甘油三酯）血症、高血糖和低的高密度脂蛋白（"好的"）胆固醇。代谢综合征比单纯的高脂血症更能增加心脏病风险。

★ 高血压。

★ 睡眠呼吸暂停，是指在睡眠期间停止呼吸或者呼吸减慢，导致血液里氧气减少，最后引发严重的健康问题，如高血压、心力衰竭、冠心病和卒中。

★ 胆囊疾病。

★ 骨关节炎，随着时间推移，关节会因超重而受到破坏。

★ 骨与关节疾病，如膝盖问题和腰痛。

★ 某些癌症，如结肠癌、乳腺癌和前列腺癌。

💓 医生会如何利用BMI和腰围？

为了解您的体重相关疾病的患病风险，医生会考虑您的 BMI 和腰围。如果您的 BMI 在正常范围内且腰围小于切点（男性在 100 厘米内，女性在 90 厘米内）：

★ 保持体重。确保体重维持在正常范围。

★ 确保血压和胆固醇处于健康水平。

如果您已经超重（BMI 在 25 ～ 29.9）或者肥胖（BMI 在 30 以上），或者腰围大于切点：

★ 和您的医生谈谈其他危险因素，如吸烟、高血压和高胆固醇血症等。

★ 如果有两个或者两个以上的危险因素，医生可能会建议您减重或者减少其他危险因素。

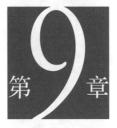

第9章

与您的健康有关
的其他知识

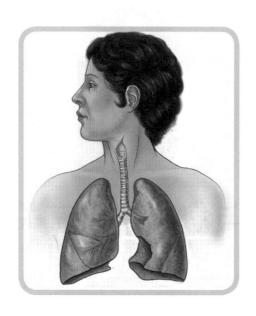

您的肺有什么功能？

您身体所有的器官和组织都需要从空气中获取氧气，也需要清除体内的代谢废物——二氧化碳。您的肺迅速地从血液中带走二氧化碳并且带来氧气。血液中携带的氧气将遍布全身每一个细胞。

呼吸的机制是什么？

您的肺是由疏松的组织构成的，在呼吸时能够伸展。肺的下方是一块扁平的肌肉，称为膈肌，它使您的肺与腹腔隔离开来。膈肌同胸部的肌肉一起舒张和收缩，您的肺就能吸入和呼出空气。尽管您可以有意识地控制呼吸，大多数时间呼吸都是自动完成的。当您需要更多或者更少的氧气时，您的身体就会相应调整。您的大脑中有感受器，它们能感知血液中什么时候需要更多的氧气或者更少的二氧化碳从而使您更用力地呼吸。

❤️ 什么是呼吸？

在您的肺中有一些气道被称为支气管，它们分成一些很小的分支。分支到最后变成极小的气囊，称为肺泡。肺里的肺泡被微小的血管所包绕。当您吸入空气时，氧气从肺泡里弥散进血管之后到达血液中。与此同时，二氧化碳从您的血液中弥散出来到达肺泡中。当您呼气时，您就会将二氧化碳从肺里排出来。这个过程被称为呼吸。

❤️ 过滤空气的作用

尽管您的肺位于人体内部，它们却一直暴露于外界。您呼吸时，空气中的一些物质就会进入您的身体。这些物质包括粉尘、花粉、病毒、细菌、烟尘和废气。肺会生成一些黏液，当您咳嗽的时候，肺通过黏液将有害的微粒物排出体外。

❤️ 肺部疾病

您肺中的有害微粒物能够阻碍呼吸，使呼吸变得困难。有时会引起短期的问题，包括细菌或者病毒感染、吸入烟或粉尘引起的咳嗽等。随着时间的推移，吸入一些物质如香烟的烟雾会引起永久损害。这可能导致长期的呼吸问题，比如慢性阻塞性肺疾病。

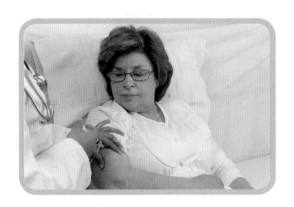

  流感疫苗是一种可以避免您患流行性感冒(流感)的疫苗。使用吸入式的流感疫苗喷剂也是可行的。妊娠妇女应避免使用。

  流感疫苗起效通常需要 2 周左右的时间。因此最好尽早接种。但如果在流行期间感染了流感,这时接种疫苗也是有帮助的。

💓 决定是否接种流感疫苗前应该考虑的问题有哪些?

  ★ 大多数病人在流感治愈后不遗留后遗症。但是流感也会导致严重后果,例如肺炎或使已有的疾病恶化。每年,许多人因为流感而住院。

  ★ 流感疫苗不能确保可以预防流感,但是可以减轻流感症状,减少流感相关的并发症。

  ★ 建议年龄在 6 个月以上的人群每年接种流感疫苗。

  ★ 如果您正在照顾流感高危的人群,应当接种流感疫苗。这样做可以降低将流感传染给您所照顾人的风险。

  ★ 接种流感疫苗不会感染流感。

💓 谁应该接种流感疫苗?

  建议年龄在 6 个月以上的人群每年接种流感疫苗。

  对于有出现流感并发症高风险的人群接种流感疫苗尤其重要。这类人群包括:

★ 年龄≥50岁。年龄≥65岁的人群最易出现流感并发症。

★ 慢性病病人，例如心脏病、糖尿病、肾脏疾病或呼吸系统疾病（包括哮喘）病人。

★ 免疫功能低下的人群或住疗养院的病人。

★ 流感季节计划妊娠的妇女。

对于可能将流感传染给高危病人的人群来说，接种流感疫苗也是十分重要的。这类人群包括：

★ 照顾5岁以下儿童或与其一起生活的人。

★ 与患流感高危人群有密切接触的人。

★ 医务工作者。

♥ 接种流感疫苗与不接种流感疫苗的比较

	接种流感疫苗	不接种流感疫苗
要点	★ 上臂肌内注射疫苗，或者吸入疫苗 ★ 在医院、诊所、药店或提供疫苗的其他场所接种。	★ 预防流感需要做到以下几步：经常洗手，避免用手接触脸部。 ★ 避免接触流感病人。
益处	★ 流感疫苗可以避免您患季节性流感或 H1N1 型流感 ★ 如果您患流感，您的流感症状更轻，发生流感相关并发症的风险更小。 ★ 减少将流感传染给他人的风险。	★ 避免疫苗的副作用。 ★ 不必花钱和时间去接种。
风险和副作用	★ 注射部位可能会有酸痛、发红或肿胀；使用吸入制剂可能会有流涕、咽痛或咳嗽。接种疫苗后1~2天内可能会有发热和肌痛。可能发生过敏，但很罕见。	★ 患流感的风险增加。 ★ 如果感染流感，可能需要休假、停课或者因为流感导致其他疾病而住院治疗。需要为治疗和药物花费时间和金钱。

有呼吸道疾病时如何控制压力？

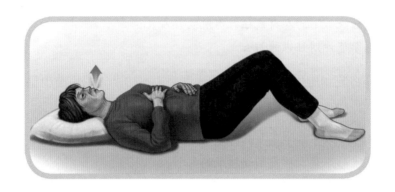

　　压力能够引起呼吸短促或者更严重的情况。当您开始感觉呼吸短促时，常常会变得紧张或者焦虑，这样会加重呼吸短促。

　　焦虑状态会使辅助呼吸的肌肉变得紧张，这样会使您呼吸加快。随着您越来越焦虑，呼吸肌会变得疲劳，继而导致呼吸更加短促、精神更加焦虑。此时，您可能会恐慌。

　　学着减轻或控制压力能帮助您避免这种恶性循环。您可以学习一些能帮助您放松的小窍门或者能让肺吸进更多空气的呼吸技术。

♥ 学习放松

　　找出导致压力的原因，尽可能地避免这些因素。

　　当您开始感觉有压力时，找一个可以让您放松的安静地方。试试这些放松的小窍门：

★ 一张一弛地运动您身体的每一块肌肉。您可以从脚趾开始，用这种方式一直到头部。

★ 想象您的肌肉群逐渐放松并且变得沉重。

★ 清空您脑中所有的想法。

★ 让自己越来越深入地放松。

★ 有意识地让周围安静下来。

★ 当放松结束时，您可以通过活动手指和脚趾来把您的身体带回警觉状态。然后活动手和脚，之后伸展和活动全身。

使用**腹式呼吸**来放松。它可以帮助肺扩张从而吸入更多空气。

★ 仰卧或者靠在几个枕头上平躺。一只手放在腹部，另一只手放在胸部，然后吸气。尽可能深地向腹部吸入气体。您应该能感觉到放在腹部上的手往外移动，同时放在胸部的手不移动。
★ 当您呼气时，收腹，您应该能感觉到放在腹部上的手往内移动。

一旦您能躺着将腹式呼吸做好，您可以学习坐着或者站着进行腹式呼吸。

💓 在您开始感到压力前不要慌张

如果您开始感觉呼吸短促，请您保持镇定。停止您正在做的事情，如果可以的话请您躺下。若不可以，就坐在椅子上，尽可能放松您的肩部。把您的两臂放在身体前面的餐桌或书桌上。身体前倾，之后开始您的**缩唇呼吸**练习。缩唇呼吸练习可以帮助您呼出更多空气以便下一次呼吸更深。

★ 用鼻子吸气，用嘴巴呼气，并尽可能地闭合嘴唇。
★ 吸气时间大约 4 秒，呼气大约 6～8 秒。

如果您仍然有呼吸的问题，请在医生的指导下使用吸入器。

💓 询问医生的问题

将想问的问题或担心的事列成清单，在下一次就诊时随身携带。

睡眠呼吸暂停时为何要应用呼吸机?

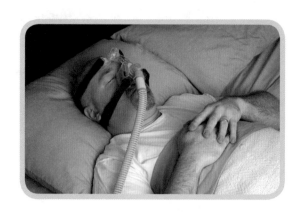

什么是持续气道正压通气?

如果您患有阻塞性睡眠呼吸暂停,当您睡觉时您的气道发生阻塞,同时您会出现短暂的停止呼吸。

医生可能会建议您在睡觉时应用呼吸机。最常见的呼吸机类型便是持续气道正压通气呼吸机。持续气道正压有助于您的睡眠,因此您的感觉会更好。

持续气道正压通气呼吸机是每晚您睡觉时在家使用的小机器,它可以增加咽部的空气压力以保持气道开放,这有助于您睡觉时更好地呼吸。

持续气道正压通气呼吸机或有一个罩住鼻子和嘴的面罩,或有一个只罩住鼻子的面罩,或有一个正好放进鼻子的导管。大多数人用的呼吸机的面罩只罩住鼻子,这种呼吸机叫做经鼻持续气道正压通气呼吸机。

何时应用持续气道正压通气?

通常来说,持续气道正压通气是治疗阻塞性睡眠呼吸暂停最好的方法。它是首选方法,也应用得最普遍。

如果您有以下情况,医生会建议您使用持续气道正压通气:

★ 中到重度的睡眠呼吸暂停。

★ 睡眠呼吸暂停合并心力衰竭或冠心病(CAD)

★ 混合性睡眠呼吸暂停,这是指阻塞性睡眠呼吸暂停合并一种罕见的中枢性睡眠呼吸暂停。

💓 应用持续气道正压通气的益处有哪些?

★ 持续气道正压通气能使您的睡眠变得正常一些，因此白天时您不再像原来那么困，反应也更快一些。
★ 持续气道正压通气能防止心力衰竭或其他心脏问题恶化。
★ 持续气道正压通气有助于降低血压。
★ 如果您使用了持续气道正压通气，您的伴侣也会睡得更好，因为您不再打呼噜或动个不停了。

应该知道的常识

适应持续气道正压通气呼吸机需要花一些时间。当使用它时您可能想摘掉面罩，或者难以入睡。最初的一个或两个星期通常是最难的，尽量坚持。

如果有问题，询问医生。您可以试试别的种类的面罩，或做一些其他的改变。如果医生建议您使用持续气道正压通气呼吸机，坚持使用非常重要。

💓 副作用

一般情况下持续气道正压通气呼吸机很安全，而且很有效。但有些人使用时会出现以下问题:

★ 鼻干、鼻塞和咽痛。
★ 面部皮肤过敏。
★ 眼痛。
★ 水肿。
★ 头痛。

如果您有以下问题，与医生共同合作去解决。
★ 确保面罩或鼻导管合适。
★ 医生可能会调整持续气道正压的压力。
★ 如果鼻干，使用加湿器。
★ 如果出现流涕或鼻塞，试用减轻鼻充血的药物或类固醇喷雾剂来治疗。

如果您使用鼻喷雾剂，一定要仔细阅读说明书，治疗时间不要超过推荐的疗程。

如果这些方法都没用，您可以使用另一种呼吸机。一些呼吸机可以自动调节空气压力，另一些呼吸机的空气压力在吸气和呼气时不一样，这可以减轻由鼻腔内压力过高而引起的不适。

♥ 应考虑的问题

★ 您需要定期去找医生或睡眠专家随访。这些有助于医生把持续气道正压通气呼吸机设定成最佳的压力数值，并且检查出它是否能帮助您。

★ 您需要学习更多关于睡眠的课程。

★ 这些机器都很昂贵，核实您的保险是否能够报销这笔费用。

要重视牙龈疾病

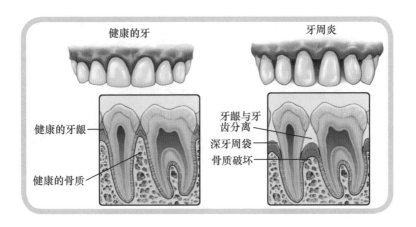

健康的牙　　　　　　　　　　　牙周炎

健康的牙龈

健康的骨质

牙龈与牙齿分离

深牙周袋

骨质破坏

💜 什么是牙龈疾病？

牙龈疾病是指细菌感染了牙齿周围的牙龈和骨头，导致牙龈组织脱离牙齿，并最终导致骨磨损。牙龈疾病也叫做牙周疾病。

细菌和食物会引起牙龈疾病。一种黏黏的、几乎看不见的被称做牙菌斑的物质总是覆盖在您的牙齿和牙龈上，其中包含细菌。这些细菌利用食物中的糖生存，导致牙龈松解。身体内也存在杀死细菌的酶。但这些酶也损害您的牙齿和牙龈。

有两类牙龈疾病——牙龈炎和牙周炎：

> ★ 牙龈炎通常轻微，只会影响您的牙龈。它会导致您的牙龈出血和肿胀。
> ★ 当牙龈炎恶化时会发展为牙周炎。细菌在牙龈线下传播，并开始破坏牙齿的骨质和支持牙齿的软组织。如果牙周炎不治疗，您的牙齿会松动、脱落或者需要拔除。

💜 何种情况下容易患牙龈疾病？

容易患牙龈疾病的情况包括：

> ★ 不规律刷牙、使用牙线或者清洁程度不足以去除牙菌斑。
> ★ 吸烟或使用无烟（口嚼烟）烟草。烟草使得您患有严重的牙龈疾病的概

率更高，这会导致牙齿脱落。

★ 您的家人也患有牙龈疾病。如果是这样，即使您护理好牙齿和牙龈，您患牙龈疾病的概率也比其他人更高。

★ 经历荷尔蒙变化的女性，如青春期、更年期或怀孕期的女性。

★ 合并抵抗力降低的疾病，例如未控制的糖尿病或艾滋病。

★ 压力过大。压力会削弱您的免疫系统，使您更容易感染。

★ 饮食中维生素和矿物质含量低，糖和其他碳水化合物（谷物、面食、面包）含量高。

★ 服用某些药物。包括控制癫痫的药物、钙通道阻滞剂、环孢素、避孕药或用于治疗癌症的药物（化疗药）。

❤ 牙龈疾病的症状有哪些？

健康的牙龈是粉红色的，牢固并且紧紧地贴在牙齿上，不容易出血。牙龈炎引起牙龈松动，变得红、肿、软。在刷牙、使用牙线或即使用手指按压牙龈时容易流血。

当发展为牙周炎时，牙龈开始松动、脱离，细菌得以繁殖，并破坏支撑牙齿的骨骼。可能存在持续性口臭或出现牙龈流脓，牙齿松动、脱落，甚至不得不拔除。

❤ 如何治疗牙龈疾病？

治疗取决于您牙龈疾病的严重程度。

牙龈炎

★ 规律刷牙和使用牙线可以治疗牙龈炎。每天刷牙两次（早上和睡觉前），每天用牙线洁牙一次。在某些情况下，您的牙科医生会使用抗生素来杀灭牙龈和口腔中的细菌。

牙周炎

★ 牙石是一种坚硬的物质，在您的牙龈周围产生。牙科医生会去除牙菌斑和牙龈线上下方的牙石，这称做牙石清除术，可以使菌斑更难在牙齿上定植。

★ 牙科医生会使用抗生素杀灭细菌和防止感染。

外科手术和拔牙

当其他治疗不能控制感染或者牙龈、牙齿受到严重损坏时，您可能需要手术。

★ 牙龈切除术可以移除和重塑宽松的牙龈组织，以填补牙齿和牙龈之间的缝隙（牙菌斑所在处）。

★ 皮瓣手术可以清洁牙根，修复受损的骨质和软组织。

★ 可能需要拔牙。

手术后，您可能需要服用抗生素或其他药物帮助愈合和预防感染。每次进餐后您需要刷牙，并且每天使用牙线洁齿。

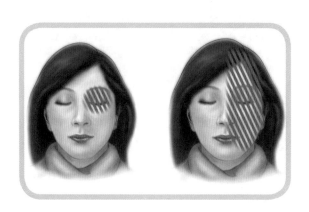

　　偏头痛是一种搏动性头痛，通常位于一侧。这种疼痛也许从头部的一侧转移到另一侧，或者您也许感觉两侧同时疼。当偏头痛发作时，您可能因疼痛而不能进行日常活动。偏头痛也许会导致您患胃病或者呕吐。它也可能让您对灯光、声音或者味道变得敏感。

　　一些人在偏头痛发作之前会有先兆。当您有先兆时，您可能首先看到斑点、波浪线或闪光。您的手、手臂或脸部可能感到刺痛或麻木。但大多数人没有征兆。

　　如果不治疗，偏头痛可以持续 4 小时到数天。

💜 如何治疗偏头痛？

　　您的医生可能希望您首先尝试非处方止痛药，如布洛芬、萘普生。

　　如果这类药不起效，您的医生可能使用更强效的药物，来帮您预防或阻止偏头痛。

> ★ 如果您的医生给您开了治疗头痛的药，当您出现偏头痛的第一个征象时就应当使用。不要犹豫，除非您的医生有其他的建议。
>
> ★ 如果您的医生给您开了每天使用的预防偏头痛的药物，您就应当严格按医嘱服用。

　　当您使用治疗偏头痛药物时应当谨慎并与医生充分探讨。使用这种药物往往会导致头痛反弹。这种头痛与偏头痛本身不同。反弹性头痛通常发生在止痛药物减量时，这会导致您重新调整药物的剂量。一段时间后，无论您是否停止服用药物，都会出现头痛。

❤ 发生偏头痛时您应当如何应对?

当您感觉到偏头痛将要发作时:

> ★ 停止您手头上的工作,服用止痛药。不要等待偏头痛加重。严格按照医生的医嘱服用。将您的药随身携带以备不时之需。
>
> ★ 在安静、黑暗的房间里休息,直到您的头痛消失。闭上眼睛,试着放松或者睡觉。不要看电视或阅读。
>
> ★ 将冷的湿布或冰袋放置在头痛部位 10 ～ 20 分钟。在冰袋和皮肤之间垫一层薄布。
>
> ★ 找个人轻轻地按摩您的颈部和肩膀。
>
> ★ 在知道止痛药物如何影响您之前不要开车。治疗偏头痛的药物可能会使您昏昏欲睡。

❤ 如何预防偏头痛?

做到以下几步,您可以预防偏头痛:

服药

如果您的医生已经给您开具药物,请严格按照医生的医嘱服用。

找到并避免诱发偏头痛的原因

> ★ 记录头痛日记,找到导致您偏头痛的原因(诱因)。避免诱因可以帮助您预防偏头痛。在您的日记里写下:
>   ☆ 偏头痛何时开始,持续多长时间,疼痛的性质(搏动性疼痛、锐痛、刺痛或闷痛)。如果您是女性,注意偏头痛是否发生在经期内。
>   ☆ 偏头痛伴随的任何症状,如恶心、闪光或黑点、对强光或噪声敏感。
>   ☆ 您觉得可能会引发偏头痛的诱因。诱因可能包括某些食物(巧克力、奶酪、红酒)或气味、烟、亮光、压力或者缺乏睡眠。
>
> ★ 如果您是女性,正在服用避孕药或激素治疗,咨询您的医生这些因素是否可能是偏头痛的诱因。

养成健康的生活方式

★ 找到应对压力的健康方法。偏头痛最常见于紧张期或紧张期之后。从事既往导致您偏头痛的事情之前和之后，花一段时间来放松。

★ 尽量保持您下巴、脸、脖子和肩膀的肌肉放松，并保持良好的姿势。坐着的时候，经常改变坐姿，每小时伸 30 秒钟的懒腰。

★ 保持规律的生活。这是避免偏头痛最好的方法之一。例如，尽量每天在同样的时间吃饭，在固定的时间睡觉。生活规律变化，例如不吃饭或熬夜到很晚，可能会导致偏头痛。

★ 避免诱发偏头痛的食品和饮料。其中包括巧克力、酒精（尤其是红酒）、阿斯巴甜、谷氨酸钠（味精）。一些食品中的添加剂（如热狗、培根、冷盘、过期的奶酪和腌制食品）也可以触发。

★ 限制咖啡因，不要喝太多的咖啡、茶或苏打水。但不要突然终止喝咖啡，因为这也可能会导致偏头痛。

★ 不允许您周围的人吸烟。如果您吸烟，应当戒烟。如果您需要戒烟帮助，咨询您的医生。

什么是代谢综合征？

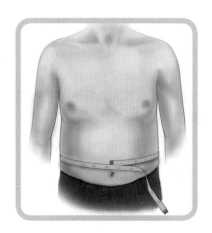

代谢综合征包含一组病，这类病人将来患心脏病、卒中或糖尿病的风险更高。如果您有代谢综合征，您至少有以下三种临床表现：

★ 您的腰部脂肪过多。

★ 您的血压处于正常值上限或患有高血压。

★ 您的血糖处于正常值上限或患有糖尿病。

★ 您有高三酰甘油（甘油三酯）血症（甘油三酯是血液中脂肪的一种）。

★ 您的"好"胆固醇——高密度脂蛋白胆固醇水平低。

什么原因导致代谢综合征？

您的家族史（基因）和不健康的生活方式共同导致了代谢综合征。

吃得过多、体重过胖以及体育锻炼过少是主要原因，特别是腰部脂肪增加。

代谢综合征的症状都有哪些？

代谢综合征不会使您有患病的感觉，但是如果您有糖尿病、心脏病或卒中时，您将产生相应的症状。

❤ 哪些因素会增加您患代谢综合征的风险？

如果您出现下列这些情况，您患代谢综合征的可能性会增加：

> ★ 高龄，患病风险会随着年龄增加而增加。
> ★ 超重或肥胖，特别是腰部和上半身的脂肪增多。
> ★ 您的亲属患有 2 型糖尿病或超重。
> ★ 其他情况。例如，患有高血压或其他疾病，使得代谢综合征的风险增加。
> ★ 非洲裔或西班牙裔。

❤ 如何诊断代谢综合征？

您的医生将给您测量血压、腰围和检测空腹血糖。

如果您有代谢综合征，您的检查结果可能包括：

检测	结果
腰围	男性：> 100 厘米 女性：> 89 厘米
三酰甘油（甘油三酯）	≥ 1.69mmol/L（150mg/dl）
高密度脂蛋白胆固醇	男性：< 40mg/dl 女性：< 50mg/dl
血压	≥ 130/85mmHg
空腹血糖	≥ 100mg/dl

❤ 如何治疗代谢综合征？

加强运动

加强运动是治疗代谢综合征的最佳方法之一。运动可以带来诸多益处：

> ★ 帮助减肥。
> ★ 降低血压、甘油三酯和血糖水平。
> ★ 升高"好"胆固醇——高密度脂蛋白胆固醇。

做到每周至少锻炼 2.5 个小时，一种方法是每天快走 30 分钟，每周至少坚持 5 天。将每周和每天的锻炼时间分割为数个 10 分钟或者更长的时间段也是可行的，只要保证每周运动总量达标即可。

对于大多数人来说，适度运动是安全的，但是在运动计划开始前最好咨询您的医生。

改变您的饮食

您的医生可能会要求您实行低盐饮食，降血压饮食以降低血压，低脂饮食并多食用低脂奶制品、水果和蔬菜。

您需要做到：

★ 选择低脂或脱脂奶酪、酸奶和干奶酪。

★ 饮用脱脂（无脂）或脂肪含量 1% 的牛奶。

★ 多食用水果和蔬菜。

★ 多食用全谷物，例如糙米和全麦面包。

★ 食用瘦肉、去皮鸡肉或鱼肉。

★ 食用豆类、小扁豆和坚果。

★ 限盐，每日不超过 2300mg（即一汤匙）食盐。

需要时使用药物

代谢综合征病人通常首选改变生活方式，例如运动、减肥以及健康饮食。如果需要，您的医生可能会让您使用降低胆固醇、血糖和血压的药物。

为什么要重视妊娠期糖尿病?

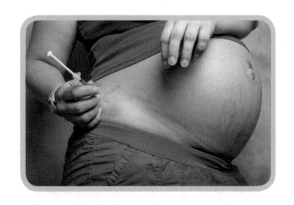

　　妊娠期间可能患妊娠期糖尿病。当您患上这种疾病时,胰岛素(人体的一种激素)无法将血糖控制在正常范围内。

　　绝大多数情况下,分娩后妊娠期糖尿病也会消失,但下次妊娠时您会再次患上这种疾病。今后您也可能患 2 型糖尿病。

　　您可以通过健康饮食和运动控制血糖。保持健康的体重也可能避免您今后患有 2 型糖尿病。如果健康饮食和运动都不能将血糖降至正常范围,那么您就需要注射胰岛素。一些医生会给您开药,如格列本脲或二甲双胍。

妊娠期糖尿病会给您的宝宝带来怎样的影响?

大多数妊娠期糖尿病病人都生出了健康的宝宝。但有些宝宝可能:

★ 在子宫内长得过大。您的血糖影响了还未出生的宝宝,得到过多糖份的宝宝会比正常的孩子体重大。当自然分娩时宝宝过大容易受伤,可能需要通过剖宫产分娩。

★ 出生后的问题。有些宝宝会出现低血糖、低血钙、胆红素升高、红细胞过多或其他需要治疗的疾病。

在家里您应该做什么?

以下是一些照顾自己的方法:

- ★ 如果医生给您开了胰岛素，遵从他或她的医嘱。医生会告诉您如何以及何时应用胰岛素。
- ★ 监测血糖。医生会告诉您如何以及何时监测血糖。
- ★ 记录宝宝的活动。医生可能会问您每小时感觉到的胎动次数。
- ★ 进食不同种类的食物。您可能需要咨询注册营养师。他或她会教您如何将一天内摄入的碳水化合物合理分配，这可避免餐后血糖急剧升高。如果您正在使用胰岛素，您也可以学习如何将胰岛素用量与摄入的碳水化合物相匹配。
- ★ 总体来说，妊娠期最好不要节食。如果您已经超重，医生可能会建议您比其他孕妇吃得更少和增长更少的体重。
- ★ 规律运动。这可以帮助您降低血糖。散步和游泳是很好的选择。如果怀孕前您从未规律运动或很少活动，请先告诉医生。

❤️ 何时需要求救？

如果发生了以下情况，请呼叫"120"或拨打当地急救电话：

- ★ 晕倒（意识丧失）。
- ★ 突然变得非常嗜睡或意识恍惚。

如果发生了以下情况，请立即联系医生或到急诊就诊：

- ★ 血糖≥16.6mmol/L（300mg/dl，或者高于医生给您设定的最高限）。

如果发生了以下情况，请就诊：

- ★ 您生病了并且难以控制血糖。
- ★ 呕吐或腹泻超过6个小时。
- ★ 您血糖经常过高或过低。
- ★ 当您的血糖过低时出现了认知障碍。
- ★ 您有问题或者想更好地了解妊娠期糖尿病。

妊娠期糖尿病时如何饮食?

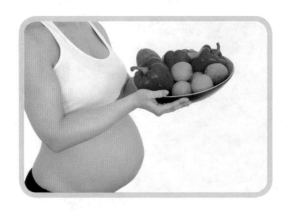

妊娠期间可能患妊娠期糖尿病。当您患上这种疾病时,说明体内的胰岛素无法将血糖控制在正常范围。如果不控制血糖,宝宝会长得太大。

绝大多数情况下,分娩后妊娠期糖尿病也会消失。但下次妊娠时您有可能会再次患上这种疾病。今后您也可能患 2 型糖尿病。

当您怀孕时可以通过健康饮食和规律运动控制血糖。营养师可以帮助您制订饮食计划,这既可以帮助您控制血糖,也能够为您和宝宝提供充足的营养。

♥ 在家里您应该做什么?

以下是一些照顾自己的方法:

★ 了解哪些食物含有碳水化合物。摄入过多的碳水化合物会导致血糖升高。

含有碳水化合物的食物包括:

☆ 大米、谷物、面包、意大利面。

☆ 干豆和富含淀粉的蔬菜,例如玉米、豌豆和土豆。

☆ 水果和果汁、牛奶和酸奶。

☆ 糖果、苏打水和加糖的饮料。

★ 了解您每天需要多少碳水化合物。营养师会教您如何计算您摄入的碳水化合物的总量。

★ 尽量每顿饭摄入等量的碳水化合物,这有助于保持您的血糖稳定。不要把一天应摄入的碳水化合物集中在一顿饭内摄入。

★ 少吃含糖多的食物，包括糖果、甜点和苏打水。这些食物都应算做每天应摄入的碳水化合物总量的一部分。

★ 不要饮酒。酒精对您和宝宝都不安全。

★ 不要漏掉某一顿饭。当您正在使用胰岛素时，如果您某一顿饭没吃，血糖会降得过低。

★ 记录下每天吃的东西。与您的营养师共同查看您的饮食记录，看看您摄入的食物量是否适宜。

★ 每天早饭前的第一件事是测血糖。再在每顿饭的第一口饮食之后 1~2 小时或按照医生的建议测血糖，这会帮助您知道您吃的食物是如何改变血糖的。记录下这些，并和医生一起查看这些记录。

❤️ 您该何时寻求帮助？

密切监测您的健康状况，如果发现以下问题，请联系医生：

★ 您对摄入的食物有疑问。

★ 您的血糖经常过高或过低。

妊娠时高血压的对策

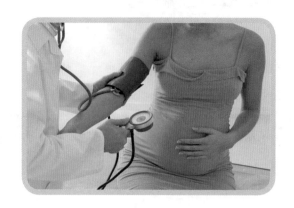

　　血压是指血液流经身体时对动脉管壁的冲击力度。一天当中血压有升有降，这是正常的。但如果血压持续升高，则为高血压。

　　在您怀孕之前您可能已经患高血压，或在怀孕期间血压开始升高。怀孕期间轻度高血压的危险性通常不大，但需严密监测血压。如果妊娠期间血压很高，您很可能发生先兆子痫或胎盘早剥。

　　先兆子痫是高血压引起其他器官损害的疾病。它会使宝宝缺氧，导致宝宝出生时体重降低。它也会损伤您的肝和肾。先兆子痫可以发展为子痫，导致抽搐。

　　在分娩前胎盘从子宫剥离即为胎盘早剥。这意味着正在发育的宝宝将无法获得足够的氧气和营养，这可能会威胁您和宝宝的生命。

　　如果您有高血压，您需要经常监测血压直至宝宝出生。如果血压突然升高或非常高，医生可能会给您开一些药。这些药通常可以控制血压。

　　妊娠期间一旦高血压影响了您或者宝宝的健康，医生可能会提前让宝宝出生。分娩后血压通常能降低，但今后仍有可能出现高血压。

❤ 在家您应该做什么？

控制血压

> ★ 如果医生有要求，在家测量血压并记录下来。让医生检查您的血压计，并保证您正确使用。
>
> ☆ 测量血压前不要吃东西。

☆ 不要在刚刚运动完、心情紧张或不安时测量血压。在测量血压前至少休息 15 分钟。

★ 遵医嘱服药。一旦您对任何一种药物有疑问，请联系医生。

★ 不要使用烟草制品或会使血压升高的药物，如一些减轻鼻充血的喷雾剂。

养成健康的生活方式

★ 请勿吸烟。戒烟有助于您降低血压和改善宝宝的发育与健康。如果您需要帮助，询问医生关于戒烟的计划和药物，这可以增加您戒烟的成功率。

★ 进食大量水果和蔬菜等有益于健康的饮食。

★ 妊娠期间体重不要增长得过多。询问医生增长多少体重是健康的。

★ 尽量不要用或少用盐。

★ 妊娠期间规律轻度运动。每周散步或游泳数次对您和宝宝都很有益。

★ 减压。找时间来放松自己，尤其是在您连续工作或者日程较满时。

❤ 您该何时寻求帮助？

当出现以下情况时请拨打"120"或当地急救电话：

★ 晕倒（意识丧失）。

★ 严重的阴道出血。

★ 腹部或骨盆疼痛剧烈。

★ 有液体从阴道流出或漏出，以及您知道或认为脐带脱出到阴道。如果发生这些情况，立即跪下趴倒，让您的屁股（臀部）高于头，这可减轻脐带的压力，直至救援人员到来。

★ 抽搐。

★ 剧烈头痛。

如果有以下情况请立即联系医生或寻求医疗救护：

★ 您有先兆子痫的症状，例如：

☆ 脸部、手或脚突然肿胀。

☆ 新发的视力问题（如视物变暗或视物模糊）。

☆ 剧烈头痛。

☆ 体重增长迅速。

★ 腹痛。

★ 发热。

★ 规律宫缩（无论是否伴随疼痛）持续一个小时。这是指当您变换体位和饮水后，1小时内宫缩仍有8次及以上，或20分钟内宫缩4次及以上。

★ 腰背痛或骨盆下坠感持续不缓解。

★ 您察觉宝宝停止活动或比平时活动明显减少。

严密监测身体健康变化，如果您有任何问题一定要及时联系医生。

妊娠时如何运动?

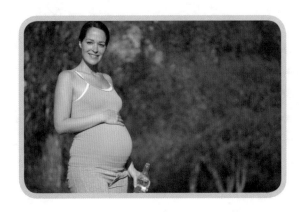

运动对孕妇的健康有益。它可以缓解后背疼痛、肿胀和其他妊娠不适。运动也可以锻炼肌肉从而为分娩作准备,同时它还可以改善睡眠。

每周尽量进行至少 2.5 小时的适量运动。其中一种方法是每天活动 30 分钟,每周至少运动 5 天。将每周和每天的锻炼时间分割为数个 10 分钟或者更长的时间段也是可行的。如果您以前没有运动过,在开始一个新的运动计划之前一定要向医生咨询。可以试试专为孕妇开设的运动课。医生不建议妊娠期间进行高强度或令人疲劳的运动。

如果在怀孕之前您已经在锻炼身体,应在妊娠早期保持常规锻炼。之后您可以换成游泳或散步。

♥ 在家时您应做什么?

如下是一些照顾自己的方法。

> ★ 在运动前 15~30 分钟前吃一些零食或喝杯果汁。
> ★ 吃各种各样的食物从而获取所需要的营养。身体需要蛋白质、碳水化合物和脂肪,您需要多吃一些以获取更多的能量用于运动。
> ★ 运动前、运动时和运动后多喝水。
> ★ 如果您习惯做高强度的运动,要注意身体的变化。
> ★ 试试游泳和散步。
> ★ 大量休息。妊娠期间您可能会很累。

♥ 保证安全

常与医生讨论妊娠每个阶段最适宜进行的运动类型。注意身体的变化从而了解您运动的安全性。

> ★ 运动时不要使自己的体温升得过高。
>
> ★ 运动时不要过度劳累。如果您觉得累了，放松一下。
>
> ★ 妊娠期间不要蒸桑拿或使用热浴缸。
>
> ★ 避免冰球、足球和篮球这些接触性的运动项目，也应避免在高空运动和潜水。
>
> ★ 妊娠四个月后避免做那些需要平躺在坚硬地面上的运动，包括仰卧起坐和一些瑜伽姿势。

您该何时寻求帮助？

密切监测您的健康状况，如果您对运动和宝宝有任何疑问请咨询医生。

♥ 询问医生的问题

将想问的问题或担心的事列成清单，在下一次就诊时随身携带。

当您有健康问题时如何制订生病期间的计划?

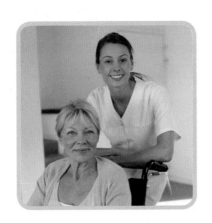

生病会加重身体的负担。当您存在健康问题,例如糖尿病、哮喘或心力衰竭时,提前为生病作准备非常重要。与您的医生一起制订计划书。

把您的计划书放在触手可及的地方,并且让其他人知道放置的地方。计划书中应包括所有您需要的紧急联系电话。

在征得您的医生同意之前,不要应用任何非处方药物,例如止痛药、喷雾剂、中药或其他天然药物。

生病期间的计划

请医生帮助您制订生病期间的计划。

生病期间的计划(第一部分)
姓名:
医生姓名:
医生的联系方式:
其他紧急联系电话:
我该何时联系医生?
如果出现以下情况,呼叫"120":
下次就诊(日期):
如果症状加重该做什么:
生病期间的计划(第二部分)
用药清单:

用药时间：

医生是否建议调整用药？

我该监测或记录什么？（例如，糖尿病病人监测血糖、哮喘病人监测呼气流量峰值、心力衰竭病人监测体重，请询问医生）

我需要改变饮食或运动吗？（例如，医生可能会建议您改变摄入的液体量或减少运动量）

您的甲状腺是如何工作的?

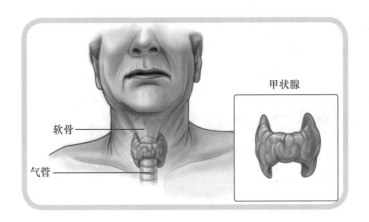

甲状腺

软骨

气管

甲状腺是颈前方蝴蝶形状的腺体。它控制着机体的代谢，将食物转换成能量，它还能影响心脏、肌肉、骨骼和胆固醇。

甲状腺是如何工作的?

甲状腺利用食物中的碘合成两种激素：三碘甲状腺原氨酸（T3）和甲状腺素（T4）。脑垂体可调节甲状腺，它能释放促甲状腺素（TSH）。

促甲状腺素释放入血后使甲状腺释放甲状腺激素。当垂体察觉甲状腺素水平过低时，它会释放更多的促甲状腺素；若垂体察觉甲状腺素水平过高时，释放的促甲状腺素减少。

如果甲状腺生成的激素不足，这就是甲状腺功能减退（甲减），反之就是甲状腺功能亢进（甲亢）。

甲状腺激素影响着机体的每一个细胞和所有器官。

甲状腺激素的作用：

★ 控制热量（卡路里）消耗的速度，这与体重减轻或增加有关。

★ 减慢或加快心率。

★ 升高或降低体温。

★ 影响食物在胃肠道内运动的速度。

★ 控制肌肉收缩的方式。

💗 甲状腺疾病的症状是什么?

甲状腺功能减退可引起很多症状:

★ 疲劳、虚弱或情绪低落。
★ 皮肤干燥,指甲脆。
★ 畏寒。
★ 便秘。
★ 记忆困难或无法清晰地思考。
★ 月经周期延长或紊乱。

甲状腺功能亢进可使机体出现:

★ 体重迅速减轻。
★ 心率加快。
★ 大量出汗。
★ 感觉紧张和情绪低落。

如果甲状腺疾病很轻,您可能没有症状。当医生因为其他原因进行检查时,他或她才发现您有甲状腺疾病。

💗 甲状腺疾病如何诊断?

验血用于诊断甲减或甲亢。医生可能需要化验促甲状腺素或甲状腺素(或两者)的含量,有时还需要化验三碘甲状腺原氨酸的含量。您还需要查一些特定的抗体,从而可以得知机体的免疫系统是否在攻击甲状腺。

某些情况下,您还需要进行一些其他的化验,如超声或核素以发现甲状腺疾病。

💗 甲状腺疾病如何治疗?

如果您的甲状腺素水平过低,您可服用甲状腺素替代药物。当治疗开始之后,您要定期就诊以确保用药剂量合适。

如果您的甲状腺素水平过高,您要服用抗甲状腺药物降低激素水平或用放射性碘破坏甲状腺。如果您的症状使您感到困扰，当您和医生决定治疗方法时医生会建议使用 β 受体阻滞剂来缓解症状。

治疗期间和治疗结束后，您要定期化验血液甲状腺素水平，以观察治疗是否有效。

少数情况下需要进行外科治疗。

♥ 询问医生的问题

将想问的问题或担心的事列成清单，在下一次就诊时随身携带。

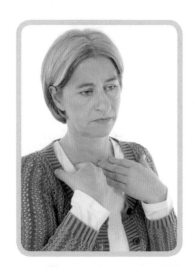

❤ 什么是甲状腺功能亢进？

甲亢是指甲状腺分泌过多的甲状腺激素。

甲状腺激素过多会导致体内代谢加快，会出现体重减轻加速，心率加快，出汗增多，紧张和易怒。

或许您可能没有什么症状。常常是医生在为您进行别的检查时发现您患有甲亢。

大多数情况下，甲亢是由于 Graves 病所导致。Graves 病病人的自然防御（免疫）系统攻击甲状腺。甲状腺通过产生更多的甲状腺激素抵挡攻击。和很多甲状腺疾病一样，此病也有家族遗传史。

某些时候甲亢是由于甲状腺肿大或甲状腺结节的生长所导致的。

❤ 有哪些症状呢？

有些人没有症状，但是大部分人都会有一个或更多的症状。

> ★ 感到紧张、易怒、虚弱或疲劳。
> ★ 双手会出现颤抖，心率加快或呼吸异常。
> ★ 出汗或潮热，皮肤瘙痒。
> ★ 胃肠蠕动亢进。

★ 脱发。

★ 即使食量与以前一样或吃更多的东西，体重也会下降。

♥ 如何诊断？

抽血化验促甲状腺素（TSH）的水平可以确诊甲亢。促甲状腺素水平低意味着体内甲状腺激素过多。当体内分泌过多甲状腺素时，促甲状腺素降低从而促使甲状腺素合成较少。

您还需要其他血液检查来检测甲状腺激素水平。

♥ 如何治疗？

医生通常采用放射性碘和抗甲状腺激素药物治疗。

当症状困扰您的时候，医生会根据治疗方案给予 β 受体阻滞剂，这样能缓解症状。

放射性碘治疗是最常见的治疗方法，很多病人在接受一次治疗后症状得到缓解。它只破坏一部分甲状腺，不会伤害身体其他部位。

甲状腺素拮抗药不会破坏甲状腺，但是药物的药效不持久，您需要每天在同一时间服药。如果药物治疗没有效果，需要尝试放射性碘治疗。

接受治疗后，您需要定期抽血化验。这些检查一方面可以了解甲亢是否治愈，另一方面也可以确保体内有适当水平的甲状腺激素。

♥ 在家能做些什么？

以下是自我护理的方法：

★ 严格遵医嘱服药。每天同一时间服药，如果对药物有疑问，请询问您的医生。

★ 如果您想增长体重，有关特殊饮食请咨询您的医生。

★ 不要使用海藻类食物，这类食物中含有大量的碘，会加重甲亢。海藻通常会出现在寿司和日本料理中。当然您是可以食用碘盐和海产品的。试图保持均衡的饮食。

★ 不使用咖啡因及其他兴奋剂，它们会加重症状，如心率加快、紧张不安和注意力不集中。

★ 有皮肤刺激症状的病人需使用霜类或乳膏类的护肤品。有关护肤品种类请咨询医生。

★ 告诉医生您的其他疾病及诊疗情况。因为很多药物中含有碘，他们需要知道您的具体用药情况。

Graves 眼病护理

★ Graves 病可以导致眼痛。

★ 使用人工泪液、眼药水和太阳镜来保护眼睛，防止其受到干燥、阳光和风的侵扰。

★ 夜间使用枕头抬高头部，防止眼睛水肿。某些情况下，夜间紧闭双眼能够防止清晨眼睛干燥。

★ 禁止吸烟。吸烟会导致病情加重或导致更多其他严重的眼病。如果需要戒烟帮助，请咨询医生有关戒烟计划和药物的问题，这些可以增加戒烟成功的可能性。

不可不知的心脏病知识

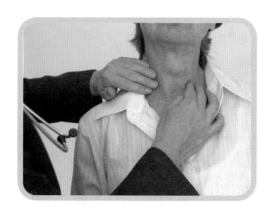

💜 什么是甲状腺功能减退？

甲状腺功能减退是指甲状腺不能分泌足够的甲状腺激素。

甲状腺激素水平过低会影响整个机体。它会让您感觉疲倦和虚弱。如果甲状腺功能减退不进行治疗，它会使胆固醇水平升高。在妊娠期间，未治疗的甲状腺功能减退会对胎儿造成危害。但是如果得到良好的药物治疗，可以让您再次恢复良好状态。

任何年龄段都可能患有甲状腺功能减退症，但是老年人更容易发生。女性60岁以上发病率最高。如果有家族史则更容易患有此病。

最通常的原因是桥本甲状腺炎。它导致机体免疫系统对抗甲状腺组织，从而使甲状腺无法分泌足量甲状腺激素。

导致甲状腺激素水平下降的其他情况包括甲状腺的外科手术切除和癌症的放射治疗。

💜 有哪些症状？

甲状腺功能减退可导致很多症状，包括：

★ 感觉到疲惫、虚弱或情绪低落。
★ 皮肤干燥和指甲脆弱。
★ 畏寒。
★ 便秘。
★ 记忆力减退或思维不清。
★ 月经量大或周期不规律。

💗 如何诊断?

抽血化验促甲状腺素（TSH）的水平可以证明甲状腺激素水平是否过低。促甲状腺素升高意味着甲状腺激素水平低。当体内不能产生足够的甲状腺激素时，促甲状腺素会增高来促使更多的甲状腺素产生。

💗 如何治疗?

医生会让您使用甲状腺药物——左旋甲状腺素。大多数病人会在1～2周内感觉好转，几个月内症状就会全部消失。但是您可能需要终身服药。偶尔，桥本甲状腺炎病人的甲状腺功能会恢复到原有水平。

服药6～8周后，您可能需要再次抽血化验，确保目前药物剂量合适。

如果甲状腺激素剂量过高，可能会导致并发症，如骨质疏松。如果有心脏疾病，过高剂量可导致心绞痛和心律不齐。如果药物剂量过低，您始终会有症状，例如呆滞、便秘、迟钝和怕冷。

服用甲状腺激素药物时，大多数人需要定期去医院看医生进行体检和促甲状腺素血液检查，保证甲状腺激素水平在正常范围内。

💗 在家能做些什么?

严格遵医嘱服用甲状腺药物。如果对药物有疑问，请咨询您的医生。如果按合适剂量规律服药，大部分人不会出现副作用。

用药注意事项：

> ★ 请勿过量服药，这样不会更快更好地治疗疾病，反而会导致副作用的产生。
> ★ 如果您忘记服药一次，下次请不要加倍剂量，次日按常规剂量服用。
> ★ 很多药物会影响甲状腺药物的作用。当您服用其他药物或补品时请告知您的医生，他会确保您服用合适剂量的甲状腺药物。

💗 询问医生的问题

将想问的问题或担心的事列成清单，在下一次就诊时随身携带。

您的孩子为什么要养成良好的习惯？

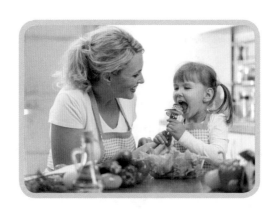

💗 为什么养成良好习惯十分重要？

童年时期最容易形成良好的习惯，并易于保持终身。孩子越早养成良好习惯，就越容易保持，这对孩子的健康至关重要。

孩子习惯的养成源于对其父母的观察。若是您有良好的习惯，例如经常食用各类有益健康的食品和喜欢运动，那孩子就可能会将这些习惯带入自己的生活当中。

💗 健康饮食

健康饮食可以让孩子处于良好状态，保持健康体重，并且让其在学习和玩耍中保持充沛体力。应当鼓励您的孩子经常食用以下食品：

★ 水果及蔬菜。

★ 瘦肉。

★ 脱脂或低脂乳制品。

★ 全麦。

限制如下食品：

★ 脂肪、糖及深加工食品。

★ 含糖饮料，如：苏打类饮料、果汁、运动型饮料。

★ 快餐。

做一些小的改变

为家庭聚餐选用健康食材，孩子们会注意到您的选择，并效仿。您可以从一些细微的、易于实现的方面来改变，例如在正餐及小吃中提供一些水果或蔬菜。

★ 建立一份规律的零食及正餐时间表。大部分孩子会按时食用一日三餐及每天两至三份零食。

★ 尽可能全家一起用餐，保持家庭用餐氛围愉快和积极。避免对孩子所吃食物的数量及种类加以评论，这将会对孩子造成压力，并降低其对新的或是其他不同种类食物的接受程度。

★ 每类食物中找到至少一种孩子喜欢吃的，并确定在多数情况下这种食物便于取用。

★ 提供早饭。和孩子一起吃早饭可以帮助孩子形成终身的健康习惯。

★ 让孩子每天不能喝多于一小杯的果汁、运动型饮料或苏打类饮料。当孩子口渴时，多鼓励孩子喝水。

★ 不要买垃圾食品。买一些孩子喜欢的健康零食，放到孩子容易取到的地方。健康且孩子喜欢的零食包括：
　　☆ 奶酪条。
　　☆ 全麦饼干和花生酱。
　　☆ 新鲜水果或干果。
　　☆ 小胡萝卜蘸豆沙或其他豆泥。
　　☆ 含鲜果的低脂酸奶。

健康的饮食并不意味着孩子必须放弃所有的外出用餐机会，偶尔食用是可以的，适度即可。

❤ 体育活动

让孩子养成运动习惯，是对其健康具有极大好处的事情之一。如果您有运动习惯，您的孩子很可能也养成这一习惯。

想办法让孩子每天能够运动至少一个小时，也可以让孩子在一天中抽出若干个10～15分钟的时间进行剧烈运动。

运动要有趣味性

不要迫使孩子运动，而是选择孩子感兴趣的活动，使体育锻炼成为一项日常活动。

- ★ 陪孩子跳绳、跳舞、溜冰或是玩飞盘。
- ★ 陪孩子一起走路去办事，或是如果可能，走路去车站或学校。
- ★ 每周至少一次让孩子邀请小朋友一起来活动，例如：骑自行车、打水球或是建一座冰雪城堡。
- ★ 让孩子尝试各种有组织的活动，以发现他的兴趣所在，例如：网球、儿童棒球、足球或是武术。
- ★ 让孩子挑选一种能促进活动的便宜玩具。例如：跳绳、飞盘或球。

让全家共同参与

当全家共同参与到某项体育活动当中，孩子就会发现运动是很有趣的，也会让您感觉舒服。

- ★ 全家人一起骑车、步行、放风筝或是远足。
- ★ 家庭成员共同完成家务，例如：大扫除、除草或洗车。
- ★ 带家人去公园或是湖边。
- ★ 跟其他家庭组织团队活动，例如：篮球或是捉迷藏。

限制在屏幕前的时间：

孩子每天看电视、电子游戏、玩电脑的时间控制在 2 小时以内（不包括用于做作业的时间）。帮助孩子计划该如何利用这段时间。如果您的孩子小于 2 岁，请陪他一起玩或是阅读，而不是让他看电视、看电影或是玩电视游戏。当您们一起玩或是阅读的时候，请将电视关好，哪怕只显示一个背景也不可取，关掉电视可以让您和您的孩子都能集中精力到学习活动中，学习更多知识。

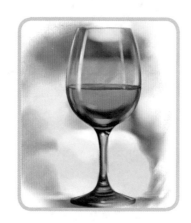

许多人喜欢经常喝点酒，但是酒精却很危险。它可导致意外事故或健康问题，同时它可使人上瘾。有些人是根本不能喝酒的，他们可能不能控制饮酒，或者酒精会使他们的健康问题加重。

对大部分成年人来说，适量饮酒不会有损健康。

适量饮酒是指不要超过：

★ 男性一日饮用 2 个标准饮酒量。

★ 女性和年龄大于 65 周岁的人一日饮用 1 个标准饮酒量。

超过这些要求，就会增加身体和精神疾病风险并造成对酒精依赖。

❤ 什么是标准饮酒量？

啤酒、红酒和烈性酒都含有酒精。

以下常见的饮品含有等量的酒精，通常称为"一个标准饮酒量"。

★ 350 毫升的啤酒。

★ 150 毫升的红酒。

★ 一杯含有 45 毫升烈性酒的混合酒。

♥ 酒精和健康

酒精造成的健康问题

> ★ 损害肝、神经系统、心脏和大脑。
>
> ★ 导致胃部不适。
>
> ★ 导致某些类型癌症。
>
> ★ 导致高血压，从而导致心脏病。
>
> ★ 影响服用药物的药效和安全性。
>
> ★ 造成性功能障碍，如阳痿。
>
> ★ 导致骨质变脆变薄（骨质疏松）。
>
> ★ 导致暴力、意外事故、社会隔离，被监禁或入狱，以及工作、学习及家庭问题。

美国心脏协会称如果您现在还没有饮酒，请不要开始饮酒，风险大于获益。

如果您是孕妇，请您不要饮用任何酒类，因为它会伤害您的孩子。

酒精和热量（卡路里）

酒精含有热量（卡路里），但是却没有营养价值。大多数一瓶啤酒含有约 627.9 焦（150 卡）。1 个标准饮酒量的红酒或烈性酒中含有约 418.6 焦（100 卡）。这些多余的热量会蓄积，导致体重增加。

酒精和糖尿病

如果您有糖尿病，每次进餐的饮酒量不超过 1 个标准饮酒量，且与饭同饮。如果您空腹饮酒会导致血糖降低（低血糖），如果您注射胰岛素，尤其要注意这点。

酒精与高血压

每日超过 3 个标准饮酒量会导致：

> ★ 血压升高。
>
> ★ 增加卒中的概率。
>
> ★ 干扰降压药的作用。

如果您想降低您的血压，请您不要饮酒，或者咨询医生适合您的安全饮酒量。

酒精和抑郁症

很多抑郁病人有饮酒相关问题。某些时候先出现抑郁，人们通过饮酒逃避。某些时候，饮酒导致抑郁。饮酒看似可以让人们感觉更舒服，但实际上会让您感觉更糟糕。以下原因导致或加重抑郁症：

> ★ 酒精本身。
> ★ 已成瘾者处于戒酒阶段。
> ★ 因饮酒导致的问题。

如果您以前有抑郁症，或现在很抑郁，最好不要喝酒。如果您已饮酒，只限少量饮酒。

♥ 安全饮酒

虽然大部分人偶尔饮用 1 个标准饮酒量是安全的，但是有些人却根本不能喝酒或只能少量饮酒。

不能饮酒的人群：

> ★ 孕妇或准备怀孕的妇女。
> ★ 服用会与酒精发生反应的非处方药或处方药。
> ★ 患有会因饮酒而加重的相关疾病，例如肝脏疾病、心脏疾病、未控制的高血压或某些血液疾病。
> ★ 过去有酒精相关疾病史。
> ★ 21 岁以下。
> ★ 开车或操作危险机器。

当您喝酒时需额外注意：

> ★ 您是否曾经患有精神疾病如抑郁。
> ★ 您是否有酒精相关疾病的家族遗传史。

询问医生您饮酒是否安全，如果能喝酒，多少量是适宜的。

如果您有戒酒方面的问题，请咨询医生或其他专业人员并寻求帮助。即使您想戒酒，您可能单靠自己无法做到。但在别人帮助下，您可以成功。

补充治疗与健康

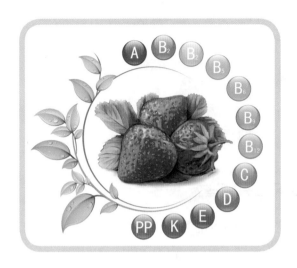

　　补充疗法包括许多治疗方法，比如瑜伽、冥想和按摩，它们可以与标准治疗方法一同使用。从治疗潮热到高血压，在很多疾病的治疗中都会发挥作用。

💗 什么时候使用补充疗法？

　　大多数疾病都可以用到补充疗法，但您需要想清楚您为什么要尝试，您是因为想治病还是追求舒适和更高的生活质量？如果您仅想通过补充疗法治愈疾病，您可能会失望。

　　一定要告诉您的医生您在用或您将要用哪种补充疗法。

💗 补充疗法包括哪些？

　　顺势疗法也叫做同种疗法，它是通过使用少量的植物和（或）矿物质的混合物治疗疾病。这种疗法对于严重疾病并不推荐，如：

> ★ 肿瘤。
> ★ 心脏病。
> ★ 严重感染。
> ★ 紧急事件。

物理疗法也叫自然疗法，这种疗法主要是基于身体存在自愈能力的理念。这种疗法通过有机食品、运动和平衡的生活方式促进健康。膳食补充剂、药用植物、顺势疗法和中医也是这种疗法的组成部分。

阿育吠陀也叫阿育吠陀医学。这种疗法是通过使用按摩、冥想、瑜伽或健康的生活方式以及草药预防疾病。

脊椎按摩疗法是一种常用于治疗腰背痛和颈痛的掌上疗法。脊椎按摩疗法用快速、温和的冲压法调节脊椎的关节。

针灸疗法是一种流传了几百年的中国疗法。针灸师将非常细的针插入身体特定位点的皮肤中，可以平衡能量流动和减轻疼痛。

💜 补充疗法的风险有哪些?

最大的风险是您可能过于相信这些治疗方式而不去看医生。补充疗法应该在坚持您医生安排的治疗的基础上进行，否则您可能错过能够挽救您生命的重要治疗。

其他的风险包括：

★ 很多补充疗法和药物并没有研究证明它们的安全性以及它们的效果如何。有些治疗方法（如祈祷或音乐疗法）很难进行研究。

★ 当您将标准疗法和补充疗法结合时可能出现严重后果。比如说，食品补充剂（如中草药和天然食品）的药效以及它们与其他药物的相互作用各不相同。

💜 补充疗法的优点是什么?

★ 一些补充疗法的效果与标准疗法一样好。它们的副作用比较少，比如，针灸可以减轻风湿性疼痛，它的副作用比药物要少。

★ 它们花费较少，但其花费可能并不包含在医疗保险中。

★ 另一个优点是大多数补充疗法都有整体观和全局观的概念。它们会考虑您的生活方式、背景、习惯以及您的身体状况。

★ 通过补充疗法，您可以积极参与到自己的医疗保健中，对自己的健康管理更有把握。由于您在为全身健康而努力，您会感觉非常好。

💜 询问医生的问题

将想问的问题或担心的事列成清单，在下一次就诊时随身携带。

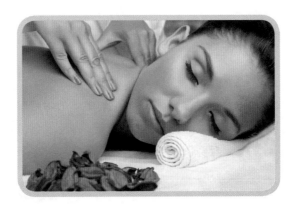

您的选择

★ 坚持传统药物治疗。

★ 在您的治疗或者康复计划中加上补充疗法。

补充疗法的选择包括催眠、针灸、瑜伽、按摩和草药。

决定是否使用补充疗法的关键因素

★ 向您的医生咨询您想要尝试的补充疗法。虽然可能没有证据证明它的疗效或者安全性,但是某些疗法已经被使用数百年了。

★ 在您开始任何这方面治疗之前,要清楚它能为您带来什么,有哪些风险。

★ 补充疗法的一部分是以治疗的方式倾听和安抚病人,有些人发现安抚有很大的安慰作用,有些人觉得舒服。

★ 您的保险公司可能不报销这类治疗的费用。

补充疗法的风险是什么?

★ 最大的风险是您不去规律就诊。"补充"意味着附加在您药物治疗的基础上,并不是取而代之。

★ 这类药物没有像正常药物那样受到严密的管控。远离那些想赚很多钱、许诺快速见效、警告您不要相信医生的人。

💗 补充疗法的获益有什么？

★ 大部分补充疗法强调思想和身体是联系的。
★ 尝试这种治疗的人常常感觉到更多参与到自己的治疗中。
★ 某些时候，补充疗法与常规治疗的疗效一样好。但是您不应该在没有首次到医院就诊的情况下使用任何补充治疗。

尝试补充疗法的理由	不尝试应用的理由
您想使您的治疗更加个体化并且把自己当做整体来治疗。	标准的治疗基于有证实结果的科学证据，而补充疗法往往缺乏这些证据。
常规的医学治疗还没有帮助您完全改善现在存在的问题。	有些补充疗法花费很多。
进一步了解这种治疗使您觉得您可以更好地保持健康。	您对常规的医学治疗感觉满意。

把最适于您的答案圈起来			
我对于从医生那里获得的治疗满意。	是	否	不确定
我担心没有足够的证据证明补充疗法有效。	是	否	不确定
我喜欢把人当做整体来治疗的观点。	是	否	不确定
我对与实施这种治疗的人的身体接触感到舒服。	是	否	不确定
我担心它可能干扰我目前的治疗。	是	否	不确定

为什么要进行心肺复苏训练？

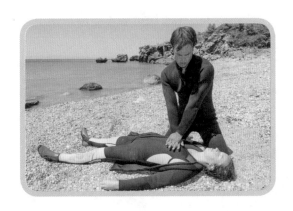

　　当某个人心脏或呼吸骤停时，您可以用心肺复苏术对其进行救助，方法是用手按压病人的胸部。CPR 是指心肺复苏术。

　　心肺复苏可以使病人的血液到达脑部，防止脑部损伤。在急救专家到来之前，您可以通过心肺复苏让病人保持存活状态。您可能曾经在有关医院的电视或电影上看到过类似的场景。

　　您可能会用到心肺复苏术。比如说，当您身边的人突然出现心脏病、卒中发作或碰巧看见溺水事件时。虽然不确定什么时候您会用到心肺复苏术，但如果您掌握了这项操作，您可能可以挽救别人的生命。

哪些人应该知道如何进行心肺复苏术？

　　了解心肺复苏术对每个人都有用处，但对一些人如医生、护士、医务人员以及在医院或急救组织工作的人员，学习心肺复苏术是他们工作的一部分。其他可能用到心肺复苏术的职业包括救生员、日间托儿所工作人员、护婴员和教练。很多父母学习心肺复苏术以防孩子们遇到特殊情况时能起到作用。家人中有心脏病病人时也应该学习心肺复苏术。

您可以从哪些地方接受心肺复苏训练？

　　通过上课学习心肺复苏术。如果您需要使用心肺复苏术，正确的操作会防止对病人的危害并给予病人最好的抢救。学习心肺复苏术非常容易，课程不会很长。

好的心肺复苏课程可能用到视频和工作手册，并让您在人体模特或婴儿、儿童及成年人的模型上练习心肺复苏术的正确操作方式。在这些课程中，会有一堂最终的考试以确认您掌握了这门技术。由于您可能不会经常使用到心肺复苏术，每隔1年或2年上一次课可以让您对技术的更新有所了解。

很多组织都有心肺复苏课程，包括对婴儿、儿童或成年人实施心肺复苏的课程，也有一些为父母、照顾幼儿者以及运动员开设的课程，您还可以专门为宠物学习心肺复苏术。

就近学习心肺复苏课程：

★ 询问当地的红十字会。

★ 询问市（区）或县的卫生部门。

★ 询问您孩子的学校。学校有时候会为孩子或老师提供课程。

★ 询问您工作的地方。有些单位提供培训。

★ 询问大学或社区学院。他们常常会为社区居民提供课程。

★ 询问当地的医院或其他的健康组织。

如何接种乙型肝炎疫苗？

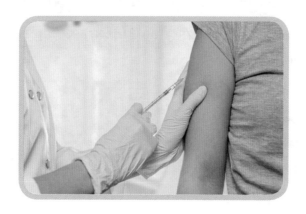

接种疫苗可以保护您和您的孩子远离疾病，也可以减少疾病传染给其他人并防止疾病流行。

乙型肝炎疫苗可以预防乙型肝炎病毒（HBV）的感染。如果您接受所有疗程的疫苗（分不同的时间点接种3～4针），这个疫苗能很好地预防乙型肝炎病毒的感染。

乙型肝炎病毒能损害肝并导致肝癌，因此尽可能地预防乙型肝炎病毒感染非常重要。

哪些人需要接种乙型肝炎疫苗？

推荐有下列情况的人接种乙型肝炎疫苗：

- ★ 所有新生儿和以前没有接种这种疫苗的18岁及18岁以下的儿童。
- ★ 患有糖尿病而以前没有接种乙型肝炎疫苗的19～59岁的成年人。
- ★ 在乙型肝炎感染非常普遍的国家长大的儿童。
- ★ 注射毒品的人。
- ★ 有多个性伴侣或者患有性传播疾病的人。
- ★ 男同性恋者。
- ★ 家人或性伴侣中有乙型肝炎病人。
- ★ 凝血功能异常如血友病并接受他人凝血因子的病人。
- ★ 需要进行血液透析的病人。
- ★ 有肝脏疾病或感染艾滋病的病人。

★ 容易接触血液的医务工作人员或公共安全工作者。

★ 在监狱工作的人或发育性残疾疗养机构工作人员。

★ 在乙型肝炎感染普遍的地方工作超过 6 个月以上的人员。

携带乙型肝炎病毒的母亲可能在分娩过程中将病毒传染给孩子。如果怀孕了，有下列情况应该接种疫苗：

★ 在近 6 个月内超过 1 个性伴侣。

★ 曾经注射过毒品。

★ 曾经患过性传播疾病。

★ 您的伴侣有乙型肝炎。

哪些人不应该接种疫苗？

如果有以下情况，在接种疫苗之前告知您的医生：

★ 您对面包酵母或疫苗中其他的原料物质过敏。

★ 您在之前接种疫苗时有过严重的反应。

★ 在预定接种疫苗的时期您生病了。如果您生病，您的医生会等您康复后再让您接种疫苗。

一般需要多大剂量的乙肝疫苗？

儿童

婴幼儿在出生时接种第一针。1 ～ 2 月大时接种第二针。第三针常常在孩子 6 ～ 18 个月大时接种。

如果您的孩子未满 18 岁并且从来没有接种过疫苗，他应该在 6 个月内接种三针。

成年人

成人的乙型肝炎疫苗有三针，接种部位在上臂。第一针接种后一个月内需接种第二针，六个月内接种第三针。乙型肝炎疫苗对孕妇或哺乳期妇女是安全的。

如果您在接种疫苗过程中接触过乙型肝炎病毒，您需要接种乙型肝炎免疫球蛋白（HBIG），这个可以即刻产生保护作用并防止您在疫苗起效前感染病毒。

♥ 接种疫苗的风险有哪些?

乙型肝炎疫苗对大多数人是安全的，少数人可能在接种后出现一些副作用如轻度发热（＜37.7℃）或疼痛。如果您出现发热或疼痛：

★ 试试非处方类镇痛药，如对乙酰氨基酚（泰诺）或布洛芬（艾德维尔、摩特灵），一定要按照说明书服用。低于 20 岁的年轻人不能服用阿司匹林，它可能会引起一种非常严重的疾病——瑞氏（Reye）综合征。

★ 将冰或冰袋放置在疼痛部位 10 ～ 15 分钟，注意在冰袋和皮肤之间放一块薄毛巾。

乙型肝炎疫苗可能导致严重疾病，但很少见。如果您有什么疑问或担心，将您的情况告知您的医生。

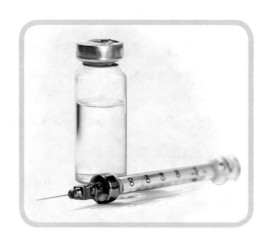

💗 为什么接种疫苗很重要？

接种疫苗可以帮助您的机体识别疾病从而抵抗它们。当接种了疫苗，您机体的防御或者免疫系统就会被激活。此后，如果暴露于这些疾病的环境中，您的机体就已经准备好了迎战它。

> ★ 接种疫苗不一定能够预防某种疾病的发生。但是如果您的机体曾经"见过"这种疾病，您可能就不会病得那么严重了。
>
> ★ 一些疫苗只需接种一次，另一些可能需要隔一段时间多次接种。
>
> ★ 保证您已接种了最新的疫苗。如果您存在下面的情况，这一点尤为重要：
>
> ☆ 患有糖尿病、心脏病、肾脏疾病、HIV 感染等健康问题；
>
> ☆ 您已经没有脾了；
>
> ☆ 您可能在工作或旅途中暴露于一种疾病环境中；
>
> ☆ 您和一些得了某种疾病后病情会很重的人一起生活或工作；
>
> ☆ 您和婴幼儿或小孩有密切接触；
>
> ☆ 您的工作会接触食物。

💗 成人疫苗的接种

下表提供了一些对您保持健康有益的疫苗。它包含美国疾病预防与控制中心给出的建议。

您需要的疫苗取决于您的年龄、生活方式、工作、整体健康状况、是否怀孕以及出行计划，同时也取决于您和谁有密切接触以及您在孩童时代接种过何种疫苗。向您的医生了解一下您需要接种何种疫苗以及何时接种。

记录您已经接种的疫苗

流感
破伤风、白喉、百日咳（白百破）
带状疱疹
肺炎球菌
麻疹、腮腺炎、风疹
水痘
其他

疫苗接种建议			
接种疫苗	19～49岁	50～64岁	大于65岁
流感疫苗	每年接种1次		
肺炎球菌疫苗	如果您有基础疾病或者吸烟，应至少接种1次		1次
破伤风疫苗 白喉疫苗*	每10年1次增强接种		
麻疹疫苗 腮腺炎疫苗 风疹	如果从未感染过或接种过疫苗，应接种1～2次		如果有一些危险因素，应接种1次
水痘	如果从未感染过或接种过疫苗，应接种2次		如果从未感染过或接种过疫苗，应接种2次
带状疱疹	年龄＜50岁的成人不予接种		年龄＞60岁接种1次；50～59岁的人可以选择性接种1次
人乳头瘤病毒	如果从未接种过，在11～26岁应接种3次		年龄＞26岁的成人不予接种

*一种叫白百破的疫苗可以同时预防百日咳、破伤风和白喉。美国疾病预防控制中心建议所有的成人通过接种白百破疫苗来代替增强的破伤风和白喉联合疫苗。

如何找到情感上的支持？

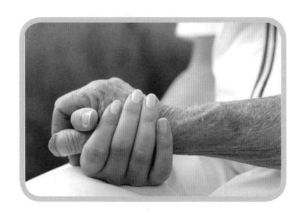

从他人那寻求情感上的支持是生活中的一部分。当面对困难处境如精神或身体问题时您需要依靠朋友和家人。在治疗过程中或在日常生活中您的家人起着重要的作用。您的医生和社区也可以给您额外的支持。

从他人那里寻求支持并不总是很容易，将自己的问题或疾病告诉别人也是一件很难的事情，但您应该勇于寻求帮助。

❤ 从哪儿获得支持

★ **家庭**：家人在您的治疗过程中或当您面对选择时可以给您勇气和安慰，这些能帮助您面对困难。

★ **朋友**：与他人建立良好关系对您保持情感健康非常重要。不要害怕从您的朋友那里寻求帮助，互助是友情的重要组成部分。有时候您可能是帮助朋友的人。

★ **心理咨询**：职业的心理咨询师可以帮助您处理干扰您生活并带来压力的问题，也可以帮助您了解和应对您的疾病。

★ **您的医生**：找一个您信任并相处融洽的医生。将您的担心和害怕诚实地告诉他。您的医生可以帮助您理解目前的治疗，包括为您提供咨询。

★ **宗教团体**：宗教或信仰团体可以帮助您认识其他人并融入社会中。有些宗教组织还能帮助您得到咨询或其他的社会支持。

★ **社会团体**：社会团体可以帮助您认识新朋友并参与到您喜欢的活动中。

> ★ **社区支持团体**：在社区支持团体中，您可以和与您有相似问题或疾病的人交流。您们可以互相鼓励并一起学习解决情绪问题的方法。

♥ 支持关系

表达您的感情很重要。让他人倾听，他可以从新的角度看待您的问题并帮助您。与您信任的人交谈，不要隐瞒您的担心和害怕，与别人讨论您的担忧可以使您感觉更好。

您的家人和朋友可以通过以下方式提供帮助：

> ★ **鼓励**：这可以不让您感到绝望或孤独。
>
> ★ **提供帮助**：获得帮助可以让您远离崩溃和绝望，包括在日常工作中和处理大问题时获得帮助。
>
> ★ **在您的医疗护理过程中给您提供支持。**
>
> ★ **尊重您的意愿**：您的亲人可以提供支持和鼓励，但不会干扰您重要的决定。
>
> ★ **诚实和实事求是地面对您的问题**：确保您的亲人了解问题的严重性。他们可以提供帮助，而不会设定不切实际的目标或表现得好像问题能轻易解决一样。

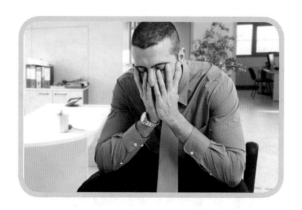

　　压力普遍存在。一定的压力是正常且必需的，但太多的压力则会影响您的生活质量和健康。

> 对于压力，您可以做两件事：
> ★ 您可以降低生活中的压力。
> ★ 您也可以学习如何处理不可避免的压力。

💜 压力产生什么样的效果？

　　压力可以对健康产生严重的影响，特别是当压力持续很长时间时。

> ★ 压力会影响心脏和血管，导致高血压、心跳异常（心律失常）、凝血功能异常以及动脉硬化（动脉粥样硬化），它也会导致冠状动脉疾病、心脏病发作和心力衰竭。
> ★ 压力会影响您身体的防御功能或免疫系统，您可能变得容易感冒，受伤后愈合时间更长。慢性病的症状可能因压力而加重，这些慢性病包括艾滋病、慢性阻塞性肺疾病和哮喘。
> ★ 压力可能导致肌肉紧张，引起腰痛和颈痛。
> ★ 压力也可以影响情绪，使您变得焦虑，难以集中精神。
> ★ 长时间的压力会引起抑郁、人际关系紧张以及在工作或学校中不能很好地胜任工作。

♥ 您的压力水平分级是多少？

问问您自己以下这些问题，了解引起压力的原因以及您对压力的反应：

您有什么样的工作、家庭或个人压力？

下列情况可能导致长期的压力：

- ★ 家庭关系问题。
- ★ 担心年老、生病或残疾的家人。
- ★ 工作中遇到问题。
- ★ 身边亲近的人压力较大。

您生活中是否存在重大改变？

压力是不可避免的。当我们的生活发生较大改变如结婚、生孩子或孩子远离家的时候我们会有压力。

您怎么应对压力？

压力相关的影响来自两个方面：压力本身和您应对压力时的不健康习惯。

有些人通过吸烟、饮酒或不健康饮食来缓解压力。这些方式看似有用，事实上它们会带来更多的压力。

♥ 减压的方法

- ★ **时间管理**：安排好日程，判断最重要的事情。在规划本或日历上写下您每天需要做的事情。
- ★ **选择健康的生活方式**：得到足够的休息，吃健康的食物，少饮酒或不饮酒。进行足够的运动。不要吸烟或使用无烟烟草。如果您戒烟、戒酒有困难，找您的医生帮忙。
- ★ **从家庭或朋友那里得到支持**：寻求帮助，有着强大社会支持的人更会处理生活挑战。
- ★ **改变思考的方式**：学会停止思考引起压力的事情。
- ★ **学习解决问题和交流的好方法**：确保别人理解您所说的，误解会导致压力。
- ★ **与专家交流**：有时候靠您一个人的能力不足以应付压力，也许与家人或朋友交谈可能起到帮助作用，您可能更需要与健康专家如您的医生或顾问交流。

当您不能避免压力时，您可以这样：

★ **规律运动**：每周至少运动两个半小时。体育运动是最好的应对压力的方式。

★ **书写**：写日记或给您的朋友或家人写信、卡片或邮件。研究显示通过书写表达自己是一个很好的释放压力的方式。

★ **表达您的想法**：不要将您的情绪隐藏起来。说话、笑、哭或表达愤怒是平复情绪的正常现象。

★ **做您喜欢做的事**：做您喜欢做的事或做可以让您放松的健康的休闲活动。志愿者活动或其他的助人活动可很好地减压。

★ **做可以舒展身体的事情**：您可以尝试一些肌肉放松运动、按摩、香薰按摩、瑜伽或传统的中国运动如太极或气功。

★ **做可以放松思维的事情**：听轻松的音乐，听幽默的故事。您也可以通过自我催眠、沉思或想象舒展身体。

如何测量您的脉搏?

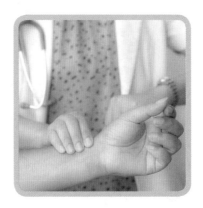

　　测量脉搏是一个很简单的了解自己健康状况的方法。您可以非常容易地学会测量自己的脉搏。

　　测量脉搏可以告诉您:

　　★ 心跳的速度, 这个可以通过每分钟心跳次数(次/分)来测量。

　　★ 心跳的节律。

　　★ 心跳的强度。

　　脉搏的节律不整齐或脉搏微弱可能是出现疾病的征象。

为什么要测量脉搏?

测量您的脉搏可以:

　　★ 了解您的心脏状态如何以及它是否健康。

　　★ 用于检测您的健康水平。

　　★ 可以帮助您了解的运动水平是过度还是有待加强。

　　★ 了解在紧急事件中您身体的反应如何。

　　★ 帮助您的医生找到出现症状的原因, 如心律不齐或心跳过速(心悸)、头晕、昏厥、胸痛和呼吸短促的病因。

　　★ 用于检测一侧受伤或发生血管堵塞的手臂或腿部的血液循环状况。

★ 用来监测药物情况或可能减缓心率的药物的使用情况。如果您在用地高辛或 β 受体阻滞剂（如阿替洛尔或普萘洛尔），您的医生可能会希望您时常监测自己的脉搏。

❤ 测量脉搏前的准备

测量脉搏前需要准备一个有着秒针的手表或数字手表。

电子脉冲计（心率监测仪）可以自动测量您心跳的速度。它们可以从您的手指、手腕或胸部检测信号，可以在您不能自主测量脉搏的情况下或者在您不断运动的过程中帮助您测量脉搏。

❤ 如何测量脉搏

由于心脏跳动促进血液在身体中流动，在任何一根与皮肤相近的血管的部位您都可以感受到脉搏。您可以在任何部位测量脉搏，包括腕部、颈部、太阳穴、腹股沟、腘窝或足背。大部分人在腕部或颈部测量脉搏。

您可以通过计数一段时间内的心跳次数来测量脉搏。

★ 将您的示（食）指和中指放在您对侧手腕部的拇指根底部。另外一个可以测量脉搏的地方是喉结旁边颈部较柔软的地方，注意一次只能检查一侧。

★ 将手指指腹（而不是指尖）平直按压测量部位，动作要稳，但不能用力压迫以免不能感受到脉搏。如果您是帮他人测量脉搏，不能用您的拇指。如果您用拇指，您感受到的不仅仅是他人的脉搏也有自己的脉搏。

★ 计数 30 秒的心跳次数，乘以 2 就能得到每分钟的心跳次数。如果您是在运动过程中计数脉搏，您可以计数 10 秒的心跳次数再乘以 6。

❤ 结果

静息心率的测量

休息 10 分钟或更长时间后测量脉搏是比较好的检测心脏和循环系统状况的方法。最好的测量静息心率的方法是将测量脉搏作为早晨做的第一件事。在醒来之后、起床之前测量脉搏最适宜。

很多情况会影响心率，包括年龄、运动量以及测量脉搏的时间。下表显示不同年龄段每分钟的静息心率（休息 10 分钟后的脉搏）的正常范围。

一般来说，静息心率越低，心脏工作的效率越高，身体越健康。

静息心率的正常值

年龄	每分钟心跳（次/分）
1 岁以下婴儿	100 ～ 160
1 ～ 10 岁儿童	60 ～ 140
10 岁以上儿童及成年人	60 ～ 100

在运动中检测脉搏

鉴别工作负荷是否过度的一个非常好的方法是在体力活动中检测脉搏。将您在运动中最高和最低的脉搏频率告诉您的医生，两者之间的范围就是您的目标心率。目标心率与年龄、静息脉搏和活动量相关。

心律不齐

脉搏一般都有着稳定、规律的节律。脉搏偶尔出现短暂停顿或额外的跳动是正常的。如果注意到频繁的停跳或额外的跳动，将这个情况告知您的医生。这可能是患有某种需要治疗的心脏疾病的表现，如心房颤动。

如何配合您的医生？

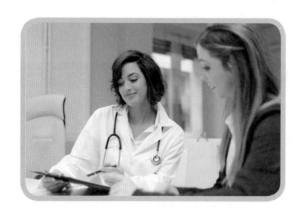

如果与医生一起分工合作，大部分人都会对自己的医疗保健实施过程感到更满意。您的医生是医疗护理方面的专家，而您是自己的专家。

诊断或治疗疾病时往往会有多种选择。如果您配合医生，您可以帮助医生作出最适合您的价值观、信仰和生活方式的选择。您也会对所选择的治疗更有信心。

您的职责

建立联系

> ★ 找一个您可以建立长久、舒适关系的医生。找一个愿意与您建立合作关系的好医生非常重要。
>
> ★ 告诉您的医生您想参与到自己的医疗保健中，告诉他或她您的期望。
>
> ★ 与您的医生建立长久而舒适的关系。这种关系会让您作出明智的健康选择的能力增强，也会影响您从保健中获得的效果。

做一个积极的参与者

> ★ **仔细听医生讲的话**：确保您能理解他告知您的关于诊断或治疗的相关知识。
>
> ★ **提问**：如果您有不明白的地方，请医生或护士用另一种方式重复。
>
> ★ **咨询**：当您准备离开医生诊室时，确保您清楚自己需要做的事情。如果有问题，可以请医生为您写下来或请医生指导。

坦诚相待

★ 诚实。如果您的价值观、信念与您医生所建议的治疗方式存在冲突或存在顾虑和担心，跟您的医生讨论这个问题。也许可以选择其他的治疗方式。

★ 如果您不打算服用指定的药物或服从推荐的治疗方案，直接告诉您的医生。您的医生期待您说出对这种药物或治疗的想法。如果您没有告诉他您没能坚持这个方案，他就不知道为什么没有好转也不知道该如何帮助您，也要告诉医生其中的原因。也许有其他的治疗方案对您有效。

★ 如果您在接受其他的治疗，如针灸或按摩疗法，或者在服用中草药，让您的医生了解这些情况。作为一个好的合作伙伴，您应该让您的医生了解您的治疗进展。

在看病快要结束时您应该知道以下问题的答案：		
我的诊断是什么，病情接下来会怎么发展？		
我需要用药物治疗吗？ 否____是_____。如果是，那么填下列表格：		
药物名称	用量及用法	注意事项
在家该注意什么？（吃饭，睡觉，运动及其他）		
在坚持治疗方面是否存在问题？		
我可以通过哪些途径得到关于这个问题或治疗方式的更多信息？		
我应该注意哪些症状？		
我什么时候需要汇报病情？		
联系我的医生的最佳方式是什么？		
下次就诊是什么时候？		
了解检查结果的 日期和时间：_____	再次就诊的 日期和时间：_____	

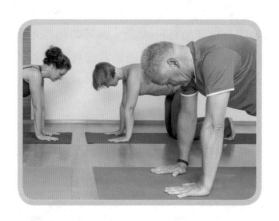

　　跌倒经常发生，这看似不严重，但可能会造成危险的后果。碰到您的头部可以引起头部的损伤，这种损伤对您思考、分析和自理的能力可以产生永久性影响；跌倒也可以引起骨折，如果髋骨骨折，在没有他人帮助的情况下您可能无法行走，甚至引起其他严重问题。不管您的年龄和健康状况如何，尽最大努力预防跌倒有重要意义。

🖤 什么原因导致跌倒？

您的健康

许多疾病容易引起跌倒。例如，有以下情况时您更容易跌倒：

★ 您在服用可以影响您平衡或者使您嗜睡、眩晕和警惕性降低的某些药物、酒精或非法毒品。

★ 坐下或者平卧后快速地起立时，您血压降低。这能让您感觉头晕眼花、疲劳或者乏力。某些药物可以降低您的血压。

★ 有影响您平衡的内耳疾病，例如美尼埃病。

★ 您有卒中后的乏力或者感觉丧失。

★ 您处于脱水状态，这意味着您的身体失去了太多液体或者您没有饮用足够的水，这可导致您嗜睡或者头晕眼花。

★ 痴呆，可以引起意识不清。

★ 您患有偏头痛，这使您头晕。

- ★ 您患有多发性硬化，使您的腿部乏力、腿部拖行或者笨拙，也可以影响您的视力。
- ★ 您曾进行外科手术，例如膝关节或者髋关节置换术，这使您的力量或平衡感缺失。

您所处的环境

环境的改变也可以引起跌倒。如果您对家里物品的放置不熟悉，您撞到或者被绊倒的概率会更高。气候也是一个因素，下雨或者下雪时地面光滑容易引起跌倒。

💗 使您的家安全

如果您活动不便，您可以让您的伴侣或者雇佣他人完成以下事项。

- ★ 去掉门口走廊里面高高的门槛，扔掉小地毯。固定好松弛和卷起的地毯。
- ★ 捡起掉落的东西。如果孩子们在家里，要保证地板上没有他们落下的玩具或者衣服。捡起所有的东西，甚至是书、杂志和报纸。
- ★ 如果楼梯也是问题，安装扶手或者寻找适当的方式制成斜坡。
- ★ 整理您的家具和电线以确保它们在走道之外。
- ★ 使用防滑地板蜡并及时擦掉积水，特别是在瓷砖地板上。
- ★ 保证家有很好的照明，特别是楼梯、门廊和外面的路。在走廊和卫生间使用夜灯。
- ★ 安装额外的灯光开关，或者使用在您拍手的时候可以使灯开关的遥控装置，这样可以避免夜晚因开灯而起床。
- ★ 把家用物品放在较低的架子上，这样您不必使用工具或者攀高。
- ★ 在淋浴或者浴盆里面或者外面、马桶或盥洗池旁边安装扶手或者防滑垫。
- ★ 使用淋浴椅和洗浴长凳。
- ★ 被猫、小狗或者其他宠物绊倒是非常容易的。如果您有宠物，让它们晚上呆在一个地方，或者用可以确保看到它们在哪里的夜灯。训练您的宠物不要跳或者跑到脚底。

❤ 其他您可以做的事

注意您的行动

★ 如果您非常虚弱或者眩晕，让别人帮您起床、行走和洗浴。

★ 如果您知道您有平衡问题，走路慢点。如果您的医生建议，可以使用拐杖或者助行器。

★ 坐下或者躺下后慢慢站起来。

★ 进浴缸或接近淋浴器时以较弱的腿先行，出来的时候以较强的腿先行。

★ 使用拐杖、助步器或者腋仗，底下安装橡胶头以获得额外的抓地力。

告诉您的医生

★ 如果您觉得眩晕，失去平衡请联系医生。您可能存在需要治疗的疾病，例如内耳疾病。

★ 定期检查您的视力和听力。如果您的视力或听力受损，您可能失去能够帮助您避免障碍物和保持平衡的提示。

其他建议

★ 在您床边放一个无线电话和装有新电池的手电筒。

★ 穿低跟、合脚的鞋，给您的脚和脚踝提供良好的支撑。

★ 穿防滑鞋。

★ 检查您的鞋跟和鞋底。修理或者替换坏掉的鞋跟或鞋底。

★ 做提高您平衡和肌肉张力的运动。咨询您的医生或者物理治疗师关于一些提高平衡感和力量的运动。

★ 知道您所服用的药物的副作用。一些药物，例如安眠药物，可以影响您的平衡感。

★ 使用手持淋浴喷头，这样您可以坐在淋浴椅上洗澡。

★ 如果您居住在冬天下雪或者有冰的地区，让您的家庭成员或者朋友在湿滑的台阶或者过道上撒盐或者沙子。

如何预防食物中毒?

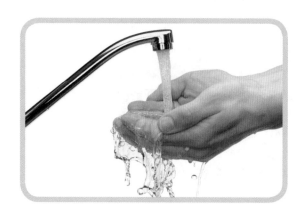

💜 什么是食物中毒?

含有有害微生物的食物可以引起食物中毒。微生物可以在食物生长、加工或者制作过程中侵入。进食没有煮熟的肉、蛋或其他不健康的食物后您可能会生病。

在您准备和储存食物的时候加强注意可以预防大部分食物中毒。以下的步骤可以帮您预防食物中毒。

💜 如何预防?

洗手

要彻底和经常洗手。

★ 拿食物和餐具之前用肥皂水洗手。

★ 拿或准备食物后，要洗手和餐具，特别是在接触生肉、鱼、贝类或者蛋之后。

★ 在上厕所，换尿布，拎垃圾，用手机，握手，和宠物玩，吸烟，摸头发、脸、衣服之后要洗手。

安全地保存食物

★ 热食保持高温（60℃/140℉ 或以上），冷食保持低温（4℃/40℉ 或以下）。

★ 一定不要把肉、蛋、鱼、贝类（生的或熟的）放在常温下超过 2 小时（天气炎热时 1 小时）。

★ 就餐完毕后尽快冷冻剩余的饭菜。

★ 将剩余的饭菜储存在小的、浅的容器内，使它们快速冷却。

★ 不要再加热一些储存或者拿取不当的食物，再加热并不能保证受污染的食物安全。

★ 如果您不确定食物在冰箱里放置了多长时间，将其扔掉。

★ 如果您不能确定食物是安全的，将其扔掉。

如果您在外面吃饭，确保肉是全熟的。确保那些本应该放在冰箱的食物（如布丁和冷拼）是冷藏的。也应该注意到餐馆外观怎样，如果桌子、餐具、休息室看起来很脏，厨房也可能很脏。

安全地准备食物

★ 生肉、蛋类和贝类远离其他食物、餐具和托盘。

★ 准备生肉的专用切板，其他食物不能用这个切板。

★ 您切生肉后，用热肥皂水清洗、用消毒液消毒切板。用 1 小勺消毒液兑每 950 毫升的水，或根据标签的指示使用清洁剂。当切板破损或者有难以清洗的裂痕时及时更换。

★ 用热的肥皂水清洁厨房表面。用热水清洗抹布或者毛巾。

★ 吃之前，用流动水清洗生的水果和蔬菜。

★ 腌制食物要放在包装覆盖好的盘子里，放到冰箱，不要放在柜台上。

★ 不要在常温下解冻肉和贝类，在冰箱或者微波炉里解冻。如果您在冰箱里面解冻，保证汁水不会滴到其他食物上，把这些食物放在最低的架子上，不要放在要吃的食物之上。

★ 解冻食物后马上烹饪。

安全地烹饪食物

★ 在加热的时候把酱汁、肉汤和汤煮沸。加热其他剩饭菜时起码 75℃。

★ 用微波炉加热的时候，把装食物的器皿盖好，转动或者搅拌食物以确保它均匀受热。如果微波炉没有转，在加热过程中用手旋转餐具 1～2 次。

★ 做鸡蛋的时候，让蛋清和蛋黄都成固态。

- ★ 不要吃生的或者半熟的鸡蛋、原奶（未经过巴氏消毒）、用原奶做的奶酪或者未经巴氏消毒的果汁。
- ★ 不要吃夹生的汉堡，这是大肠杆菌的主要感染途径。
- ★ 要警惕来自于生鱼（包括寿司）、蛤和牡蛎的食物中毒风险。要烹调鱼和贝类直至它容易用叉子剥脱下为止。
- ★ 出去吃饭的时候，保证食物是全熟的并且是热的。

遵循食物标签

食物包装标签提供了食用这些食物的时间和储存方式的信息。阅读这些标签并且遵循安全的指导可以大大降低您因食物中毒而患病的机会。

这些标签包括以下信息：

- ★ **售卖期**：是商店展示商品的时间。在这个时间以后不要买这个产品。
- ★ **最佳使用期**：食物保持最好的味道和质量的持续时间。
- ★ **有效期**：食品处于最佳质量状态的最后建议日期。生产者决定这个日期。

标签上没有标识的打印日期和数字一般代表厂家用来查验库存和定位产品的包装码。这些数字不代表商品的新鲜程度和质量。

您可能也会在标签上看到以下说明：

- ★ 打开后放于冰箱储存。
- ★ 保持冷藏或冰冻。
- ★ 使熟食加热，剩饭菜马上放于冰箱或扔掉。

如何记疼痛日记?

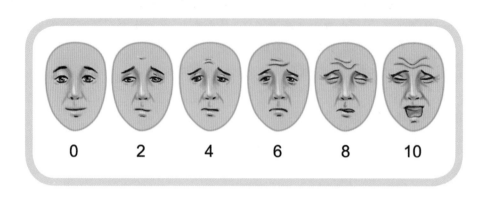

图中这些表情反映引起疼痛的程度。最左边的表情表示没有疼痛，随后的表情表示疼痛的程度加重，最右边的表情表示重度疼痛。您可以通过这些表情了解用哪个数字反映您或孩子的疼痛程度。

疼痛日记

当您出现疼痛时，您可能不能入睡、不能思考，甚至与别人相处也会出现问题。

疼痛常常妨碍您的正常活动，比如上班。

了解您的疼痛——疼痛何时出现、诱因是什么、什么情况下会缓解——可以帮助您的医生找到最佳的治疗方法。医生了解的情况越详细，能帮您的地方就越多。

疼痛日记可能可以帮助您和您的医生找到引起疼痛的原因以及什么情况使它缓解或加重。

下列是一个疼痛日记的例子以及您需要记录的要点。

日记

用下表记录您每天的疼痛情况。用上述表情帮助您对疼痛进行分级。

日期	时间	疼痛分级	药物及剂量	药物副作用	疼痛缓解情况	疼痛加重情况

问题	要点
描述疼痛： ★ 疼痛部位？ ★ 是跳痛、锐痛、刺痛、枪击样痛还是灼烧痛？ ★ 持续性疼痛还是间歇性疼痛？	
今天疼痛的严重程度是什么？将您的疼痛用 0 ～ 10 分级， 0 级为不痛，10 级为最严重的疼痛。	
疼痛的程度会改变吗？什么时候发生改变？	
进食前后疼痛是否加重？	
活动时疼痛加重还是减轻？什么类型的活动？	
这种疼痛晚上是否使您不能入睡或是因疼痛而醒来？	

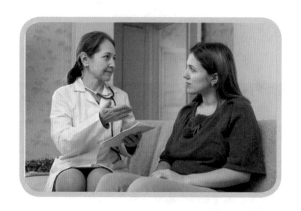

管理疼痛的一个重要部分是记录疼痛日记。疼痛日记是一个记录您的感觉、您在做什么和使您感觉好转的因素的方式。

带着您的疼痛日记去找医生。它能帮助您记忆事情，回答问题和描述疼痛。

描述疼痛

通过描述您的疼痛，您能帮助医生了解怎样可以最好地治疗它。在您的疼痛日记中记录以下内容：

★ 您哪里感觉疼痛？

★ 它是什么感觉？锐痛？钝痛？跳痛？烧灼样疼痛？稳定性疼痛？

★ 您的疼痛有多严重？利用疼痛量表0～10表示疼痛。10表示最大程度的疼痛，用0～10之间的评分给您的疼痛打分。

★ 疼痛持续多长时间？疼痛在发生和消失的时候有固定的形式吗？

★ 什么可以缓解疼痛？什么因素加重疼痛？

★ 疼痛是突然发生还是缓慢出现的？

★ 您能想到什么事情可以诱发或引起疼痛吗？

★ 除了疼痛外，您还有其他症状吗？

★ 您在服用什么药物，它能起多大的作用？

★ 什么药物曾经对您的疼痛有效？什么药物无效？

♥ 获得帮助

当您疼痛的时候，您可能不能很好地记得医生嘱咐您的事情。带着一个家人或者朋友跟您去见医生来帮助您理解、记忆或写下医生告诉您的事情。

请求您的医生给您手写的或者打印的信息。用笔记下谈话内容，如果您需要更多的时间记录下来，请您的医生慢点或者重复信息。以后，您可以在需要的时候复习这些信息。

♥ 坦白和诚实

坦白和诚实对于您的医生了解您的疼痛是很重要的。

如果您不喜欢和您的医生交谈，您可能需要做一些事来促进交流。仔细想想您的顾虑，尽量坦白诚实地陈述这些顾虑。您可能想用以下其中之一的陈述方式：

> ★ "我需要能够和您谈论关于＿＿＿＿＿，但我不知如何开口。我们能谈谈这个吗？"
> ★ "我知道您很忙，但是我真的需要就＿＿＿＿＿进行更深入的谈话。我能占用一些时间来做这个吗？"
> ★ "我理解＿＿＿＿＿有困难，您能帮助我吗？"

♥ 什么时候联系医生？

如果您不能通过吃药控制疼痛或者出现以下任意一种情况时，您可以联系医生：

> ★ 头痛伴随呕吐。
> ★ 发热、寒战。
> ★ 胳膊、腿或者背部突然疼痛。
> ★ 晕倒。
> ★ 荨麻疹、瘙痒或气短。
> ★ 不能活动肢体。
> ★ 不能排尿、排便。
> ★ 您有疑惑。

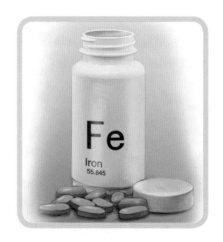

🫀 什么是缺铁性贫血？

贫血意味着您没有足够的红细胞，红细胞可以携带氧到您的机体组织中。铁用来合成红细胞，如果您的饮食中缺乏或因失血没有得到足够的铁，您可能会得缺铁性贫血。铁缺乏是贫血最常见的原因。

如果有下列情况，您可能有这种贫血：

> ★ 经期血量过多。
> ★ 您没有在食物中获得足够的铁。这可能发生在铁需求量高的人群，例如小孩、青少年和孕妇。
> ★ 体内有出血。这种出血可能是疾病导致的，如溃疡、痔疮或癌症。长期服用阿司匹林也会导致出血。
> ★ 您不能很好地吸收铁，这可能在您有直肠疾病或者胃和小肠部分切除的情况下发生。

为检测您是否贫血，您的医生会让您抽血化验。这些化验可能包括全血细胞计数（看您红细胞的数目）和铁试验（检测您血中的铁含量）。

🫀 有什么症状？

您可能没有注意到缺血的症状，因为它进展缓慢并且症状轻微。事实上，您可能直到您的贫血加重后才注意到。随着贫血的加重，您可能会有以下感觉：

★ 虚弱和容易疲劳。

★ 眩晕。

★ 头痛。

★ 脸色苍白。

★ 气短。

★ 难以集中注意力。

怎样治疗？

您的医生可能让您吃富含铁的食物和吃补铁药物来治疗贫血。大部分人在吃补铁药物后几天就觉得好转。但是即使您觉得好转也不能停服这些药物，您需要吃几个月的药来积累体内的铁。

如果您服补铁药物困难或者您的身体不能从食物或者补铁药物中吸收足够的铁，您需要静脉输铁。

如果您的医生找到您贫血的原因，例如出血性溃疡，则需要治疗这个疾病。

您在家里能做什么？

以下是一些您照顾自己的方法：

★ 如果您的医生建议您吃补铁药物，根据指导服药。

★ 在您服用补铁药物出问题的时候联系您的医生。即使您开始觉得好转，您的身体仍需要几个月的时间来累积铁。

★ 把补铁药物放在小孩子拿不到的地方，摄入过量的铁是非常危险的。

★ 补铁药物可能引起胃部不适（如烧心、恶心、腹泻、便秘）和抽筋。保证饮用足够的水，饮食中应包括水果、蔬菜和膳食纤维。补铁药物使您的大便颜色变深呈黑色或者灰黑色，这是正常的，但是内源性出血也可以引起大便颜色深，保证告诉医生任何关于大便变色的信息。

★ 吃富含铁的食物，例如红肉、贝类、家禽、鸡蛋、扁豆、葡萄干、全麦面包和绿叶蔬菜。

★ 如果是胃出血引起的贫血，不要服用非甾体抗炎药，例如阿司匹林、萘普生、布洛芬，除非您的医生让您服用。

帮助补铁药物起效

★ 尽量在餐前1小时或餐后2小时空腹服用药物。但是为了避免胃部不适，
您可以和食物一起吃。

★ 如果您将补铁药物和维生素C或橘子汁一起服用，效果最好。

★ 服用补铁药物同时或者服药2小时内，不要服用抗酸药，也不要饮用
牛奶或咖啡因饮料（例如咖啡、茶或者可乐），它们能阻止您的机体吸
收铁。

★ 如果您漏服一次药物，不要服用双倍的铁剂。

★ 液态铁剂会使您的牙齿染色。您可以把一定量液体铁混合在水、水果汁
或者西红柿汁中，用吸管喝，这样铁就不会沉积在您的牙齿上。

💓 怎样预防？

您可以通过每天摄入含铁的食物预防贫血。富含铁的食物包括肉、蔬菜和
谷物。

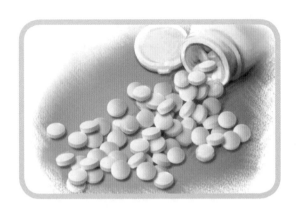

药物是很多疾病治疗中的重要部分，它们可以对抗有害的细菌、减轻疼痛和挽救生命。药物的出现使得之前无法治疗的疾病有了治愈可能。

但是您需要特别监测或注意某些药物，这就意味着您必须与您的医生一起确保某种药物对您没有害处以及您使用的剂量是正确的。

💙 为什么需要监测药物？

监测药物可以帮助您和您的医生：

★ 根据您的性别、年龄和体重，确定您使用的剂量是正确的。

★ 确定药物对您起作用。

★ 避免与其他药物相互作用。当您同时服用某几种药物时可能出现不良反应，有些不良反应需要急诊或住院治疗。

★ 避免药物对您的心脏、肾、肝或其他器官造成损伤。

💙 您需要监测哪些药物？

大部分药物都需要在您的医生帮助下进行监控，心脏病患者可能需要监测的常见药物包括：

★ 血管紧张素转化酶抑制剂。这些药物可以降低血压，治疗心力衰竭，防止心脏病发作和卒中。这类药物包括贝那普利、福辛普利和赖诺普利。

★ 血管紧张素Ⅱ受体阻滞剂。这类药包括氯沙坦、奥美沙坦和缬沙坦，可以降低血压和治疗心力衰竭。

★ 抗惊厥药。这类药可以防止或控制惊厥发作以及控制慢性疼痛，包括卡马西平、苯妥英钠和丙戊酸。

★ 地高辛。可以治疗心力衰竭。

★ 利尿剂。它们可以减少体内液体含量和降低血压，包括氯噻酮、呋塞米和氢氯噻嗪。

★ 他汀类药物。他汀类药物可以降低胆固醇，包括阿托伐他汀、洛伐他汀和辛伐他汀。

💓 怎样监测您的药物？

您的医生会告诉您哪种药物需要监控以及怎样监控。

您的医生可能会为您进行体格检查，询问您的症状和验血。验血可以检测您血液中的药物浓度、药效或检查药物对您器官的影响。

如果需要验血，您的医生会收集血样并检测。检测的时间根据医生所要监测的药物而定，比如，您可能在服药之前抽血检验，也可能需要空腹并在清晨验血。

向您的医生咨询验血时间的问题。

💓 什么时候联系医生

如果有下列情况，请联系医生：

★ 受服用药物的副作用困扰。

★ 您认为服用的药物之间有相互作用。

★ 您对药物有疑问。

💓 询问医生的问题

将想问的问题或担心的事列成清单，在下一次就诊时随身携带。

如何咨询有关药物的问题？

利用下表来记录您服用的药物和您的问题。
保留这个表和您所有的药物，在您下一次就诊时带上它。

药物名称	剂量	服用次数	特别说明

 需要询问医生哪些关于药物的问题？

★ 我服用的剂量是否合适？

★ 什么副作用是正常的？

★ 如果我有某些副作用我应该联系您吗？具体是哪一项副作用呢？

★ 我有应该避免的某些食物或者活动吗？

★ 我应该避免服用哪些非处方药物？

★ 我应该同时服用所有的药物还是在不同的时间吃不同的药物？

★ 如果我漏服一顿该怎么办？

★ 我需要做抽血化验来检测我的药物起效情况吗？

★ 对我来说还有其他的治疗选择吗？

★ 其他的问题或者疑虑。

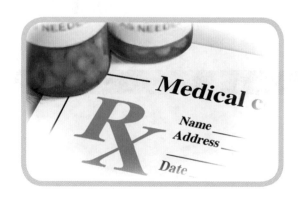

您可以通过安全服药积极地保持健康。以下提示可以帮助您。

严格按医嘱服药。

如果您有药物相关的问题，请及时咨询您的医生。

规律服药

尽量在每天的同一时间服药，这样可使您尽可能避免漏服药物。列出您的药物清单，并张贴在您经常能见到的地方。该清单应该包括每种药物的名称、剂量、服药频率和时间，以及任何特别说明（例如是否餐中服用或空腹服用）。

比如，如果您在服用抗凝药，您的清单可以是这样的：

药名	剂量	备注	早晨	中午	下午	睡前
华法林	5mg	抗凝药	早餐前 1/2 片			

尝试使用药丸盒。您可以买一个便宜的能装下您每天服用药物的塑料药盒。务必在每个原来的药瓶中保留至少一片药，以帮助您识别药物。

有些药物必须存放在原来的容器中，这样不会变质。如果药物标签上有此说明，那么不要用药丸盒装这种药物。

使您的医生知情

把您服用的每种药物都列个清单。在钱包或皮夹内保留一份复件，并在看医生或去医院时带着它。无论何时您到一位新医生那里看病，请向他 / 她出示您的药物清单。

请记住，把草药、维生素和非处方药列在您的清单上。当您将这些药与其他药物一起服用时，这些药可能会产生问题。

正确储存药品

在干燥、阴凉处储存。只有当您的医生或药剂师要求您把药物存放在冰箱时，才需如此。

不要服用过期药物

经常检查标签上的日期。如果药品已过期，请与您的医生或药剂师核对，看看是否需要重新取药。

安全地扔掉过期的或不必要的药物

查明您当地的垃圾和回收中心是否提供过期或不再使用的药品回收计划。除非您把药物与猫砂、咖啡渣或其他物质混在一起，确保孩子或其他人发现它们时不会服用，否则不要把药物与其余的垃圾一起扔掉。

使药物远离儿童存放

把药物储存在儿童够不到的地方，或保存在可防止儿童开启的容器中。

不要共用药物

向其他人借药或与他们共用药物绝对不是一个好主意。

知道如何服药

阅读处方药自带的说明书。如果您有任何疑问，请咨询您的医生或药剂师。请提前咨询如果您漏服药物该如何做。

在一个药店或药房购买您所有的药物

在开任何新的处方之前，把药物清单拿给您的药剂师和医生看。询问新的药物是否与您正在服用的其他药物可能存在相互作用。

如果您在一个以上的药店或药房开处方，确保每个药店都有您的药物清单。

您多重用药时如何保证安全?

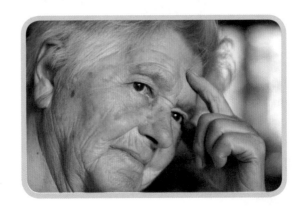

多重用药的意思是"使用许多药物"。在老年人和长期患病人群中服用多种药物是很普遍的。在您的帮助下,您的医生能够确保您使用的药物一同发挥良好药效。

当您服用多种作用相同的药物时,服药剂量会过大;或者同时服用具有相反作用的药物。这种情况很可能见于:

> ★ 您找多个医生看病并且不告诉他们您的用药情况。
>
> ★ 您去多家药房开药,药剂师并不知道您所服用的药物。
>
> ★ 您服用非处方药和营养补充剂时并没有事先咨询医生或药剂师。

了解多重用药能帮助您避免药物不良事件和保持健康。

❤ 谁是多重用药的风险人群?

老年人多重用药的风险最高。随着年龄增长,人们对药物的敏感性会增加,参与药物代谢的主要器官——肝和肾代谢会减慢,这样会使药物更容易在体内蓄积。另外,您的肌肉减少,脂肪比肌肉含量高,这也意味着药物更容易在体内蓄积。

老年人服用多种药物的可能性更大,许多人服用 5 种及以上的处方药。除了这些,还可能服用中药或维生素。服用的药物越多,出现问题的可能性越大。

❤ 药物都包括哪些种类?

药物分为处方药和非处方药。很多人并不知道中药、顺势疗法、膳食补充、维生素等可能都会对身体产生巨大影响。这些还会和服用的药物之间产生不良作用。例如，人参和大蒜可以增加偶然出血的风险。如果服用阿司匹林或华法林，也会增加出血的可能性，这样做十分危险。

出于安全考虑，确保告诉医生您服用的所有药物，未和医生讨论前不要添加任何新药。

❤ 安全用药的忠告

通过与您的医生和药剂师密切配合，可以避免多重用药等导致的问题。成功做到这些，您需要：

让医生了解您的用药信息

将所有药物列成清单。包括中药、维生素、顺势疗法、营养补充剂和非处方药如感冒药或阿司匹林。将清单复印件放到钱包或皮夹内，每次就诊时携带。询问医生清单上是否有不必要或者不应该服用的药物。每次看病时都要给医生看清单。

了解您服用的药物

知道您服用药物的名称和它们的基本作用。通读说明书。您可以在图书馆、药店或互联网找到关于所服药物副作用和可能的相互作用的书籍或信息。

用任何药物前首先告知医生

未和医生或药剂师讨论前，不要服用任何处方药或非处方药。

使用药物相互作用查询器

请您的医生或药剂师使用药物相互作用查询器来查询您的药物清单。这是一个可以查询药物不良作用的电脑数据库。如果您发现问题请及时告知医生。

尽量在同一家药房买药

买新的处方药时，把您的药物清单拿给药剂师看。询问所服药物之间可能的相互作用。如果您去多家药房买药，尽可能让每位药剂师都有您的服药清单。

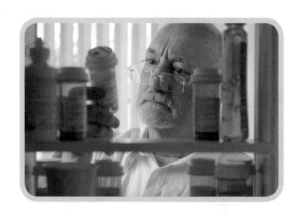

如果您已经 65 岁或者年龄更大，服药时应格外注意。

即使您感觉自己很健康，您的身体在代谢药物时也与以前不同。

身体随着年龄的增长而改变。肾和肝代谢药物变得缓慢。随着肌肉和脂肪的改变，一些药物在体内的存留时间变长。所以当用药时，会比以往的作用更强或更弱，发生副作用的可能性变大。如果同时服用一种以上的药物，可能性叠加，有可能会导致额外的疾病。

在您的协助与配合下，医生可以确定您的用药是安全和必需的。

什么是药品？

此处所讲的"药品"包括所有处方药、非处方药物、中药、顺势疗法、膳食补充和维生素。所有这些都能对机体产生强大的作用。当联合使用时，有些也能产生不良的相互作用。

例如，大蒜和人参可增加出血的风险。阿司匹林或华法林也能增加出血风险。无论大蒜还是人参，与阿司匹林或华法林同时服用都很危险。

什么是高风险药物？

"高风险"意味着一种药物如果不按照说明使用，可引起严重的健康问题或意

外。例如:

> ★ 可能出现昏睡或头晕、抑郁、器官损伤、摔倒或其他危险的副作用。
>
> ★ 治疗一种疾病但同时加重另一种疾病。
>
> ★ 当联合用药时会发生危险的两种或更多的药物。使用的药物越多,发生这种危险的可能性越大。

高风险并不完全等同于"禁止应用"。它的意思是"小心慎用"。

♥ 如何避免问题的发生?

与医生和药剂师紧密合作,从而避免服用的药物发生问题。

有序安排

> ★ 当您服用的药物超过一种时**应用药盒**。把每天需要服用的药物放在塑料药盒内。每一个原药瓶至少要留下一个药片,以帮助您识别药物。
>
> ★ **将服用的所有药物列成清单**,包括用药剂量和用药时间。在钱包或手提包内备份一份,给每一位医生看或每次就诊时带上。询问医生用药清单中是否有不需要应用或不能服用的药物。当就诊于一位新的医生时,向他或她出示用药清单。
>
> ★ 如果可能的话,**从同一个药店买药**。在加用任何新的药物之前,把用药清单给药剂师。询问服用的药物之间是否存在可能的相互作用。如果从不同的药店买药,确保每个药店的药剂师都看过您的用药清单。

了解您所服用的药物

知道您所服用的药物名称,并且了解它们的作用是什么。询问医生或药剂师这些药物的副作用和应注意的问题。阅读药物附带的所有说明书。

了解药物之间的相互作用。如果您服用的药物超过一种,让医生用药物相互作用检查器查询这些药之间是否有相互作用。此检查器是一种电脑数据库,用于检查药物之间是否有不良的相互作用。如果发现有问题,请告知医生。

与医生配合,重视风险

服用新药前先告知医生。在告知医生或药剂师之前,不要服用任何药物,不管是处方药还是非处方药物。即使是感冒药或者中药，都有可能与正在服用的药物起反应。

注意副作用。一旦出现新的或持续存在的副作用，如胃部不适或眩晕，立即告知医生。如果药物使您感觉眩晕、头晕或昏昏欲睡，遵循医生的建议并且休息直至副作用消失。请勿驾驶车辆、上下楼或使用危险的工具。

化验。如果医生开了一些化验以检查您的身体对药物的耐受性如何，请确保完成这些化验。

❤ 询问医生的问题

将想问的问题或担心的事列成清单，在下一次就诊时随身携带。

不可不知的心脏病知识

老年人如何处理疼痛?

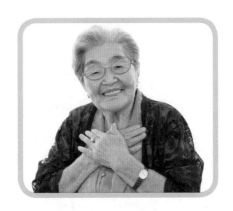

疼痛是老年人最常见的问题。

同很多老年人一样,您可能不愿意承认疼痛,但事实上有很多办法可以治疗疼痛。

当您疼痛时告知医生,尽可能详细地描述。医生对您的疼痛了解得越清楚,他或她就越能帮助您治疗疼痛。

安全应用止痛药

非处方药物

对乙酰氨基酚(扑热息痛)一般是治疗老年人轻到中度疼痛的首选药物。很多情况下扑热息痛也被用做消炎药。但有肝脏疾病的病人应用此药时应慎用。

非甾体抗炎药,如阿司匹林、布洛芬和萘普生应用于老年人时安全性不如对乙酰氨基酚。非甾体抗炎药的副作用有胃部不适、烧心、恶心、便秘和眩晕。65岁以上的老年人更易出现严重的副作用,如消化道出血。非甾体抗炎药也可能引起高血压。

如果有肾脏疾病或者年龄大于65岁,请在服用任何消炎药之前告知医生。

阿片类镇痛剂

这类强效药物,必须由医生开处方取药。阿片类(也称为鸦片或毒品)包括二氢吗啡酮、吗啡和羟考酮。它们通常和阿司匹林或对乙酰氨基酚联合用于治疗中到重度疼痛。

老年人对阿片类药物更易产生副作用，如便秘、恶心和失眠。他们的用药剂量应小于正常剂量。

您可能担心会对这些药物成瘾。但在医生指导下应用这些药物治疗疼痛，成瘾的发生率很低。

药物相互作用

药物相互作用是指当您同时服用不同药物时它们之间的相互反应。这些相互作用有时候会引起严重的问题。某些药物会引起比其他药物更多的问题，并且可能增加您跌倒的风险。

您可能已经在服用一种或更多药物治疗其他疾病，如糖尿病、关节炎、高脂血症、心脏病或高血压。确保医生知道您服用的所有药物，包括中药、维生素和非处方药物。

❤ 在家时如何治疗疼痛？

当您在家时，以下方法有助于缓解疼痛：

> ★ 合理安排时间。把繁重的工作分成几小部分。把比较艰巨的任务留到疼痛减轻的时候做，或者交替进行难的和简单的工作。工作间歇注意休息。
> ★ 保持运动。每天适当活动有助于减轻今后的疼痛。
> ★ 尝试桑拿、冰浴和按摩。
> ★ 保证充足的睡眠。如果您有睡眠障碍，请告知医生。
> ★ 减少苏打水、咖啡、茶和巧克力中的咖啡因摄入。
> ★ 健康饮食。
> ★ 积极乐观。想法可以影响疼痛的程度。当您感觉疼痛的时候做一些喜欢的事情以分散注意力，而不是将注意力集中在疼痛上。

❤ 其他选择

药物

如果止痛药无效，还有其他的药物可以缓解疼痛。这些药物包括通常用于治疗抑郁或抽搐的药物、糖皮质激素、利多卡因和直接抹在皮肤上的止痛药。

辅助治疗

对于某些病人，一些辅助治疗可以缓解疼痛。包括：

★ 针灸。

★ 生物反馈疗法。

★ 脊椎按摩疗法。

★ 暗示疗法或冥想。

★ 水疗或磁疗。

★ 催眠疗法。

★ 按摩。

★ 瑜伽。

何时联系医生或就诊

★ 当疼痛加重或无法忍受时。

★ 睡眠障碍。

★ 心情低落或"忧郁"，或对以前喜欢的东西失去兴趣。

★ 对疼痛非常担忧或焦虑。

★ 服用止痛药有问题。

★ 对止痛药有顾虑。

★ 便秘。

★ 没有预想中恢复得好。

★ 出现新的症状。

老年人如何预防跌倒?

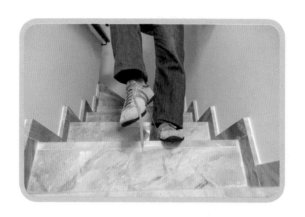

一次跌倒会如何改变您的生活?如果您跌倒后可以马上站起来,这就不会引起任何长期的问题。但随着年龄的增长,跌倒越来越容易引起严重的问题。骨折或头部损伤可引起生活方式和生活质量的巨大改变。

了解生活中的哪些事情有可能会引起跌倒,您可以分步以及做一些简单的改变从而使自己避免跌倒。

💜 增加跌倒风险的因素有哪些?

您有健康问题、视力问题或正在服药吗?在您家或院子周围有没有什么东西是您必须绕着走、跨过去或使劲才能够到的?所有这些都很容易引起跌倒。以下是老年人跌倒最常见的原因。

健康问题

如果有以下情况您更容易失去平衡和跌倒:

★ 视物不清。

★ 有发作性眩晕、头晕或平衡障碍。

★ 一条腿或一只脚乏力、疼痛或失去感觉。

★ 近期进行了外科手术。

外界因素

其他可能引起摔倒的风险包括：

★ 照明不好。

★ 路面不平或光滑。

★ 道路上有杂物、家具或小宠物。

★ 位置太高或太远使您够不着的东西。

♥ 您能做什么来预防跌倒？

做一些改变使家变得安全

★ 扔掉地毯和杂物。把东西放在同样的地方。如果它们不在您所规划的地方，就很容易把您绊倒。

★ 把可能绊倒您的突出地面修好。使用防滑地蜡，立即擦掉地上的水渍，尤其是在贴着瓷砖的地上。

★ 清除过道上的家具和电线。

★ 保持家里良好的照明。夜间使用夜灯或开着门厅和浴室的顶灯。

★ 在楼梯上安装结实的扶手，在浴室或浴缸内外以及厕所旁边安装把手和防滑垫。沐浴时用沐浴椅或沐浴台。

★ 把东西储存在容易够到的地方，不要放在头顶的位置。拿太远的东西容易使您跌倒。

★ 在床边放一部无绳电话和装着新电池的手电筒。

★ 如果冬天时有冰和积雪，让家庭成员或朋友帮忙在容易滑倒的台阶和过道上撒盐或沙土。

照顾自己

★ 单独在家或出门在外时，随身携带电话。当需要时可以立即寻求帮助。

★ 服药之前了解这种药物可能引起的副作用。如果所服用的药物会使人眩晕或犯困，准备好去休息，不要走太远；同时询问医生是否可以减少剂量或换用另一种药物。

★ 经常锻炼以改善力量和平衡。询问医生或理疗师您适合进行哪种类型的锻炼。有一些特殊的增强力量和平衡的运动有助于防止跌倒。

★ 每年或察觉有变化时检查视力和听力。视力或听力有问题时，您可能无法避开失去平衡的情况。

★ 如果感觉眩晕或失去平衡，请联系医生。您可能有健康问题需要治疗，如内耳的疾病。如有必要，理疗师会教您一些治疗眩晕的特殊运动。

★ 如果您需要帮助使家庭设施变得防滑，让医生推荐一位专业的治疗师对家庭进行安全性评估。

学习如何更好地行动

★ 缓慢站起。

★ 如果您的平衡有问题，行走时应放慢速度。

★ 穿低跟、合脚的鞋子，并且给双脚良好的支撑。鞋子里用防滑的鞋垫。

★ 若您感觉非常虚弱或眩晕，让别人帮助您起身、行走和沐浴。

★ 如果一条腿比另一条腿强壮，进浴缸或接近淋浴器时用较弱的腿先行。出来的时候用较强的腿先行。

★ 如果医生建议，使用手杖或助步器。一定要清楚了解如何安全地使用手杖或助步器，并且选择适合的型号。请注意，在光滑、潮湿的地面上行走时它们容易从手中滑落。

老年人在药物影响平衡时如何应对?

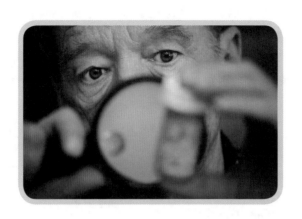

若医生开了一种可能使您感觉头晕、昏昏欲睡或眩晕的药，请注意这种药是如何影响您的平衡以及您的感觉是怎样的。应特别注意防止跌倒。跌倒可能导致影响生活质量的严重问题。

"高风险"药物是什么意思?

高风险意味着某种药物可能引起严重的健康问题或意外。高风险并非完全等同于"禁止应用"。它的意思是当某种药物获益大于风险时可"小心慎用"。

💗 应用高风险药物时预防跌倒的忠告

预防副作用

身体会随着年龄的增长发生变化。当应用同一种药物时，年老时的副作用比年轻时强。例如，更容易感觉眩晕或昏昏欲睡。

> ★ 若药物使您感觉头晕、昏昏欲睡或眩晕，休息片刻直至副作用消失。
> ★ 告知医生药物对您的副作用。医生可能会改变用药剂量或换药。
> ★ 将服用的所有的药列成清单，包括用药剂量和用药时间。随身携带清单复件，就诊时给每一位医生查看。

学习如何更好地行动

★ 缓慢站起。

★ 如果您的平衡有问题，行走时应小心，穿低跟合脚的鞋子，并且给双脚良好的支撑，鞋子里用防滑的鞋垫。

★ 若您感觉非常虚弱或眩晕，让别人帮助您起身、行走和沐浴。

★ 如果一条腿比另一条腿强壮，进浴缸或接近淋浴器时用较弱的腿先行，出来的时候用较强的腿先行。

★ 应用手杖、助步器或拐杖时应格外小心。注意在光滑、潮湿的地面上行走时它们容易从手中滑落。

★ 如果有眼镜、助听器或两者都有，一定要佩戴。

做一些改变使家变得安全

★ 扔掉地毯和杂物。

★ 把可能绊倒您的突出的地面修好。使用防滑地蜡，地上有水时立即擦掉水渍。

★ 清扫过道。将家具和电线置于过道外。

★ 保持屋内良好的照明。夜晚时应用夜灯，并且一直开着门厅和浴室的顶灯。应用无绳电话，在床旁放一个手电筒。

★ 在楼梯上安装结实的扶手。在淋浴器或浴缸以及厕所附近安装把手并放置防滑垫。当沐浴时应用沐浴椅或沐浴台。

★ 把东西放在容易够到的地方，避免将其放在头顶的位置。

★ 冬天时如果有冰和积雪，让家庭成员或朋友在容易滑倒的台阶和人行道上撒盐或沙土。

照顾自己

★ 在应用任何处方或非处方药物之前，询问医生或药剂师这些药物是否会导致平衡障碍和摔倒。

★ 单独在家或出门在外时，随身携带电话，当需要时可以立即寻求帮助。

★ 每年或察觉有变化时检查视力和听力。视力或听力问题可引起跌倒。

★ 询问医生或理疗师能够改善体力和平衡的运动，进行规律运动。

❤️ 何时呼叫医生

任何时候当您认为需要紧急治疗时**拨打**"120"或当地急救电话。如：

> ★ 晕倒（意识丧失）。
> ★ 摔倒后无法起身。
> ★ 发生严重或威胁生命的外伤。
> ★ 胸痛或呼吸困难。
> ★ 语言障碍或半边身体新出现虚弱无力或麻木感。

出现以下问题时马上联系医生或马上就诊：

> ★ 感觉眩晕。
> ★ 疼痛严重。
> ★ 感觉可能晕倒但不确定。
> ★ 撞到头或感觉可能撞到头但不确定。
> ★ 认为服用的药物可能引起摔倒。
> ★ 密切关注身体健康的改变，如果摔倒，即使没有受伤也一定要联系医生。别不好意思让医生知道自己跌倒了。医生可能会调整用药或给一些其他的建议，这样就可以防止以后再次跌倒。

❤️ 询问医生的问题

将想问的问题或担心的事列成清单，在下一次就诊时随身携带。

如何检测出您有酒精和其他药品依赖

以下问题涉及酒精和其他药物的使用情况。测试结果能帮助您检查自己是否有酒精和其他药品依赖问题。对于每个问题，在答案栏，回答"是"填"1"，回答"否"填"0"。

在最近的 6 个月内	答案
1. 您使用过酒精或其他药物吗？（如葡萄酒、啤酒、烈性酒、可卡因、海洛因或其他阿片类、兴奋剂、镇静剂、致幻剂或吸入剂）	
2. 您是否觉得自己使用了过多的酒精和其他药物？	
3. 您是否尝试过减少或戒断酒精和其他药物？	
4. 您是否曾经因为饮酒和使用药物而寻求他人帮助？（如匿名戒酒者协会、匿名戒毒协会、咨询师或治疗计划）	
5. 您是否有过健康问题？例如：	
★ 失忆，或者记忆力减退？	
★ 饮酒或使用药物后头部损伤？	
★ 有过抽搐或谵妄？	
★ 有肝炎或其他肝病？	
★ 戒断后感觉不适、摇晃或抑郁？	
★ 戒断后感觉有虫子在皮肤下爬行？	
★ 因为饮酒或使用药物受伤？	
★ 使用针头注射药物？	
6. 是否因饮酒和药物使用给您和家人、朋友造成了问题？	
7. 是否因饮酒和药物使用给学习和工作造成了问题？	
8. 曾经被逮捕过或有其他违法行为？（如酒后驾车，盗窃或藏匿毒品）	
9. 在饮酒和使用药物时丧失理智或参与争论或斗殴？	
10. 是否需要增加酒精和药物剂量来达到您预期的效果？	
11. 是否花很多时间试图获取酒精和药物？	
12. 在饮酒或使用药物时，是否会做您平时不会做的事情，如违法、违章、卖掉对您重要的东西或与人进行无保护措施的性爱？	
13. 是否因饮酒或使用药物感到内疚？	
接下来的问题是关于您的人生经历的：	
14. 您是否曾有饮酒或其他药物使用问题？	
15. 您的家庭成员是否曾有饮酒或药物使用问题？	
16. 您是否现在觉得自己有饮酒或药物使用问题？	

计分：除第1题和第15题外，其他答"是"的问题为"1"分，将得分相加。我的分数是_____，得分的含义是什么？

0分：您可能不存在酒精和药品使用问题，但是如果您认为有这方面问题，请去看医生。

1～3分：您可能有酒精和药品使用问题，如果您或其他人担心您的药物使用问题，请去看医生或者健康专家。

4分及以上：您的酒精和药物使用情况可能对您或他人的健康和安全造成危害。您可能已经上瘾。如果您不寻求帮助，滥用会造成严重后果。请向医生寻求帮助。

保持安全和健康的秘诀

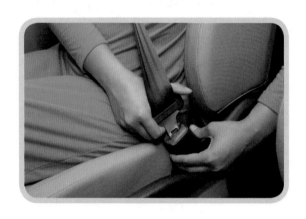

  我们很难预测和阻止某些健康问题的发生，但是您可以做好很多细节来保证安全和健康。记住您所保护的不仅是自己，还有您的家人。因为一旦您受伤或者生病了，您就无法照顾您的家人，反而需要他们来照顾您。

安全指南

  以下是一些容易做到的事情，以保证在家、工作、车里或在娱乐时不受伤害。

  系好安全带： 这是最容易做的事情之一。系安全带能最大程度地减少在交通事故中受伤或者遇难的概率。

  使用安全防护设备： 不管工作还是娱乐，安全防护设备能保证您避免伤害，甚至能挽救生命。带上安全眼镜、手套或其他安全设备可能只用几分钟；在做可能导致头部损伤的事情时，保证总是穿戴头盔等，脑部损伤极可能致命和导致终身残疾。

  合理布局工作区域： 这就是所谓的"人体工程学"，布置好您的工作环境，使工作更方便、更高效，也能降低受伤害的概率。如果每日重复做一些事情，这显得尤为重要。工作区域布置或工作方式的简单改变可以引起很大不同。

  绝不酒后驾驶： 即使摄取一点酒精也会降低您的反应能力，这会加大您或者他人在交通事故中受伤的概率。如果您喝酒了，请搭乘出租车、公共交通或者请人代驾。

  避免行车过程中接打电话： 研究表明即使免提模式也可使您分心并增加车祸风险。

💓 健康指南

做最好的选择是保证健康的最好方式。

改变不良生活习惯会很难，但是只要您下定决心，就能做到。

先设定能做到的小目标，做到后再设定另一个。

保持活力： 至少每周进行 2.5 小时中等强度的体育锻炼，可以每天运动半小时，每周至少五天。只要是能使您的呼吸、心跳加快的运动都能使您保持健康的状态。如果您是老年人或者有基础病，锻炼会更重要。向您的医生咨询，制订适合您的锻炼计划。

不要吸烟： 虽然很难但是请相信您能做到。首先要寻求帮助。寻找一些烟草替代产品、减轻烟瘾的药物和戒烟计划。

控制体重： 超重会增加您患冠心病和糖尿病等疾病的风险。如果对控制体重有疑问，向医生或者营养师咨询如何进行改变。不要通过节食来迅速控制体重，学习如何选择健康食物。

防止暴晒： 如果您在户外工作或者娱乐，戴上太阳镜、圆边帽子或遮挡阳光的衣服，避免晒伤。暴晒可能增加您患皮肤癌的概率，也会使皮肤出现皱纹。

遵医嘱服药： 总是遵医嘱按时定量服药。如果您有疑问，咨询您的医生或者药剂师。

减轻压力： 压力是生活中的一部分，有压力是正常的，而且可能是必需的，但是压力过重会影响您的健康和生活质量。您可以通过寻找生活中压力的原因，理解并接受您能或不能控制的事情从而减轻压力。您同样可以学习如何管理压力。

寻求帮助： 有许多地方可以学到更多的关于如何保持健康的知识。

为什么维生素 K 很重要?

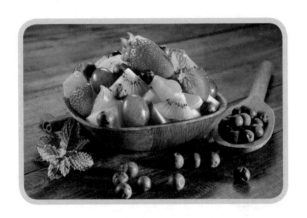

维生素 K 有助于人体维持凝血功能和骨骼健康。绿色蔬菜、肉类和奶制品都富含维生素 K，人体自身也可以合成一部分。

♥ 维生素K缺乏或过量

维生素 K 缺乏较罕见，绝大多数人可以从饮食中获取充分的维生素 K。但某些肝病和肠道疾病可以导致维生素 K 缺乏。

如果人体内维生素 K 水平过低，则可能容易有淤青或出血。

人体肠道内的正常菌群也能合成维生素 K。长期服用抗生素可能导致菌群失调，减少维生素 K 来源，长期服用抗生素者应确保通过饮食获得充分的维生素 K。

体内维生素 K 水平过量一般是服用抗凝血药物的副作用。

♥ 维生素K和抗凝药

体内维生素 K 水平会影响抗凝药的效果。抗凝药的主要作用是减缓血液的凝结。维生素 K 含量过高或过低均影响抗凝药的药效。

如果您正在服用抗凝药，要记得同医生探讨是否有改变饮食习惯的必要。大多数人服药的同时也可以采用正常、健康的饮食。不要突然改变饮食习惯，以致于吃了过多或过少富含维生素 K 的食物。

❤ 富含维生素K的食物

含有大量维生素 K 的食物：

煮熟的绿色蔬菜，如菠菜、绿萝卜和芥菜（1 份指半杯）。

新鲜的香菜（1 份指 1/4 杯）。

如果正在服用抗凝药，应注意限制这些食物最多每日 1 份。

含有中量维生素 K 的食物：

新鲜的绿色蔬菜，如生菠菜、绿叶莴苣、生菜（1 份指 1 杯）。

生西兰花（1 份指 1 杯）。

豆芽菜（1 份指 1 杯）。

如果正在服用抗凝药，应注意限制这些食物最多每日 3 份。

保持从食物中摄取的维生素 K 含量恒定是很重要的。如果由饮食中摄取过多维生素 K，应据此重新设置药物剂量。不要突然改变您所摄入的维生素 K 的含量。

慢性疾病影响您的性生活时的对策

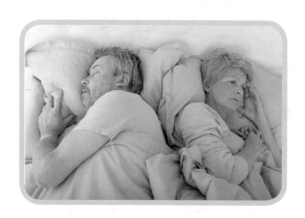

　　长期慢性病的压力会充斥您生活的每个方面，包括性生活，某些人因为恐惧性生活会使疾病更加严重而排斥，这会使您和伴侣产生隔阂。

　　患有慢性疾病并不应当意味着性生活的结束。性生活可以帮您与伴侣更紧密，让您感觉良好。有了耐心、计划和建议，您可以重新唤起性生活。

💜 慢性病如何影响性生活？

慢性病可以通过许多方面影响性生活，例如：

- ★ 手术会损伤血管和神经，影响对触觉的反应。
- ★ 某些药物会影响兴奋性。
- ★ 某些疾病和治疗会使您精疲力竭而没有性趣。
- ★ 抑郁会使您丧失性趣。
- ★ 慢性病会改变您的自我感觉。您会觉得药物和治疗使您看起来没有魅力。
- ★ 某些慢性病影响血流，您会觉得没有精力，易疲劳。
- ★ 您的医生可以帮助您找出哪些问题是身体上的、哪些是精神上的。

💜 如果是器质性疾病所导致的，您能做什么？

有许多方法治疗您的器质性问题，例如：

★ 对于男性，有许多药物、激素或者仪器辅助勃起，或者通过手术治疗改善血流。

★ 对于女性，有激素或者药物治疗。

★ 对于双方来说，润滑液会有很大的帮助。

重要的是去看医生并得到帮助。

❤ 如果是情绪性问题您能做什么？

当面对长期慢性病时有情绪波动很正常。有些人感到焦虑，有些人为手术瘢痕感到尴尬，许多人对未来感到失望。这些情绪会导致抑郁。

如果您感到情绪低落，试试体育锻炼。锻炼能帮助您获得精力，感觉强壮，改善心情。选择喜欢的运动，如散步、游泳、园艺活动、跳舞等。询问医生这种锻炼是否适合您。

如果您尝试性生活却失败了，您可能会羞于尝试第二次。当您没有症状的时候您可能也会担心发挥不佳。

当您和伴侣都准备好了，试试以下方法：

★ 选择让您感到放松的时间和不受打扰的地方，吃完饭后休息1～3小时再进行性生活。

★ 告诉伴侣您的关注和感受。这可能会很难，但是交流是良好性生活的重要组成部分。

★ 思想开放。如果性生活很困难或者痛苦，试试其他亲密的途径，比如触摸、亲吻和拥抱。

★ 对自己有耐心，可能会需要较长时间达到兴奋和高潮。如果仍有问题，向医生寻求帮助。

❤ 如何和医生交流？

有时候医生会过分注意您的疾病而忽略您生活的某些重要方面，比如性。您可能不得不自己提出这方面的问题。

人们很难开口谈性，甚至是与最亲密的人，所以和医生也是很难开口，试试以下的方法：

★ 如果您觉得很难开口，练习如何引出这一话题。您可以说，"我最近有些个人问题，我希望能说一下。"

★ 在看医生前，列个问题清单，做到思路清晰。

★ 尽量少绕弯子，告诉医生您都试过哪些，哪些管用，哪些不管用。

★ 如果您对直接问问题感到困难和脸红，把问题清单给医生看。

★ 让您的伴侣陪着您，您的伴侣能提供更多细节帮助医生弄清哪里出了问题。

如何评估您患肾脏疾病的风险?

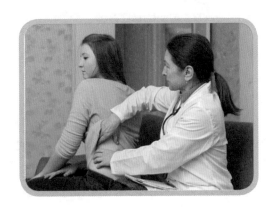

　　能增加患某种疾病概率的因素称为危险因素。任何状况或者疾病导致的肾脏损害都可能发展成慢性肾脏疾病。糖尿病和高血压是慢性肾脏疾病的首要危险因素。

　　对于增加肾脏疾病风险的某些因素,比如说高龄和肾病家族史,您是无法改变的。

　　但是,您能控制其他一些危险因素,比如糖尿病和高血压。不管您的风险水平怎样,您可以采取有些措施来降低患肾脏疾病的风险。

❤ 慢性肾脏疾病的危险因素是什么?

★ 最重要的因素是高血压和糖尿病。

★ 高血压逐渐损伤肾小动脉。

★ 糖尿病的高血糖会损伤肾动脉。

★ 肾病家族史。

★ 既往肾病史、肾脏感染或先天性肾脏疾病。

★ 长期服用导致肾损伤的药物,如非甾体抗炎药、某些抗生素等。假冒伪劣药物也可能损伤肾。

★ 吸烟或使用其他种类的烟草制品,烟草可降低肾血流量并增高血压。

❤ 如何做能降低患慢性肾脏疾病的风险?

　　如果您患有高血压或糖尿病,请与医生保持紧密联系,并向营养师学习最好的饮食习惯。如果您能控制这些情况，就可以降低患慢性肾脏疾病的风险。

如果您患有高血压但没有肾损坏征象，血压要控制在 140/90mmHg 以下。如果合并糖尿病，血压要控制在 130/80mmHg 以下。

高血压病人降低患慢性肾脏疾病风险的方法：

★ 按医嘱服用降压药物并随身携带，这很重要。如果对药物有疑问，请联系您的医生。

★ 遵循可以降低血压的饮食计划。

★ 定期锻炼。

★ 坚持每天运动。运动可以帮您降低罹患许多疾病的风险，如高血压和糖尿病，而且它可以帮您保持健康的体重并感觉良好。

★ 避免能引起肾损害的药物。保证您的医生知道您现在应用的所有处方药、非处方药和中药。

★ 控制血浆胆固醇低于 5.17mmol/L（200mg/dl）。如果有高胆固醇血症，您的医生可能给您服用药物，并建议减少饱和脂肪酸的摄入。

★ 避免脱水，尤其是在运动和高温环境中。若有腹泻、呕吐、发烧等可以导致脱水的症状要及时就医。

★ 不要吸烟且不要应用其他烟草制品。

★ 不要酗酒或应用非法药物，这些会损害您的肾。

★ 低盐饮食。

如果您患有糖尿病，您需要控制血糖水平。

成功控制血糖的方法：

★ 制订饮食计划，平均分配每餐碳水化合物的含量。

★ 定期运动。

★ 家庭自测血糖。

★ 遵从医嘱服药。

第**10**章

与精神和情感健
康相关的问题

如何应对抑郁、焦虑和愤怒等情绪问题?

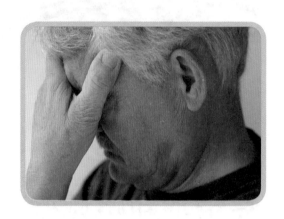

每个人偶尔都会经历悲伤、焦虑或不安。但是当这种情绪持续较长的时间,或者开始影响生活时,则需要心理咨询或者药物治疗。

如果不治疗,这些问题则可能会恶化,进而会导致或加重躯体性和精神性的疾病。

什么会导致情绪性疾病?

大脑内化学物质的变化会导致情绪性疾病,这并不是性格缺陷,也不意味着这类病人是不好的或脆弱的,或者是快要发疯的人。

这类疾病有家族聚集现象,可以被躯体应激(例如疾病或外伤)或精神应激(例如失去爱人)所诱发。长期的(慢性)疾病,例如糖尿病、肿瘤或慢性疼痛,可以是致病原因。有些时候却缺乏明确的病因。

抑郁

抑郁是一类影响感觉、思考和行为的疾病。抑郁不仅仅是"沮丧",或者短期的悲痛、缺乏力量。抑郁可以严重影响生活、工作、健康和与亲友的关系。

抑郁是所有年龄段的男性和女性都很常见的疾病。病情可轻可重,可时而发作、时而消失,或者持续很长时间。一个人可以经历一次或多次抑郁。

如果您有以下症状,则可能有抑郁:

> ★ 感到悲伤或绝望。
>
> ★ 感到生活毫无意义和快乐。

留意抑郁的其他症状：

> ★ 体重增加或减轻。
>
> ★ 失眠或睡眠过多。
>
> ★ 坐立不安。
>
> ★ 总是觉得乏力。
>
> ★ 觉得自己没有价值或极度自责。
>
> ★ 不能集中注意力，存在记忆或选择困难。
>
> ★ 常常想到死亡或自杀。

如果您觉得自己可能有抑郁的症状，请去医院就诊。

药物或心理咨询可以治疗抑郁。如果抑郁过于严重而生活不能自理，甚至有自杀倾向，则需要住院治疗。

焦虑

每个人都会有担心或轻微紧张的经历。轻微的焦虑有助于集中注意力，但是过度焦虑或者影响到日常生活是不正常的。某些病人在特定的情景下会感到过度焦虑，而另外一些病人在大多数时间里处于焦虑状态。

任何类型的焦虑都会引起无助、困惑或担心的情感。某些情况下焦虑是其他疾病的表现，例如抑郁或过度应激。药物和（或）心理咨询可以治疗焦虑。

愤怒或敌意

愤怒是身体作好准备迎战的反应，往往称做"战斗或逃跑"反应。当人感到愤怒时，激素分泌增加导致血压升高、心跳加速、呼吸用力。

这是对紧张时刻的正常反应，在遇到危险时有助于迅速应对。有时愤怒是可以被接受的，但是如果经常感到愤怒，或者时常毫无原因地感到心烦意乱，则可能是疾病的表现。

敌意是指时刻准备迎战的状态。充满敌意的人可能是顽固的、不耐烦的、鲁莽的或盛气凌人的。这类人可能会想象与某人或某事发生战斗。敌意会使其变得孤僻。

过度的愤怒或敌意使得血压持续性增高，从而使其他健康问题的发生率增加，例如抑郁、心脏病发作或卒中。如果您有愤怒或敌对的情绪，心理咨询有助于更好地应对压力，调节情绪和改善人际交往。

❤ 获得帮助

咨询您的医生是否需要治疗情绪性疾病。许多病人不去就医，是因为害羞或者认为可以自行克服。

这样做是不对的，因为恰当的治疗对大多数人有效。

> 如果您有以下情况，请立即咨询医生或医疗专业人士：
> ★ 症状加重或者干扰了日常生活。
> ★ 症状影响了其他人的生活。
> ★ 症状未得到缓解。
> ★ 有伤害自己或他人的想法。

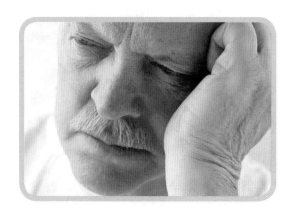

💓 焦虑和恐慌

焦虑是日常生活中的一种正常现象。大多数人都有过害怕或紧张的经历。但是如果焦虑情绪影响了生活，那么这就可能是一种疾病了。

焦虑症的病人对日常生活也会担心或害怕。病人大多数时间都处在焦虑状态中，严重干扰了日常生活。焦虑症通常没有明确的原因。

💓 症状

焦虑可以导致身体和心理的症状。包括以下内容：

★ 坐卧不安、易被激怒。

★ 总是感到担心。

★ 颤抖、抖动或出汗。

★ 咽喉部或胸部紧缩感。

★ 疲劳，有睡眠障碍。

★ 头痛或胃部疼痛。

★ 头晕目眩。

★ 难以集中注意力。

★ 心悸或心跳加快。

♥ 抑郁和焦虑

焦虑可以合并抑郁，二者容易被混淆。焦虑和恐慌也可能被误诊为抑郁症。

如果您怀疑自己可能有这些症状，请立即就医。医生会作出正确的诊断，并会给予正确的治疗。焦虑和恐慌的病人通常需要尝试不同的治疗方法，从而避免产生抑郁。

♥ 焦虑症的类型

合并抑郁的焦虑症

抑郁和焦虑是不同的疾病，但是有时会合并出现。这类疾病通常有类似的症状，但是必须区分开来分别治疗。

抑郁的症状包括感到伤心或绝望，也可以包括疲乏、睡眠障碍和注意力不集中。

广泛性焦虑障碍

广泛性焦虑障碍的病人对日常生活中的许多事情都会产生担心和感到压力，这种担心的情绪严重干扰了正常生活。这类病人可能会合并躯体症状，例如头痛或乏力。

社交焦虑障碍

社交焦虑障碍的病人在人群面前说话或者做事会感觉到非常紧张。这种障碍会影响日常生活。病人还会有躯体症状，例如心跳加快、出汗或颤抖。

惊恐发作和惊恐障碍

惊恐发作是一种突发的、强烈的恐惧或焦虑情绪。这种恐怖感可能在某种应激情景下产生，也可能没有任何显著的原因。

惊恐发作的常见表现包括心悸或心跳加快、咽部紧缩感或窒息感、恶心、出汗、颤抖。

惊恐发作后的病人往往会害怕再次发作。如果有至少一次的惊恐发作或者害怕再次发作，则称之为惊恐障碍。

强迫症

强迫症会产生重复性的非必需的想法。这些想法阻碍了正常的思考，并会导致焦虑或害怕。为了消除这些想法，病人会反复做某件事情。

♥ 治疗

有多种治疗焦虑障碍和抑郁的药物及疗法。如果合并至少一种疾病则需要分别治疗。

通常来说，焦虑的治疗方法有药物、心理治疗或二者兼有。药物包括抗抑郁药和苯二氮䓬类。

认知行为疗法是心理治疗的一种方法，可能对治疗抑郁或焦虑有效。这种治疗方法可以帮助病人改变那些导致压力的想法和行为。

暴露疗法是一种治疗焦虑的心理治疗方法。这种疗法中病人需要直面应激记忆或情境。

♥ 如何减少焦虑？

除了药物和心理疗法以外，病人可以每天采取以下方法减少焦虑情绪。例如：

★ 步行或其他锻炼。
★ 冥想。
★ 瑜伽或深呼吸。
★ 戒除咖啡、香烟、酒精。
★ 多休息。

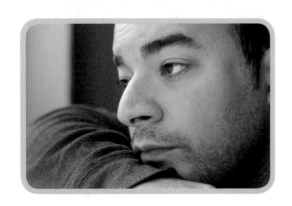

　　抑郁症是一种会影响人的感觉、思考和行为的疾病。抑郁症的病人往往无精打采，对日常生活失去兴趣，可能在很长一段时间内感到悲伤和难过。抑郁症很常见，它影响所有年龄段的男性和女性。

　　许多抑郁症的病人没有得到有效的治疗，一方面是由于病人自己觉得尴尬，另外的原因是病人觉得很快就能自愈。这样的观念是错误的，实际上治疗对大多数抑郁症病人都是必需而有效的。

　　如果您怀疑自己有抑郁症，应当尽快咨询您的医生。抑郁症不是您正常生活中应该有的事情。

💜 什么导致了抑郁？

　　抑郁是由于大脑中的天然化学物质的变化而引起的。它不是性格缺陷，也不意味着这类病人是不好的或脆弱的，或者是快要发疯的人。

　　许多因素可以导致抑郁。有些人在患卒中后或者其他严重疾病之后，如心脏病或癌症，会导致抑郁。亲人的离世、失恋、财务问题或激素的分泌也可能会导致抑郁。您的家人中也可能会有潜在的抑郁症病人。

💜 抑郁症的症状有哪些？

　　抑郁症对人的影响各异。您可能感到绝望和悲伤，或者对所有的事情都失去了兴趣；您可能会觉得"情绪低落"、流泪或沮丧；您也可能感到不悦、焦虑。

您还可能有其他症状，例如：

★ 体重增加或减轻。

★ 失眠或睡眠过多。

★ 坐立不安或难以迈步。

★ 总是觉得乏力。

★ 觉得自己没有价值或极度自责。

★ 不能集中注意力，存在记忆或选择困难。

★ 常常想到死亡或自杀。

★ 感到不知所措。

♥ 谁可能得抑郁症？

任何人都可能得抑郁症。这与年龄、种族和社会地位无关。

♥ 抑郁症可以治疗吗？

心理咨询和药物治疗对抑郁症的效果都很好。有时心理咨询就足够了，但通常二者联合的效果最好。

在服用抗抑郁药 1~3 周后您可能会开始感觉好转。6~8 周后才能有明显的改善。如果您对药物有疑问，或者服药 3 周后没有任何症状的改善，请告知您的医生。您必须要有耐心，抗抑郁药的种类有很多，不同药物的作用机制和副作用各不相同。您应当尝试不同的药物，直到找到最有效的一种。

为了防止抑郁复发，当症状改善后，医生可能会建议您至少继续服用 6 个月的抗抑郁药。

心理咨询，有时也被称为心理治疗，对大多数抑郁症病人来说同药物的效果相同。

有一种心理咨询方法被称为认知行为疗法，它不仅可以帮助治疗抑郁症，还可以防止其复发。在这种疗法中，您将了解如何识别和改变可能会导致抑郁症的消极思维方式。该疗法是经由专业的心理健康师完成的，如心理学家、社会工作者和心理咨询师。这种疗法采用一对一或小组讨论的模式。大多数人会觉得小组讨论有帮助，但这完全取决于您的体验。

健康的生活习惯，例如锻炼身体、健康饮食、不喝酒、充足的睡眠等，也可以帮助您战胜抑郁。跟您的医生谈谈这些方法或者其他方法或许对您有帮助。另外，不要忘了寻求家人和朋友的支持。

如何处理慢性疾病伴发抑郁?

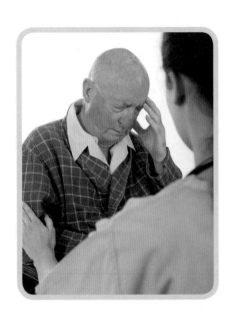

抑郁：与慢性病互为因果

慢性病病程较长。尽管有些慢性病的症状能够得到控制，但通常不能痊愈。慢性病病人常常伴发抑郁，但往往被忽视。

尽管抑郁和慢性病之间的关系还没有阐释清楚，但我们已经知道抑郁可能是一种危险信号。多了解一些关于抑郁和慢性病方面的知识，可以帮助您获得恰当的治疗。治疗抑郁会令您感觉更好，从而达到最佳的身心健康状态。

慢性病患者为什么会发生抑郁?

当知道自己患了慢性病，您通常会感到紧张。一想到所患疾病会缩短自己的寿命，您就会感到悲伤。疾病可能令您感觉痛苦，让您停止工作，甚至让您丧失独立生活的能力，从而导致您发生抑郁。另外，用于治疗慢性病的药物也可能引发抑郁或者使抑郁恶化。

当您处于抑郁状态时，您会发现自己很难执行治疗计划，很难遵医嘱按时服药，从而导致疾病恶化。有些情况下，抑郁也可能引发慢性疾病。

💓 哪些慢性病会导致抑郁？

有些慢性病可能导致抑郁，常见的疾病包括：

★ 心脏病。

★ 多发性硬化。

★ 卒中。

★ 癌症。

★ 糖尿病。

💓 抑郁包括哪些症状？

如果您患有抑郁：

★ 您可能感到悲伤、焦虑或者空虚无聊。

★ 您可能感到自责或者自我评价过低。

★ 您可能对以往喜欢的事物缺乏兴趣。

★ 您可能感到无望，觉得活着没意思。

★ 您可能出现思维迟钝、记忆力下降。

★ 您可能出现精力减退、食欲不振和失眠。

★ 您可能不愿与别人接触。

★ 您可能经常出现想死或者自杀的念头。

抑郁最初的症状通常不容易被察觉。病人可能会认为这些症状是慢性病本身的表现，而非抑郁。有些病人会认为慢性疾病合并抑郁很正常。

在疾病的治疗过程中，如果有任何情绪的改变都应当告知您的医生。如果您认为自己患有抑郁，应当立即治疗。

💓 如何治疗抑郁？

求助于您的医生。心理治疗、抗抑郁药物治疗或者二者联合治疗可以帮助绝大多数的抑郁症病人。通常联合治疗的效果最好。心理治疗还可以帮助治疗慢性疾病。在治疗的过程中，病人会越来越有希望，越来越有精神。随着症状的改善，病人会更积极地治疗慢性病。

如何在工作中应对抑郁?

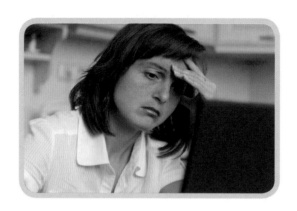

如何在工作中管理您的抑郁

患上抑郁症不但给您周边的很多人造成影响,还会影响到您生活的方方面面,包括您的工作。

一旦患上抑郁症,您可能难以应付您的工作,您可能经常缺勤或者工作效率低下。

抑郁会造成您的工作业绩下滑。您会发现自己在工作中难以集中精力,或者因睡眠不足常常感到疲乏。您与同事之间的关系可能变糟。

改善您的工作环境

药物治疗和心理咨询是治疗抑郁的重要方法。及时治疗抑郁会令您感觉好转,从而在工作中集中精力。

如果您患了抑郁症,以下是一些减轻工作压力的方法:

★ 要意识到什么事情会令您感到紧张,从而避免这些可能加重抑郁的"诱因"。

★ 如果您的公司提供企业员工辅助计划的福利,您可以接受心理咨询服务。

★ 学会管理自己的时间,把工作留在办公室。平衡您的工作和个人生活会让您感觉更好。

同您的上司或者经理谈一谈可能会发生的变化。您可以:

★ 改善办公环境。

★ 如果在家工作使您的抑郁恶化，那么减少在家工作的时间。

★ 如果遇到难缠的人或者棘手的情况，向别人求助。

★ 为您的个人生活和抑郁症治疗作好时间规划。

★ 保护好自己的隐私。

★ 尽可能享受企业员工辅助计划的福利。

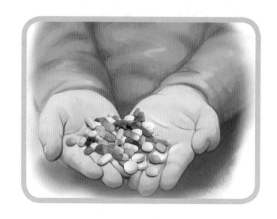

医生通常采用心理治疗或者抗抑郁药物来治疗抑郁。对有些病人，单一的心理咨询就足够了。通常两种治疗方法联用效果最好。

有很多抑郁症病人不去就医，因为他们感到窘迫或者认为自己可以克服抑郁。没有必要自己来忍受这种痛苦，因为多数病人的治疗效果会很好。

♥ 治疗的意义

抗抑郁治疗会令您感觉更好。

随着治疗的进行，您会发现抑郁对您的工作和家庭生活造成的不良影响越来越少，因抑郁导致的躯体不适也逐渐消失。

抗抑郁治疗也会减少您复发的机会。

♥ 治疗开始

如果您认为自己可能发生了抑郁，请立即去就医。如果不及时治疗，您的抑郁症状可能会恶化，而且恢复时间也会延长。

医生可能会问您一些问题来评价抑郁的严重程度，包括您是否有自杀的念头。您可能需要进行书面或者口头抑郁量表测评，也可能需要进行其他检查项目以排除可能导致症状的躯体疾病，如甲状腺疾病或者贫血。

❤ 治疗选择

通常情况下，医生首先会采用心理治疗或者药物两种治疗方法之一。对于轻中度的抑郁，心理咨询可能足够了，但是需要一定的时间才会起效。

如果您的早期症状严重，可能需要联用药物和心理治疗两种方法。如果您有自杀倾向，可能还需要住院治疗。警告症状包括：有伤害自己或他人的念头；感觉到自己脱离现实；酗酒或毒品滥用。

❤ 找到适合自己的治疗方法

您可能会在开始口服抗抑郁药的 1 ～ 3 周内感觉症状好转，可能需要 6 ～ 8 周时间才会发现更大程度的改善。

如果您对所服药物有疑问或者担心副作用，或者服药 3 周内症状没有改善，请告知您的医生。在找到最适合您的药物之前，您可能要更换几种不同的药物，因此需要耐心一点儿。

抗抑郁药通常会产生副作用，令您感到乏力、眩晕或者焦虑。有些病人会出现口干、便秘、性功能障碍或者腹泻。多数副作用很轻微，在服药几周后会自行消失，而有些副作用可能会持续很长时间。

如果副作用很明显，请告知您的医生，您可以更换其他药物。

> 如果您想停药，首先要与您的医生商量如何安全地停药。医生可能会让您逐渐减少药量。停服抗抑郁药可能引发副作用，也可能导致您的抑郁复发或者病情恶化。

有一种心理治疗方法叫做认知行为疗法，不仅治疗抑郁而且能够防止复发。采用这种心理治疗方法，您能学会如何识别和改变导致您抑郁的不健康的思维方式。

❤ 维持治疗

抑郁症病人中至少 50% 曾有过复发。虽然您不能够避免抑郁症的首次发病，但是您可以预防将来的复发。

一旦您开始感觉到症状好转，请继续坚持服药。停药过早或者不按医嘱服药，通常会导致病情复发。很多病人在症状恢复后还需要服药至少 6 个月，目的是防止抑郁复发。

如果您在接受心理咨询，即使在停药后也要坚持，目的是防止抑郁复发。
您可能需要服药几个月或者几年，有些人需要终身服药。

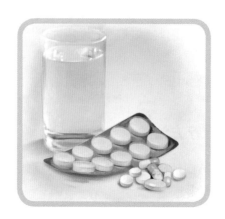

三环类和四环类抗抑郁药

抗抑郁药可以使脑内的化学物质恢复正常的平衡状态，从而改善您的抑郁或焦虑状态。

例如：

★ 阿米替林。
★ 氯氧平。
★ 丙咪嗪。

药物何时能发挥作用？

您可能会在开始服药的 1～3 周内感觉到症状好转，可能需要 6～8 周时间才会感觉到更大程度的改善。如果您对所服药物有疑问或者担心副作用，或者在服药 3 周内病情无好转，请告知您的医生。

您需要做什么？

★ 了解药物的副作用。
★ 告知医生您所患的其他疾病和您服用的所有药物，包括：非处方药、中草药以及补品。有些药物之间可能发生不良的相互作用。

- ★ 您需要定期规律复查，了解您的服药效果。同您的医生保持长期良好的医患关系会对您的治疗有帮助。
- ★ 如果您认为自己不能按处方服药，请告知您的医生。
- ★ 您需要按医嘱服药，即使症状已缓解。在您感觉症状好转之后，继续服药至少6个月能够避免抑郁复发，您的医生甚至会让您服用更长的时间。

❤️ 副作用

请向您的医生咨询各种抗抑郁药的副作用，另外药品说明书也会列出药物的副作用。抗抑郁药常见的副作用包括：

- ★ 口干。
- ★ 眩晕。
- ★ 嗜睡。
- ★ 头痛。
- ★ 体重增加。
- ★ 便秘。

如果您在服药期间出现上述副作用，请告知您的医生。如果出现严重反应如呼吸困难，请立即拨打急救电话。

❤️ 服药须知

有些抗抑郁药因副作用太大不能用于老年病人。医生通常不会为心律失常和低血压病人选择副作用较大的抗抑郁药。三环类抗抑郁药可能会加重癫痫、排尿困难（尿潴留）、青光眼和心脏病病人的病情。

❤️ 服药时的注意事项

请不要将三环类或四环类抗抑郁药与单胺氧化酶抑制剂（MAOI）类抗抑郁药物同服，后者包括：异卡波肼、苯乙肼和超环苯丙胺。同时服用上述两种抗抑郁药可能引发严重甚至致命的副作用。在停用MAOI类抗抑郁药几周之后才能开始口服三环类或者四环类抗抑郁药。为避免发生上述情况，请告知您的医生近期服用的所有药物。

美国食品药品管理局（FDA）公布了一份关于抗抑郁药和自杀风险的报告。FDA 没有叫停抗抑郁药，而是提醒正在服用抗抑郁药的病人应该关注自杀的警告症状，包括：

★ 谈到死亡或者自杀。

★ 文字或绘画作品中体现了想死的念头。

★ 捐赠财产。

★ 远离朋友或者家庭。

★ 攻击性行为。

如何克服药物副作用

帮助您克服抗抑郁药副作用的方法	
副作用	防范措施
便秘	多进食谷物和其他富含纤维的食品（如苹果、沙拉和芹菜），多饮水
口干	多嚼无糖口香糖或者糖果 每天多次小量喝水
嗜睡	睡前服药 咨询医生能否减少药量，未经医生允许不可自行更改药量
性欲减退或性功能障碍	咨询医生能否更换药物，或者减少药量

如果您想停药，首先同您的医生商量如何安全地停用。您的医生可能会让您逐渐减少药量。停服抗抑郁药物可能引发副作用，也可能导致抑郁复发或者恶化。

抑郁症病人如何应用症状日记？

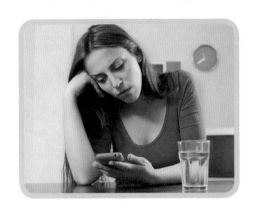

♥ 记录症状日志

接受治疗期间，您需要告知您的医生治疗措施是否起了作用。

您可以通过症状日志记录您对治疗的反应，从而帮助您的医生决定是否需要为您调整治疗方案。

♥ 症状日志

记下您每天的感觉是记录治疗反应的一种好方法。可以使用一个简单的记事本或者直接在电脑上记录症状日志。

日志中需要记录您的心理和躯体感觉，并记录药物产生的所有副作用。请在就医时带上您的症状日志。

下面是一份日志模板，列出了每天需要回答的问题：

★ 今天您感到悲伤或者沮丧了吗？持续了多长时间？

★ 是什么事情让您产生了这种感觉？

★ 是您让自己感觉更好的吗？如果是，您是如何做到的？

★ 您昨天晚上睡得怎么样？您感到坐卧不安或者早醒了吗？您感到入睡困难吗？

★ 您今天能够进行正常活动吗？您不想做任何事情吗？

★ 您今天感到困惑或精神紧张了吗？是什么事情令您产生这种感觉的？

★ 您今天感到眩晕或者头晕了吗？您感觉困倦了吗？

★ 您感觉肠胃不适了吗？腹泻了吗？

★ 您感觉背痛、胸痛、周身不适或者其他躯体不适了吗？

★ 您感觉到药物副作用（口干、视物模糊、食欲改变、心跳加快、性欲减退或性功能障碍）了吗？

★ 您产生想死或者自杀的想法了吗？

如果抑郁症状恢复不佳怎么办?

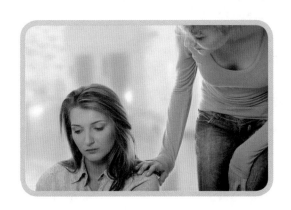

恰当的治疗措施可以治愈抑郁，但是并非所有的症状都会立即消失。由于抑郁症状是逐渐恢复的，因此很难察觉到症状的改变。

抑郁的治疗可能需要联合多种不同的措施，包括药物和心理咨询。

如果初次尝试的方法无效，不要轻易放弃。您和您的医生需要尝试不同的治疗方法，直到治愈为止。

许多病人在找到最有效的药物之前需要尝试多种药物。您和您的医生可能需要联合药物治疗。在某种药物起效的时间段内如果您的症状没有得到改善，应当尽快告知您的医生。

药物

抗抑郁药物通常用于治疗抑郁。服药后 1～3 周才会开始感到变化。6～8 周后才能有明显的改善。当症状改善后，医生可能会建议您继续服药至少 6 个月。这样可以避免抑郁症状的反复。

> 如果您对药物有疑问，或者服药 3 周后没有任何症状的改善，请告知您的医生。

请严格按照医生的医嘱服药，您必须知晓服药的剂量和次数。如果不遵守医嘱服药可能会使病情加重或复发。

停止抗抑郁药物可以产生副作用，甚至可能会使抑郁症状复发或加重。如果计划停药，您应当在医生的指导下进行以保证安全。

病人中断服药的主要原因是药物的副作用，应当告知医生是否有副作用。

联合药物和心理咨询的治疗效果优于任何一种单独的治疗方法。

❤ 其他治疗方法

★ **家人和朋友的支持**：向您的家人和朋友倾诉。倾诉和交谈可以减轻您的症状。

★ **避免饮酒和毒品**：酒精和毒品会加重抑郁。

★ **规律锻炼**：锻炼可以培养良好的情绪。

★ **良好的睡眠**：失眠会导致压力，也是一种健康问题。如果您有睡眠问题，请告知您的医生。

★ **养成健康饮食习惯**：健康的饮食是保持健康的重要因素。

★ **参加喜欢的活动**：参加喜欢的活动可以帮助您减轻导致压力的思想负担。

★ **治疗其他疾病**：告知您的医生任何抑郁之外的疾病。

❤ 抑郁加重的表现

如果您有以下表现，请立即就医：

★ 出现任何新的症状或症状的变化。

★ 感到悲伤或绝望。

★ 开始不接触他人。

★ 对日常生活失去了兴趣。

何时需要拨打"120"或当地急救电话？

★ 您觉得不能控制自己想伤害自己或他人的想法。

★ 有自杀的念头。

★ 出现幻听。

谁能治疗我?

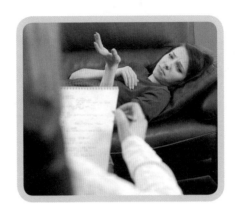

　　抑郁的治疗并非是"一刀切"。不同的治疗方法适用于不同的病人。药物、心理咨询或二者的综合治疗是大多数人的选择。您可能会咨询家庭医生、精神科医生或心理学家。与您的医生沟通以找到最佳的治疗方法。

何人可以处方药物?

- ★ **家庭或社区医生**:负责个人和家庭的全面健康问题,包括体检和治疗。
- ★ **内科医生**:治疗成人的内科疾病。内科医生是为您进行体检和治疗的最主要的医生。
- ★ **精神科医生**:治疗例如抑郁症这类的疾病,并可以提供心理咨询。

谁可以提供心理咨询?

- ★ **神经科医生**:还可以处方药物。
- ★ **心理学家**:是接受过行为和精神健康专业训练的人员。
- ★ **社会工作者**:可以帮助病人管理日常起居、处理社会及家庭问题。
- ★ **注册心理健康咨询师**:可以为个人、夫妻、家庭、青少年或者儿童提供心理咨询服务。
- ★ **精神科护士**:是可以提供精神科专业教育、治疗和咨询的注册护士。

♥ 您是否需要去找专科医生就诊?

如果您出现一些情况,您的主治医生可能会建议您去专科医生处就诊,例如精神科医生。

★ 目前的治疗方法不能缓解症状。
★ 合并抑郁以外的其他精神性疾病。
★ 妊娠期间出现抑郁。
★ 妊娠期间需要服用抗抑郁药物。

患精神疾病出院后如何保持良好状态？

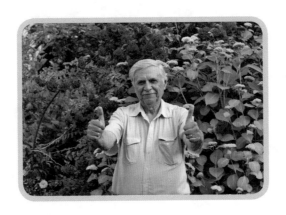

出院后保持良好状态

有些精神疾病症状严重时需要住院治疗，如抑郁症、双向障碍或者精神分裂症。当您出院时，您的治疗并没有就此结束。刚出院时是您进行随访治疗的重要阶段，需要您和您的医生、爱人和心理治疗师的共同努力。

为什么随访治疗很重要？

精神疾病的管理不单要靠您自己，后续治疗能帮助您获得恰当的支持和治疗，如药物和心理咨询，还能防止您的病情复发或再住院。与您的医生共同商讨您的随访计划，最好在出院后 1 周之内安排一次随访。

谁应该参与您的治疗？

出院时医生会帮您制订后续的治疗计划。您可以要求保留一份书面的治疗计划，上面还需要附有药物治疗、心理咨询和其他治疗方法的知识介绍，医生和心理治疗师的联系方式，以及随访预约时间的安排。

在某些情况下，如患有精神分裂症，您可能需要专人帮助您执行治疗计划。

♥ 心理咨询和社会支持

心理咨询

心理咨询可以帮您缓解症状，防止病情复发。您可以在服药的同时进行心理咨询。一名合格的心理咨询师能帮助您：

> ★ 改变不健康的思维方式和行为。
> ★ 解决矛盾和减轻压力。
> ★ 改善人际关系。

一名优秀的心理咨询师也能给予您支持和鼓励。您一定要找一位让您信任并与之相处融洽的心理咨询师。您可以要求您的朋友或家人帮助您开始心理咨询课程。

社会支持

来自家人、爱人和其他人的支持对于您的康复非常重要。他们可以随时陪您聊天、鼓励您，并且帮助您遵守治疗计划。另外，您也可以从地方或者互联网的互助团体那里得到支持，从而有机会和抑郁症病友交流。

♥ 在家中如何进行自我治疗？

当您离开医院回到家中，遵守您的治疗计划可以防止症状复发。

> ★ 按医嘱正确服药。如果发生药物副作用或者药物无效，您的医生会为您更换药物，从而找到疗效最好的药物。
> ★ 即使症状好转，也要继续坚持服药。在停服任何药物之前需要告知您的医生。
> ★ 坚持定期随访和心理咨询。如果发现您的症状恶化，请告知您的医生。
> ★ 多运动。
> ★ 健康饮食，多进食水果、蔬菜和全麦食物。
> ★ 采取各种减压措施，如管理好自己的时间，寻求支持，睡眠充足，做自己感兴趣的事情。
> ★ 避免滥用药物和酗酒。

❤ 家人和朋友如何协助治疗?

帮助您的家人或朋友治疗精神疾病有时很难，您可能经常不知道自己该做些什么或者怎样提供帮助，但是您的支持却对他（她）十分重要。您能确保您的家人或朋友得到正确的护理和治疗。

> ★ 同他（她）一起检查出院医嘱，以确保明白无误。
> ★ 给予鼓励和支持。督促他（她）定期复查、按时服药和改变不良生活方式。
> ★ 给自己留出时间，找到减压方法，如坚持运动。
> ★ 对于他（她）的精神疾病，您没必要自责。

❤ 何时联系医生

如果发生如下情况请拨打"120"或当地急救电话:

> ★ 您想要伤害自己或他人。
> ★ 您知道某位精神病病人想要或正在企图自杀。

如果发生如下情况，请立即通知您的医生或者寻求医疗帮助:

> ★ 您以往的症状（例如住院期间曾有的症状）复发了。
> ★ 您服药期间发生了副作用。
> ★ 您总能听到声音或者认为别人想要害您。
> ★ 您熟悉的人患有精神疾病并且:
>   ☆ 开始捐献财物。
>   ☆ 使用违禁药品或者酗酒。
>   ☆ 谈到或者写死亡相关的事情，包括写自杀留言或者谈论枪、刀、药丸。
>   ☆ 开始喜欢独处。
>   ☆ 有攻击性行为或者好像突然安静下来。